全国高职高专护理类专业规划教材

社区护理学

（供护理及助产类专业使用）

主　　编　郑翠红　刘　勇

副 主 编　张　华　李华萍　杨京儒　马连娣

编　　者（以姓氏笔画为序）

马连娣（天津医学高等专科学校）

尹红梅（惠州卫生职业技术学院）

宁晓东（湖北省荆门市第一人民医院）

刘　勇（贵州省毕节医学高等专科学校）

李华萍（福建卫生职业技术学院附属省级机关医院）

张　华（济南护理职业学院）

连剑娟（福建卫生职业技术学院）

杨京儒（四川护理职业学院）

胡贵贤（贵阳护理职业学院）

郑翠红（福建卫生职业技术学院）

黄湘晖（厦门大学附属第一医院）

秘　　书　李华萍

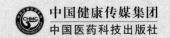
中国健康传媒集团

中国医药科技出版社

内 容 提 要

　　本书是全国高职高专护理类专业规划教材之一，涵盖社区护理概述、流行病学在社区护理中的应用、社区健康档案的建立与管理、社区健康促进和健康教育、家庭护理、社区重点人群的保健与护理、社区慢性病的管理与护理、社区康复护理、社区传染病的管理与护理、社区紧急救护、社区临终关怀共十一章内容。本书适合高职高专护理及助产类相关专业使用，也可作为医药行业培训和自学用书。

图书在版编目（CIP）数据

社区护理学/郑翠红，刘勇主编 . —北京：中国医药科技出版社，2015.8
全国高职高专护理类专业规划教材
ISBN 978 - 7 - 5067 - 7478 - 9
Ⅰ.①社… Ⅱ.①郑… ②刘… Ⅲ.①社区 - 护理学 - 高等职业教育 - 教材
Ⅳ.①R473.2

中国版本图书馆 CIP 数据核字（2015）第 136589 号

美术编辑　　陈君杞
版式设计　　郭小平

出版　**中国健康传媒集团** | 中国医药科技出版社
地址　北京市海淀区文慧园北路甲 22 号
邮编　100082
电话　发行：010 - 62227427　邮购：010 - 62236938
网址　www.cmstp.com
规格　787 × 1092mm $^1/_{16}$
印张　14 $^1/_4$
字数　278 千字
版次　2015 年 8 月第 1 版
印次　2019 年 1 月第 3 次印刷
印刷　三河市百盛印装有限公司
经销　全国各地新华书店
书号　ISBN 978 - 7 - 5067 - 7478 - 9
定价　**33. 00 元**

本社图书如存在印装质量问题请与本社联系调换

全国高职高专护理类专业规划教材
建设指导委员会

出版说明

　　全国高职高专护理类专业规划教材，是根据《国务院关于加快发展现代职业教育的决定》及《现代职业教育体系建设规划（2014～2020年）》等文件精神，在教育部、国家食品药品监督管理总局、国家卫生和计划生育委员会的领导和指导下，在全国卫生职业教育教学指导委员会相关专家指导下，由全国高职高专护理类专业规划教材建设指导委员会、中国医药科技出版社，组织全国30余所高职高专院校近300名教学经验丰富的专家教师精心编撰而成。

　　本套教材在编写过程中，一直以"五个坚持"为原则。一是坚持以高职高专护理类专业人才培养目标和教学标准为依据、以培养职业能力为根本的原则，充分体现高职高专教育特色，力求满足专业岗位需要、教学需要和社会需要，着力提高护理类专业学生的临床操作能力；二是坚持"三基""五性""三特定"的原则，并强调教材内容的针对性、实用性、先进性和条理性；三是坚持理论知识"必需、够用"为度，强调基本技能的培养；四是坚持体现教考结合、密切联系护士执业资格考试的要求；五是坚持注重吸收护理行业发展的新知识、新技术、新方法，体现学科发展前沿，并适当拓展知识面，为学生后续发展奠定必要的基础。

　　在做到以上"五个坚持"的基础上，使此套教材的内容体现以下六个方面的特点：

　　1. 创新教材模式　本套教材为了更好地适应现代职业教育发展要求，以案例教学为特色，突出实践教学环节及特点。《护理药理学》《基础护理与技术》《护理心理学》《护理临床思维及技能综合应用》等课程用了创新的任务引领编写方式。专业课程教材均在书后附实训内容。

　　2. 紧密联系双纲　紧密联系新颁布的教学标准及护士执业资格考试大纲要求。对于护士执业资格考试相关科目，将护士执业资格考试考点与真题分类体现于每门教材中，使教材更具有实用性。

　　3. 充实编写队伍　每门教材尤其是专业技能课教材，在由教学一线经验丰富的老师组成编写团队的基础上，吸纳了多位具有丰富临床经验的医护人员参与编写，满足培养应用型人才的需要。

　　4. 科学整合内容　特别注重相近课程、前期课程与后续课程内容之间的交叉衔接，科学整合内容知识，避免知识点的遗漏、重复，保证整套教材知识模块体系构架系统、完整。

5. 活泼体例格式 教材使用形式活泼的编写模块和小栏目如"要点导航""知识链接""案例""考点""目标检测"等，以及尽量增加图表如操作步骤的流程图、示例图，从而更好地适应高职高专学生的认知特点，增强教材的可读性。

6. 配套数字化平台增值服务 为适应当前教育信息化发展的需要，加快推进"互联网＋医药教育"，提升教学效率，在出版纸质教材的同时，免费为师生搭建与纸质教材配套的"中国医药科技出版社在线学习平台"（含数字教材、教学课件、图片、视频、动画及练习题等），从而使教学资源更加多样化、立体化，更好地实现教学信息发布、师生答疑交流、学生在线测试、教学资源拓展等功能，促进学生自主学习。

本套规划教材（26种）及公共课程规划教材（6种），适合全国高职高专护理、助产及相关专业师生教学使用（公共课程教材适合医药类所有专业教学使用），也可供医药行业从业人员继续教育和培训使用。

编写出版本套高质量的全国高职高专护理类专业规划教材，得到了护理学专家的精心指导，以及全国各有关院校领导和编者的大力支持，在此一并表示衷心感谢。希望本套教材的出版，将会受到全国高职高专院校护理类专业广大师生的欢迎，对促进我国高职高专护理类专业教育教学改革和护理类专业人才培养做出积极贡献。希望广大师生教学中积极使用本套教材，并提出宝贵意见，以便修订完善，共同打造精品教材。

全国高职高专护理类专业规划教材建设指导委员会

中国医药科技出版社

2015年7月

全国高职高专公共课程规划教材

(供医药类专业使用)

序号	名　称	主　编	书　号
1	大学生心理健康教育*	郑开梅	978 - 7 - 5067 - 7531 - 1
2	应用文写作	金秀英	978 - 7 - 5067 - 7529 - 8
3	医药信息技术基础*	金　艳　庞　津	978 - 7 - 5067 - 7534 - 2
4	体育与健康	杜金蕊　尹　航	978 - 7 - 5067 - 7533 - 5
5	大学生就业指导	陈兰云　王　凯	978 - 7 - 5067 - 7530 - 4
6	公共关系基础	沈小美　谭　宏	978 - 7 - 5067 - 7532 - 8

全国高职高专护理类专业规划教材

(供护理及助产类专业使用)

序号	名　称	主　编	书　号
1	人体解剖学与组织胚胎学*	滕少康　汲　军	978 - 7 - 5067 - 7467 - 3
2	生理学	张　健　张　敏	978 - 7 - 5067 - 7468 - 0
3	病原生物与免疫学	曹元应　徐香兰	978 - 7 - 5067 - 7469 - 7
4	病理学与病理生理学	唐忠辉　甘　萍	978 - 7 - 5067 - 7470 - 3
5	护理药理学	张　庆　陈淑瑜	978 - 7 - 5067 - 7471 - 0
6	预防医学	朱　霖　林斌松	978 - 7 - 5067 - 7472 - 7
7	护理礼仪与人际沟通	王亚宁　洪玉兰	978 - 7 - 5067 - 7473 - 4
8	基础护理与技术	李丽娟　付能荣	978 - 7 - 5067 - 7474 - 1
9	健康评估	陈瑄瑄　钟云龙	978 - 7 - 5067 - 7475 - 8
10	护理心理学	李正姐	978 - 7 - 5067 - 7476 - 5
11	护理伦理与法规	陈秋云	978 - 7 - 5067 - 7477 - 2
12	社区护理学*	郑翠红　刘　勇	978 - 7 - 5067 - 7478 - 9
13	老年护理学	王春霞　汪芝碧	978 - 7 - 5067 - 7479 - 6
14	中医护理学	郭宝云　张亚军	978 - 7 - 5067 - 7480 - 2
15	内科护理学*	陈宽林　王　刚	978 - 7 - 5067 - 7481 - 9
16	外科护理学*	陈玉喜　张　德	978 - 7 - 5067 - 7482 - 6
17	妇产科护理学*	尹　红　杨小玉	978 - 7 - 5067 - 7483 - 3
18	儿科护理学	兰　萌　王晓菊	978 - 7 - 5067 - 7484 - 0
19	急危重症护理	张　荣　李钟锋	978 - 7 - 5067 - 7485 - 7
20	康复护理学	谭　工　邱　波	978 - 7 - 5067 - 7486 - 4
21	护理管理学	郭彩云　刘耀辉	978 - 7 - 5067 - 7487 - 1
22	传染病护理学*	李大权	978 - 7 - 5067 - 7488 - 8
23	助产学	杨　峥	978 - 7 - 5067 - 7490 - 1
24	五官科护理学*	王珊珊　庞　燕	978 - 7 - 5067 - 7491 - 8
25	妇科护理学*	陈顺萍　谭　严	978 - 7 - 5067 - 7492 - 5
26	护理临床思维及技能综合应用*	薛　梅	978 - 7 - 5067 - 7466 - 6

"＊"示本教材配套有"中国医药科技出版社在线学习平台"。

前言 Preface

　　《社区护理学》是全国高职高专护理类专业规划教材之一，是护理类专业学生的必修课。随着护理领域的拓展，社区护理工作的服务范围日益广泛，也越来越多的被社区居民所接受，已发展成为我国卫生工作的重要组成部分。随着疾病谱转变及老龄人口的迅速增长，人民群众对社区护理服务需求也日益增长，社区护士作为社区卫生服务团队的重要成员，应不断与时俱进，提高自身素质和服务水平，为人民群众提供符合他们需求的护理服务。

　　编者本着"内容新颖，贴近社区"的原则，结合"以岗位需求为导向"的办学方针，以认识社区和社区护理、社区护理的各种工作和管理方法、社区护理的工作内容为线索进行编写，力求做到使学生好学，老师好教。

　　《社区护理学》涵盖社区护理概述、流行病学在社区护理中的应用、社区健康档案的建立与管理、社区健康促进和健康教育、家庭护理、社区重点人群的保健与护理、社区慢性病的管理与护理、社区康复护理、社区传染病的管理与护理、社区紧急救护、社区临终关怀共十一章内容。全书从社区护理的各种工作、管理方法及服务内容到各种人群的预防保健均进行了详细阐述。从社区的构成、环境对健康的影响、流行病学研究方法、各种统计指标的应用和计算、如何建立和管理健康档案、怎样实施健康教育及针对不同人群进行健康促进工作、如何进行家庭评估、访视及社区照顾等方面详细阐述了社区护理的各种工作和管理方法。从儿童、妇女、中年人及老年人保健与护理、患有各种慢性病者、传染病者及需紧急救护者的保健及护理详细阐述社区护士该如何应对社区人群的生、老、病。而社区临终关怀则详细阐述了社区护士应如何进行死亡教育，如何对临终者实施安宁照护。随着临终关怀的加入，本书将社区人群的生、老、病、死全部涵盖其中。

　　为了便于学生学习和理解，每章节均设有导读案例，利于学生结合教师讲课内容进行思考；每章后设有目标检测，目标检测形式模拟护士执业考试题型，学生通过练习除可了解自己对所学内容的掌握情况外，还能熟悉执业考试模式；本教材设有知识链接模块，旨在拓宽学生的视界，帮助学生增加人文知识。

　　本教材主要供高职高专护理专业及助产专业使用，希望学生通过对本教材的学习，能够掌握社区护理工作的基本工作和管理方法，掌握重点人群的保健、慢性病者及传染病者的管理与护理，能正确开展死亡教育，做好临终关怀工作。

　　在编写本教材过程中，凝聚了全体编者的智慧和心血，同时也得到了各参编单位领导和同事的大力支持，在此一并表示诚挚的感谢。

　　由于编者的能力和水平有限，难免存在疏漏之处，敬请广大师生、护理同仁及广大读者批评指正。

编　者
2015 年 5 月

目录 Contents

第一章 社区护理概述

第一节 社区与社区卫生服务

　　某社区是近年来城市扩建过程中的新建社区，随着入住人口的增多，附近新建或搬迁的幼儿园、小学已陆续投入使用，并且新建了超市、菜市场、药店和公交车站等，但是社区居民反映看病很不方便，尤其老年人、孕产妇和有孩子需要进行儿童保健的妈妈们对此感受很深，因为距离中心城区较远，到公立医院都很不方便。社区居民强烈要求建立社区卫生服务中心，就近提供基本卫生服务。

　　1. 什么是社区？社区由哪些基本要素构成？

　　2. 什么是社区卫生服务？社区卫生服务的内容包括哪些方面？

　　随着社会的发展，我国城镇化步伐的加快以及老龄化社会的到来，使得人们对于卫生服务的需求越来越高。发展社区卫生服务是我国卫生服务体制改革的重要举措，为社区居民提供预防、医疗、保健、康复、计划生育技术指导和健康教育等就近、方便的综合性服务。

一、社区

（一）社区的概念

世界卫生组织（World Health Organization，WHO）将社区（community）定义为：

"以某种形式的社会组织或团体结合在一起的人群"。我国社会学家费孝通于 20 世纪 30 年代引入社区一词，根据我国的特点将社区定义为："社区是若干社会群体（家族、氏族）或社会组织（机关、团体）聚集在某一地域里所形成的一个生活上相互关联的大集体"。在我国，城市社区一般是按街道办事处和居委会辖区范围设置，农村社区一般是按照乡镇和行政村为基本单位划分。社区是人们日常活动的主要场所，与人们的健康密切相关。

☞ 考点：世界卫生组织对社区的定义

（二）社区的构成要素

1. 人群　人群是构成社区的第一要素，社区是由一定数量的人群组成的，包括社区人口的数量、质量、构成和分布等。

2. 地域　社区有一定的区域范围，其大小不定，可按行政区域或地理范围划分。WHO 对社区的界定是：一个有代表性的社区，人口数在 10 万～30 万，面积在 5000～50 000 平方公里。但从广义的角度看，这种区域性并不仅局限于地理空间，也包含一种人文空间。

3. 社区认同　社区居民生活在社区这样一个共同的环境空间里，存在着个体需求的不同，如生活方式、文化习俗和心理认同等；同时也存在着一些共同的需要，如基本生活、卫生、教育、环境等，具有某些共同的利益以及由此产生的认同意识，所以社区居民又存在着一定的共性。

4. 社区设施　社区设施是满足社区居民生活需要必须具备的条件，因而要求社区需要具备满足生活条件的各种相应设施和场所，如菜市场、超市、学校、医疗机构、交通、金融网点、活动场所等，以满足社区居民基本的物质和精神需要。

5. 相应的管理机构　社区作为具有多重功能的地域社会生活共同体，是一个有组织、有秩序的社会实体，存在着许多公共事务需要处理，应有相应的管理机构和组织来解决社区居民存在的实际问题。

（三）社区的功能

1. 社会化功能　社区是社会对人们生活影响最直接的场所，社区居民在其共同生活的过程中，形成了社区所特有的风俗习惯、文化特征、价值观念及意识形态等社会特征，这些特征又会影响每个社区居民。

2. 经济生活功能　社区具有生产、分配、交换和消费功能，社区通过对社区资源的整合和社会利益的调整，为社区居民各方面的生活需求提供资源和服务，如菜市场、超市和公交车站等。

3. 社区参与功能　社区是居民生活交往的主要场所，也是参与社会事务活动的地方。社区应建立一定的活动场所，如老人活动站、文化站、青少年活动中心、图书室等，以促进人们相互交往与互动，提高社区居民的参与意识。

4. 社会控制功能　社区通过各种组织及规章制度，鼓励社区居民自觉遵守社会道德规范，维护社会秩序，发挥社区的正常功能，保障社区居民的利益。

5. 相互支持及福利功能　社区可根据其具体情况及社区居民的要求设立一定的福利机构，如养老院、福利院、活动中心等，尤其应考虑为社区内的妇女、儿童、老年人、残疾人以及经济贫困的弱势群体等特殊人群，尽力为社区成员解决各种困难、提供多种福利服务以及寻求相关帮助等，以满足社区居民医疗、娱乐及相互支持和照顾的功能。

二、社区卫生服务

（一）社区卫生服务的概念

社区卫生服务（community health services）又称社区健康服务，在 1999 年国务院十部委《关于发展城市社区卫生服务的若干意见》中明确指出：社区卫生服务是社区建设的重要组成部分，是在政府领导、社区参与、上级卫生机构的指导下，以基层卫生机构为主体，合理使用社区资源和适宜技术，以人的健康为中心，家庭为单位，社区为范围，社区居民的需求为导向，以妇女、儿童、老年人、慢性病者、残疾人和弱势人群为重点，以解决社区主要卫生问题，满足社区居民基本卫生服务需求为目的，融预防、医疗、保健、康复、健康教育、计划生育技术服务为一体，有效、经济、方便、综合、连续的基层卫生服务。

（二）社区卫生服务的内容

社区卫生服务不仅能为个人提供基本卫生服务，而且能充分利用社区资源，满足家庭和群体的基本卫生需求。当前我国社区卫生服务的主要内容有：社区预防、社区医疗、社区健康教育、社区保健、慢性病防治与管理、社区康复、计划生育技术服务等。

☞ 考点：
社区卫生
服务的内
容

（三）社区卫生服务的特点

1. 可及性　社区卫生服务的最大优势是方便、可及。社区卫生服务为社区居民提供基本医疗服务和基本药品，从服务的时间、地点、内容及价格等方面都能够满足社区居民的基本卫生需求。

2. 公益性　与医院医疗服务相比较，社区卫生服务公益性的特点更加明显。其工作内容除了基本医疗服务以外，更多的是预防保健、健康教育和康复等公共卫生服务的内容。

3. 主动性　社区卫生服务相比其他形式的医疗卫生服务更具主动性。社区卫生服务是以社区家庭为基本单位，从各个方面，以多种形式主动为社区居民提供社区卫生的基本服务，服务的时间、地点、形式和内容等更具自主性和灵活性，能更好地方便社区居民。

4. 全面性　社区卫生服务的对象是社区全体居民，其重点服务对象是妇女、儿童、老年人、慢性病者、残疾人和精神病者等。

5. 综合性　社区卫生服务包含着初级卫生保健，除基本医疗服务外，还包括预防、保健、康复、健康教育及计划生育技术等多位一体的卫生服务。

6. 连续性　社区卫生服务区别于专科医疗服务的显著特点是具有连续性，其服务于生命的各阶段，是从生前到死后的服务，服务内容从孕前保健指导到临终关怀，覆盖生命的各个周期以及疾病发生、发展的整个过程，根据生命各周期及疾病各阶段的特点及需求，提供具有针对性的服务，具有连续性的特点。

三、我国社区卫生服务体系

社区卫生服务在我国已开展多年，但目前其发展程度在全国各地仍不平衡。社区卫生服务体系是以一级医院为主体，二、三级医院和预防保健机构为指导，以城市街道、居委会为基础，由社区卫生服务指导中心、社区卫生服务中心和社区卫生服务站三级组织构成，由全科医师、社区护士、药剂师等专业人员组成。

1. 社区卫生服务指导中心　接受基层社区卫生服务中心的转诊患者，开展全科医学教学与科研工作，同时也承担部分全科医疗临床服务工作。社区卫生服务指导中心需具备二级甲等及以上医疗卫生机构的设备。

2. 社区卫生服务中心　一般以街道办事处所管辖范围设置，覆盖 3 万~5 万人，应步行 10~15 分钟可到达。社区卫生服务中心的业务用房使用面积不应少于 1000 平方米。根据社区卫生服务的需要和居民需求，可配置适当类别与数量的病床，具备开展社区预防、医疗、康复、健康教育等工作的基本设备，并按相关规定配备一定比例的全科医师和注册护士。

3. 社区卫生服务站　以居民需求为导向，作为社区卫生服务中心无法覆盖区域的补充，服务人口一般为 10 万~15 万人。社区卫生服务站的业务用房面积不应小于 150 平方米。

四、社区卫生服务相关法规

自 1996 年全国卫生工作会议提出积极发展社区卫生服务以来，我国相继出台了一系列政策文件，推动了社区卫生服务及社区护理事业的发展，逐步形成了适应我国医药卫生改革方向的社区卫生服务体系。

1999 年至 2005 年，国家政策主要针对城市社区卫生服务的发展目标、设置和内容等进行规划，着力于建立社区卫生服务的框架，中共中央、国务院、国家卫生行政主管部门出台了许多有利于社区卫生服务发展的政策文件，例如《关于发展城市社区卫生服务的若干意见》（1999 年）、《关于发展全科医学教育的意见》（2000 年）、《城市社区卫生服务机构设置原则》（2000 年）、《城市社区卫生服务工作基本内容（试行）》（2001 年）、《社区护理管理的指导意见（试行）》（2002 年）、《关于加快发展城市社区卫生服务的意见》（2002 年）。

从 2006 年起，国家政策主要体现在完善社区卫生机构运行机制和服务模式，特别是 2009 年中共中央、国务院颁布《关于深化医药卫生体制改革的意见》后，健全基层医疗卫生服务体系和促进疾病公共卫生服务均等化成为重点工作，相继出台了如《国务院关于发展城市社区卫生服务的指导意见》（2006 年）、《关于卫生事业单位实施绩效考核的指导意见》（2010 年）、《社区卫生服务机构绩效考核办法》（2011 年）、《国家基本公共卫生服务规范》（2009 年版、2011 年版）等相关法规政策。

第二节 社区环境

小区居民发现附近的空气中常常弥漫着一种刺鼻的、难闻的气味，并且烟尘在空气中呈现出淡黄色，细心的社区居民发现这些烟尘来自于小区后面的厂房。经调查，该厂房为一制药车间，正按政府有关部门规划办理搬迁手续，将另迁新址。

1. 环境污染的来源有哪些？
2. 环境污染对人体健康有何危害？

环境是人类赖以生存和发展的一切因素的总和，分为内环境和外环境。内环境包括人的生理环境和心理环境，外环境包括自然环境和社会环境。人作为一个开放的系统，外环境和人的健康密切相关，既相互作用，又相互影响。自然环境是社会环境的基础，而社会环境是自然环境的发展，自然环境和社会环境交织在一起，共同影响着人类的健康。了解环境对人群健康的危害，对社区护士开展"以社区为范围"的预防保健工作具有十分重要的意义。

一、自然环境

自然环境是存在于人类周围的各种自然因素的总和，包括生物、物理和化学因素，如大气、水、土壤、动物、植物等，与人的健康关系密切。

（一）环境污染

1. 环境污染　由于人为的因素使环境的组成或状态发生变化，扰乱和破坏了生态系统的平衡、人类正常的生活和生产环境，对人和其他生物造成直接的、间接的或潜在的有害影响，称为环境污染。严重的环境污染称为环境破坏或公害。具体来讲，环境污染就是人们在生产、生活中排出的废水、废气、废渣等"三废"和噪声等，导致空气、水、土壤和食物等的污染，使生态环境遭到破坏，影响人体健康，造成资源破坏和经济受损的现象。随着科技的进步和社会的发展，环境污染的问题日益突出，需要得到更多的重视并解决。

2. 环境污染物的种类　进入环境并引起污染或环境破坏的物质，称为环境污染物，按其属性可分为3类：

（1）物理性污染物　如噪声、光线、电磁辐射、电离辐射等。

（2）化学性污染物　如有毒气体、有机溶剂、农药以及其他有机物和无机物等。

（3）生物性污染物　主要指微生物，如细菌、病毒、寄生虫、真菌等。

3. 环境污染物的来源　环境污染物的来源有各种途径，其主要来源有：

（1）生产性污染　生产性污染是环境污染物的主要来源。在工业生产过程中排放的废水、废气、废渣，即工业"三废"，其中含有多种化学污染物，若未经处理或处理不当排入环境，可造成大气、水和土壤等污染；农业生产中所使用的农药、化肥等也

5

可能对周围环境造成污染。

（2）生活性污染　人们日常生活产生的垃圾、粪便和污水等处理不当均会造成环境污染。目前城市人口剧增，产生的生活垃圾数量庞大，加之塑料、玻璃、金属等材料复杂多样，垃圾处理难度日益加大。此外，现代生活中广泛使用的各种化学物品，如各类洗涤剂、杀虫剂、家庭装饰材料等也会对环境造成污染。

（3）其他污染　交通运输工具排放的尾气和产生的噪声与振动也是城市环境污染的重要来源。另外，还有建筑灰尘、电视塔和其他通讯设备所产生的微波及电磁辐射，应用原子能和放射性同位素机构排出的放射性废弃物，以及火山爆发、森林大火、地震等自然灾害，均有可能使环境遭到污染和破坏，危害人们的健康。

4. 环境污染对健康的危害　环境污染具有多样性、广泛性、复杂性和长期性等特点，其对健康的危害主要体现为直接危害和间接危害。

☞ 考点：
环境污染
对健康的
危害

（1）直接危害　包括特异性危害和非特异性危害，在特异性危害中又分为急性危害、慢性危害和远期危害。

1）特异性危害：①急性危害是指环境污染物在短时间内大量进入环境，对机体所致的健康危害甚至死亡。发达国家在工业化进程中，由于未重视环境保护，曾多次发生由环境污染所致的急性中毒事件。常见的有燃料燃烧排放的烟雾和生产事故排放的有毒有害气体等大气污染物。根据烟雾形成的原因分为煤烟型烟雾事件，如英国伦敦烟雾事件；光化学型烟雾事件，如美国洛杉矶光化学烟雾事件。②慢性危害是指环境污染物长时间、低剂量反复作用于机体所产生的危害。这种环境污染在多数情况下都处于较低的浓度，不易被察觉，较为隐匿，是环境污染最常见、最广泛的健康损害方式。如大气污染与慢性支气管炎、支气管哮喘、肺气肿等呼吸道疾病密切相关。另外，工业废气中含有的有毒金属如铅、镉、汞等，也可以通过呼吸道进入人体，引起慢性中毒。③远期危害又称"三致作用"，是指污染物引发的致癌、致畸、致突变作用。远期危害潜伏期长，后果严重、影响深远。目前已证明有致癌作用的大气污染物有 30 余种，如多环芳烃、砷、铬等，其中致癌性最强的是苯并芘。现已证明二噁英类物质是典型的"三致"污染物，主要来源于垃圾焚烧、农药生产中的副产物。

知识链接

英国伦敦烟雾事件

伦敦地处泰晤士河谷盆地，近百年来多次发生烟雾急性中毒事件，其中最严重的一次发生于 1952 年。1952 年 12 月 5 日至 8 日，伦敦上空烟雾弥漫，在短短的几天内死亡人数达 4000 余人。12 月 9 日之后，由于天气变化，烟雾逐渐消散，但在此后 2 个月内，又有近 8000 人因为烟雾事件而死于呼吸系统疾病。这次事件主要由煤炭燃烧排出的二氧化碳、一氧化碳、二氧化硫和烟尘等有毒物质引起，当时气象条件不良，无风，逆温，致使污染物不易扩散。大量污染物蓄积且浓度急剧增加，使得死于呼吸系统疾病的人数大量增加。

此后的 1956 年、1957 年和 1962 年又连续发生了多达 12 次严重的烟雾事件。直到 1965 年后，有毒烟雾才从伦敦销声匿迹。

2）非特异性危害：是指环境污染使一些常见病、多发病的发病率增加或病情加重，人体抵抗力下降、劳动能力降低。如大气污染严重地区人群的呼吸道感染患病率上升等。

（2）间接危害　环境污染扰乱生态平衡，间接损害人类健康。如自然灾害增加，农业和畜牧业减产，气候异常，建筑损毁等。大气中的烟尘还能吸收太阳的直射光和散射光，影响太阳辐射强度，具有抗佝偻病作用及杀菌作用的紫外线尤其容易被吸收。因此，在大气污染严重的地区，儿童佝偻病的发病率较高，也容易发生某些呼吸道疾病。温室效应、臭氧层破坏、酸雨是全球性环境污染最突出的 3 个热点问题，其影响广泛，后果严重。

1）温室效应：是煤炭、石油、天然气等燃料燃烧后释放出大量的二氧化碳进入大气造成的。二氧化碳气体具有吸热和隔热的作用，能吸收红外线长波辐射，阻止热量自地面向大气逸散，使地球表面保持一定的温度，这种现象称为温室效应。大气中二氧化碳的增加会出现全球气候变暖、海平面上升等现象。

2）臭氧层破坏：臭氧层是指大气层的平流层中臭氧浓度相对较高的部分，其主要作用是吸收短波紫外线。臭氧层的破坏可能会导致皮肤癌、眼部疾病和传染性疾病等的发生。

3）酸雨：是指 pH 值小于 5.6 的雨、雪或其他形式的降水如冰雹等，是由于空气中的二氧化硫和氮氧化物等酸性污染物遇水而形成的，酸雨可导致土壤和湖泊酸化、植物和生态系统遭受破坏，建筑材料、金属结构和文物被腐蚀等一系列严重的环境问题。

5. 环境污染的防治　环境污染的防治需要动用综合的手段和措施来实现。

（1）治理工业"三废"　工业"三废"是环境污染的主要来源，需要采取各种措施减少"三废"排放，如改革生产工艺，大力推行清洁生产；综合利用和处理污染物，提高资源利用效率；加大执法力度，限期达标排放，强制淘汰落后技术和污染严重的生产设备等，保护环境，实现可持续发展。

（2）发展生态农业　生态农业是指在保护、改善农业生态系统的前提下，遵循生态学、生态经济学规律，运用系统工程方法和现代科学技术集约化经营的农业发展模式。达到保护和改善生态环境，防治污染，维护生态平衡的目标。

（3）预防生活性污染和医疗污染　生活垃圾和污水必须严格经过无害化处理后才能排放。目前垃圾、污水的数量大幅增加，垃圾的性质、种类也变得日趋复杂，处理难度加大。另外，医疗垃圾常常含有病原微生物和放射性废弃物，需要经过特殊处理后才能排放。

（4）加强全社会环境保护的动员　借助各种教育、宣传的途径和手段，提高人们的环保意识，增加对环境保护的自觉性和参与性，共同创造和维护美好家园。

（5）完善法律法规　建立健全与我国目前经济、社会发展水平以及国情相适应的环境保护法律法规体系，运用法律手段保护环境，做到有法可依、有法必依、执法必严、违法必究。

（6）加强监督管理　相关职能部门做好本职工作，加强对环境保护工作的监督管理，认真贯彻执行国家相关法律、法规和政策等，使各项工作真正落到实处，取得实际效果。并且加强对自然环境的保护和利用工作，努力实现国家经济、社会的可持续发展。

知识链接

日本水俣病事件

从 1953 年到 1956 年，日本熊本县水俣湾附近的小渔村出现了一些奇怪的现象，温顺的猫变得步态不稳、抽筋麻痹，最后甚至疯狂跳海而亡，人群中也出现一大批口齿不清、步态不稳、面部痴呆的患者，他们时而酣睡、时而兴奋、身体弯曲成弓、高叫而死。各种流言和猜测不胫而走，恐怖笼罩着这一地区，这就是轰动世界的日本公害事件——"水俣病事件"，这是最早出现的由于工业废水排放造成汞污染导致的公害病。

（二）饮用水

水是人体的重要组成部分，物质输送、废物代谢等都必须在水的参与下完成。此外，水在维持个人卫生、调节气候、绿化环境、防暑降温等方面起到非常大的作用。如果水遭到污染，还可能导致疾病的传播和流行。

1. 水污染 2008 年颁布的《中华人民共和国水污染防治法》指出：水污染是指水体因某种物质的介入，而导致其化学、物理、生物或者放射性等方面特性的改变，从而影响水的有效利用，危害人体健康或者破坏生态环境，造成水质恶化的现象。

WHO 调查显示，全世界 80% 的疾病是由于饮用水被污染造成的，每年约有 2500 万儿童死于饮用被污染的水引发的疾病，占儿童死亡的 50%，12 亿人因饮用被污染的水而患上多种疾病。水污染按性质可分为化学性污染、物理性污染和生物性污染三大类。

（1）化学性污染 水的化学性污染物主要有无机化合物和有机化合物。至今从水中检出的化学性污染物已达 2500 种以上，常见的有汞、砷、铬、酚、氰化物以及农药等化学物质，它们可通过饮水或食物链进入人体，引起急性或慢性中毒。

（2）物理性污染 水的物理性污染主要包括悬浮物、放射性污染和热污染。水中悬浮物来自于生产和生活污水的排放，影响水的感官。放射性污染可通过直接辐照和食物链对人体产生危害，导致脱发、皮肤红斑、基因突变和染色体畸变，并可能遗传或诱发癌变等。热污染可使水温增高，影响水生生物的正常生长和水的净化，影响水环境和生态平衡。

（3）生物性污染 水的生物性污染主要是指病菌、病毒、寄生虫等微生物污染。其危害主要为传播各种疾病，甚至引发疾病的暴发和流行。

目前，我国大量的河流和地下水均受到不同程度的污染，引发了很多地区和人群的饮水安全问题，需要引起高度重视。

2. 饮用水的卫生要求 随着我国经济的发展，环境污染严重，水环境也在不断恶化。为此，卫生部和国家标准化管理委员会修订了国家《生活饮用水卫生标准》（GB5749－2006），并已于 2007 年 7 月 1 日正式实施。

（1）生活饮用水的基本卫生要求 ①水中不得含有致病微生物，以防止水源性传染病的传播和流行；②水中所含化学物质及放射物质不得对人体健康带来任何危害；③

感官性状良好，符合基本卫生要求的饮用水应无臭、无味、无色、透明；④水量充足，使用方便，符合长期发展的需要。

（2）饮用水的水质标准 《生活饮用水卫生标准》（GB5749－2006），分水质常规指标和非常规指标及限值、饮用水中消毒剂常规指标及要求，共106项水质标准。其中水质常规指标75项，分为微生物指标、感官性状和一般化学指标、放射性指标和毒理指标4大类。统一了城镇和农村饮用水的卫生标准，实现了饮用水标准与国际接轨。既适用于集中式供水的生活饮用水，也适用于分散式供水的生活饮用水。

（3）饮用水的净化和消毒 饮用水的净化是为了除去水中的悬浮颗粒物质，改善物理性状，常用的方法有沉淀与过滤。饮用水的消毒是为了杀灭水中的病原微生物，以防止通过水传播疾病，常用的方法有物理消毒法和化学消毒法。

3. 水污染的防治 《中华人民共和国水污染防治法》从一般规定、工业水污染防治、城镇水污染防治、农业和农村水污染防治、船舶水污染防治、饮用水水源和其他特殊水体保护等多个方面，明确规定了水污染的防治措施和要求。任何单位和个人都必须严格执行，严格按照污染标准排放，有关部门要加强监督管理，对违反规定的单位和个人依法追究法律责任。

（三）大气

空气是人类赖以生存的重要环境因素之一。人体通过呼吸与外界环境进行气体交换，吸入氧气，排出二氧化碳，维持生命活动。因此，空气的理化组成关系着人类的健康。

1. 大气物理性状 大气的物理性状包括太阳辐射、气象因素和空气离子化等。

（1）太阳辐射 由紫外线、可见光和红外线组成。

1）紫外线：根据其波长，可将紫外线分为3段。A段（320~400 nm）有色素沉着作用；B段（275~320 nm）有红斑作用和抗佝偻病作用；C段（200~275 nm）有极强的细胞杀伤作用。适量照射紫外线可以增强机体的抵抗力，加速创伤的愈合。但过量则会危害健康，如短波紫外线可导致电光性眼炎等危害。

☞ 考点：
紫外线的作用

2）可见光：根据其波长，可见光呈现出红、橙、黄、绿、青、蓝、紫的不同颜色。可见光能提高代谢功能、视觉功能、平衡兴奋和镇静，还能提高工作效率与情绪。光线不足会引起视觉不适或眼疲劳等。

3）红外线：红外线可使机体照射部位温度升高、血流加快、血管扩张，有消炎和镇痛的作用。因此，红外线照射可用于一些康复治疗，但过量的红外线照射可损害健康，引起皮肤角膜灼伤、热射病和日射病等。

（2）气象因素 包括气温、气湿、气压、气流等。气象因素与辐射综合作用于机体，调节人体的体温、心血管、神经、免疫功能和新陈代谢等多种生理活动。气象因素的极端变化可诱发疾病或使原有病情加重，如低气压、高气温、高气湿的"桑拿天"可诱发和加重心脑血管疾病。

（3）空气离子化 空气中的各种气体或原子在射线、雷电、水体冲击、摩擦等作用下，产生正离子和负离子，这个过程称为空气离子化的过程。空气中的负离子对健康有益，能调节中枢系统功能、改善自主神经功能、降低高血压、改善呼吸功能、镇静镇痛、改善睡眠、消除疲劳等。正离子的作用通常则刚好相反，对机体有不利影响。天然环境中，通常在树林、瀑布、自然风景区等的空气中负离子含量较多，有利于机体健康。

以上因素对机体的健康影响可能是综合性的，因此要注意从整体进行评价，不能仅考虑单一因素。

知识链接

雾霾天气注意事项

近些年来，我国各地雾霾天气时有出现，对人们健康构成一定威胁，因此，在雾霾较为严重的天气，可以通过注意以下事项来减少由于空气污染可能引发或加重的健康问题：①取消或减少户外锻炼。②尽量减少外出。尤其是儿童、老年人以及患有呼吸系统疾病的人群更应尽量减少外出，外出时戴口罩。③酌情减少开门窗和外界通风换气时间，以减少室内空气污染的机会。④饮食宜清淡，少食刺激性食物。尤其在冬季应多吃牛奶、豆腐等含钙高的食品，必要时要补充维生素D。以此来减少由于缺乏阳光照射而导致的佝偻病等。⑤因为雾霾天气可能导致视线条件不良，行车走路应更加注意安全。

2. 大气污染对健康的危害 由于自然或人为的因素，空气中混入了各种污染物并达到一定的浓度，大气的质量发生恶化，超过了空气的自净能力，对人体健康和生活卫生条件造成直接或间接的危害，称为大气污染。污染主要来源于工业生产、交通运输和日常生活等的排放，主要经过呼吸道或以其他方式进入人体，影响机体健康。

3. 室内空气污染 室内的空气质量直接影响到人们的健康状况。室内空气污染存在着长期性、累积性和多样性的特征，因此室内空气污染甚至可能比大气污染更加严重，对人体健康的危害不可忽视。

室内空气中常见的污染来源有：

（1）烹调油烟和燃料燃烧 人们在烹饪和取暖时产生的室内空气污染。烹调油烟中测出220多种化学物质，其中挥发性亚硝胺和杂环胺化合物、醛类等是已知的致癌物。

（2）建筑与装饰材料 近年来，大量新的化学物质被引入建筑材料、室内装饰和家具制作中，若处理不当则可能会造成严重的室内污染。主要的污染物有：①甲醛，主要来源于各种胶粘剂，具有刺激性和强烈的致癌作用，刺激眼和呼吸道黏膜，产生变态反应、免疫功能异常，造成肝损伤，影响中枢神经系统，甚至可损伤细胞内的遗传物质，对人体健康危害极大。②苯类及其化合物，主要存在于油漆、涂料等化工产品中，被WHO确定为强致癌物。严重的急性中毒者可导致死亡，慢性中毒时以抑制造血功能为主。③氡，是一种无色、无味的放射性惰性气体。室内装修材料中析出的氡是室内氡的最主要来源，如炉渣、花岗岩、瓷砖和洁具等，对人类健康危害巨大。在美国，每天约有60人被氡夺去生命，甚至超过了艾滋病。我国每年因氡导致的肺癌患者约在5万人以上。氡是WHO公布的19种主要环境致癌物之一。

（3）其他室内因素 室内喷洒各种杀虫剂、清洁剂、除臭剂等家用化学品，可造成挥发性有机物污染。室内通风不良、空调使用不当等也会造成室内生物性污染，可引起眼睛不适、咳嗽、精神不振。

4. 空气污染的防治 我国已颁布了《中华人民共和国环境保护法》和《中华人民共和国大气污染防治法》等相关法律，为保护大气环境、减少大气污染、保障人民健康提供了法律保证。加强大气卫生监测，依法进行监督和管理。大力倡导技术革新，减少大气环境污染。广泛进行宣传教育，提高民众和社会的环境保护意识。全社会动员起来，为推进空气污染的防治共同努力，促进人们健康水平的提高。

知识链接

绿色出行

绿色出行是指降低出行中的能耗，采用对环境污染最小的出行方式。即节约能源、提高效能、减少污染、有益于健康、兼顾效率的出行方式。如采用步行、骑自行车、乘坐公共汽车或地铁等公共交通工具出行，以达到保护环境的目的。

二、社会环境

社会环境主要由社会制度、经济、文化、风俗习惯等因素所构成，是人类在生产、生活和社会交往过程中逐渐形成的。社会环境与人群健康的关系复杂而密切，往往多个因素交织在一起共同发挥综合效应，主要包括人口因素、经济因素、文化因素和行为生活方式等。

（一）人口因素

在一定的经济状况和生产力发展水平条件下，人口发展即人口的数量、质量和再生产的速度决定了人们的生活水平和健康水平。

1. 人口数量对健康的影响 人口的数量是指全球或一个国家或地区在具体时间、具体条件下的人口发展规律和水平。人口数量包括时期人口和时点人口。

人口的增长速度是影响人口数量的原因之一，目前疾病导致的死亡率下降，人均寿命的延长，使得人口的增长速度对人口数量的影响更大。人口增长速度适当，则该地区或国家的人口基本稳定，有利于当地的经济发展和社会稳定；人口的增长速度过快，加重社会负担，影响人群生活质量，给社会的发展带来一系列问题；人口的增长速度较慢，甚至为负数，又会使该地区或国家迅速进入老龄化，影响到社会的发展和人类的健康。

2. 人口结构对健康的影响 人口结构主要指人口的性别、年龄、婚姻、职业、文化等结构。其中与健康关系最为密切的是人口年龄结构。

人口年龄结构是指各年龄组在所有人口中所占的比例。年龄结构与疾病的分布具有极为密切的关系。老年人口的患病率高，卫生资源消耗量大。随着社会老龄化的发展，老年性疾病的患病率增加，对社会的医疗卫生事业造成沉重负担。人口老龄化是全球共同面临的一个重大问题。我国已于2000年成为老年型国家，进入老龄化社会，满足老年人群对卫生保健的需求，成为迫在眉睫的重任。

（二）经济因素

经济因素对人群健康和社会发展有着重要的影响。经济状况不仅是人们生产、生活的物质基础和重要保证，同时还涉及教育、医疗卫生、社会福利和社会保障体系。经济因素对人群健康的影响是一种双向作用。一方面经济的发展是人群健康水平提高的根本保证；另一方面人群健康水平也是社会经济发展的必要条件之一，提高人群健康水平对推动社会经济的发展起着至关重要的作用。

经济水平低下会影响社会对医疗卫生、教育、社会福利等事业方面的投入。经济状况较差的人群往往存在较多的健康问题，同时可能使人群接受教育的机会减少，造成人口总体素质的下滑。

经济的发展可以帮助人们加快社会基础设施建设，建立和完善社会医疗保障，为人们提供更多的医疗卫生资源和受教育机会。经济的发展还可改善和保护环境，使环境更有利于人群的健康。

经济发展对健康也有不利影响。随着工业化进程的加快，造成环境的污染和破坏，增加了人们患病的危险性。经济的高速发展，使人们的劳动条件和生活水平明显改善，但同时也使得人们的生活方式发生了许多变化，如生活节奏的加快导致人们的身心压力过大、久坐办公的工作方式使人们脱离繁重体力劳动的同时导致了职业人群普遍缺乏运动；高脂、高糖的饮食习惯造成人群肥胖、高血压、糖尿病、冠心病等慢性疾病的发病率大大增加，这些已严重影响到人们的健康，甚至威胁生命。

知识链接

每天运动 6000 步

《中国居民膳食指南》建议每天各种活动累计应达到相当于 6000 步的活动量，每周约相当于 40000 步活动量。千步为尺是指以日常生活中的中等速度步行，走 1000 步大约需要 10 分钟，每小时大约能走 6km，能量消耗增加 2 倍。以中速步行为一把尺，度量你每天的身体活动。各种活动都可以换算为 1000 步的活动量或能量消耗，不同的活动完成 1000 步活动量的时间不同，如太极拳 8 分钟就等于中等速度步行 1000 步的活动量。

（三）文化因素

文化因素是人类重要的连接纽带，是社会环境的重要组成部分。文化因素包括民族结构、宗教结构、文化教育和家庭结构等。

1. 民族和宗教结构对健康的影响　我国是一个多民族国家，不同的民族可能有相同的风俗习惯和宗教信仰，相同的民族也可能有不同的风俗习惯和宗教信仰，他们在生活方式、行为习惯等方面都存在着差异，可能导致不同的健康问题，所以要在充分尊重不同人群不同宗教信仰的前提下，有针对性地开展卫生服务工作。

2. 文化教育对健康的影响　文化教育水平是一个国家经济发展程度的体现，同时也是一个国家和民族人口素质的重要方面。人口的文化教育水平一方面受到经济发展水平的制约；另一方面，又影响社会经济的发展。文化教育程度较高的人，自我保健意识较强，健康状况也相对较好。因此提高文化教育水平，是提高健康水平的一项重要内容。

3. 家庭对健康的影响　家庭与人们的健康有着极为密切的关系。家庭是社会的基本单位，同时又是维护人群健康的重要场所。

家庭通过计划生育手段和优生优育措施，维护家庭成员的健康水平，特别是妇女儿童的健康水平。家庭成员的健康与家庭的经济水平和家庭类型等关系密切。一般来说，经济状况良好的家庭，有利于家庭成员的身心健康；经济状况较差的家庭，可能会对家庭成员的身心健康造成一定影响。离异、丧偶等类型的家庭，其家庭成员相对来说健康问题较多或健康状况稍差。

第三节 社区护理

一、社区护理的概念、特点、意义

（一）社区护理的概念

社区护理（community health nursing）起源于公共卫生护理，20世纪70年代由美国护士露丝·依思曼首次提出。根据美国护士协会的定义，社区护理是将公共卫生学及护理学理论相结合，用以促进和维护社区人群健康的一门综合学科。

（二）社区护理的特点

1. 以健康为中心 社区护理的服务宗旨是提高社区人群的健康水平，以预防疾病和促进健康为主要目标，因此预防性服务和保健性服务在社区护理工作中尤为重要。社区护理通过运用公共卫生学和护理学的专业理论、技术和方法，维护和促进社区健康，减少社区人群的发病率。

2. 以社区人群为对象 社区护理的对象包括社区全体人群，既包括健康人群、亚健康人群、高危人群、重点保健人群和患者，也包括个体、家庭和社区。

3. 具有高度的独立性和自主性 社区护理具有高度的自主性，社区护士常常需要独立地开展多种工作或深入家庭提供各种护理服务，这就要求社区护士必须具备较强的独立工作能力。

4. 广泛的协作性 社区护理的工作范围和对象决定社区护士在工作中不仅要与卫生保健人员合作，还要与社区管理人员、社区居民及其他相关人员密切协作。

5. 具有长期性、连续性、综合性和可及性 社区护理是针对整个人群实施的连续、动态的服务，贯穿人的生命全过程，其工作内容广泛而复杂，因此具有长期性、连续性、综合性和可及性。

（三）社区护理意义

1. 开展社区护理，为社区居民提供了及时、方便、经济的各种护理服务，满足了社会的需求，有利于国家卫生资源的合理利用和人民健康水平的提高。

2. 发展社区护理是确保社区卫生服务质量的关键，是实现我国发展社区卫生服务目标的重要保证。

3. 社区护理工作的开展，既体现了护理服务模式的转变，又拓宽了护理服务的范围，丰富了护理服务的内容，对护理队伍的建设、护理事业的发展起着重要的促进和推动作用。

二、社区护理历史沿革和发展趋势

（一）社区护理的历史沿革

社区护理起源于西方国家，追溯社区护理发展的历史，可将其发展过程划分为4个阶段，即：家庭护理阶段、地段护理阶段、公共卫生护理阶段和社区卫生护理阶段。

1. 家庭护理阶段　19世纪中期以前，由于卫生服务资源的匮乏、医疗水平的局限以及护理专业的空白，多数患者在家中休养，由家庭主妇看护、照顾。这种简单、基础的家庭护理为早期护理和社区护理的诞生奠定了基础。

2. 地段护理阶段　地段护理起源于英国。19世纪中期到19世纪末期的50年间，英国、美国为了使贫困患者能享受到基本的护理服务，改善贫困人群的健康状况，各地陆续开设了地段护理服务。此阶段主要侧重于对居家贫困患者的护理以及对家属的指导。尽管有保健护士参与，但从事地段护理的人员多数为志愿者，只有少数为护士。

3. 公共卫生护理阶段　公共卫生护理起源于美国。自20世纪开始，此阶段护理的服务对象由贫困患者扩大至地段居民；服务内容由单纯的医疗护理，扩展至预防保健服务。从事公共卫生护理的人员，绝大多数为公共卫生护士，少数为志愿者。

4. 社区护理阶段　20世纪70年代后，世界各国越来越多的护士以社区为范围，以健康促进、疾病防治为目标，提供医疗护理和公共卫生护理服务。从20世纪70年代中期开始，美国护理协会将这种融医疗护理和公共卫生护理为一体的服务称为社区护理，将从事社区护理的人员称为社区护士。

（二）我国社区护理的现状和发展趋势

近年来，我国的社区护理事业有了长足的发展，但同时也存在一些不足。1996年5月，中华护理学会在北京举办首届"全国社区护理学术会议"，倡导要发展社区护理、家庭护理和老人护理，要求护士把在家庭和社区中照顾妇婴、老人和慢性病人的工作开展起来，这与1998年国际护士会提出的"携手共促社区保健"主题一致。

2006年2月，《国务院关于发展城市社区卫生服务的指导意见》中提出，到2010年全国地级以上城市和有条件的县级市要建立比较完善的社区卫生服务体系。各地先后成立了社区卫生服务机构，社区卫生服务工作在全国普遍开展，社区护理工作得到进一步发展。今后将更加明确社区护士的角色，不断推广和完善社区护理服务的内容、社区护理管理方法、培养更多社区护理的专业人才等，以满足人们日益增长的对以预防保健、健康教育等为重心的初级卫生保健的需求，社区护理工作任重道远。

三、社区护理程序的应用

护理程序是护理人员开展护理工作的基本依据和科学方法，社区护理人员应用护理程序的评估、诊断、计划、实施和评价5个步骤对社区的个人、家庭和社区整体的健康进行护理的过程，是社区护理工作的重要方法。

社区护理程序包含了社区护理评估、社区护理诊断、制定社区护理计划、实施社区护理计划及社区护理评价5个步骤。

（一）社区护理评估

社区护理评估（community nursing assessment）是社区护理程序的第一步，也是社

☞ 考点：社区护理程序的应用

区护理工作开展的第一步，关系到护理工作开展的效果。

1. 社区护理评估的内容 主要包括社区评估、家庭评估和个体评估。

（1）社区评估 社区是社区居民生活、学习或工作的基本环境，社区的自然环境和社会环境会直接或间接地影响社区居民的健康状况。社区评估是社区护理评估的最基本内容。社区护士在进行社区评估时，应重点收集有关社区人群、社区地理环境和社会系统三方面的资料。

1）社区人群：评估的主要内容：①人口数量、分布及构成：应收集社区人口的数量、性别、年龄、婚姻、职业、文化程度和教育程度等资料，以了解社区人口的总体情况和特征。②人口变动情况：收集如社区人口的出生率、死亡率，以及社区常住人口、流动人口等具体情况。③社区居民的健康状况：了解社区居民的主要死亡原因，死亡年龄，主要疾病谱，收集社区居民的患病率、死亡率、平均寿命等基本资料。

2）社区地理环境：评估的内容有：①社区的基本情况：包括社区所处的地理位置、面积大小、与周围整体环境的关系等。②地理特征：评估时应特别注意有无特殊的自然环境或地理特征，山区可能出现泥石流、山体滑坡；海滨可能遭遇台风；有河流可能发生洪水等自然灾害。③人为环境：是人类活动对社区环境的影响，如工业"三废"对空气、水和环境的污染；加油站、化工厂等对社区存在的安全隐患；生活设施如垃圾的处理、卫生保健服务设施的分布情况等。④动植物分布：评估社区常见的动植物种类、野生还是家养、与社区的健康关系、潜在的危险、有无防御措施等。⑤气候：天气变化会影响社区居民的正常生活和工作，甚至影响到社区居民的健康状况，尤其是社区卫生服务的重点人群如老年人、儿童等。

3）社会系统：①卫生保健系统：社会系统评估中最重要的是卫生保健系统。应注意评估社区中的保健服务设施，如医院、诊所和药店等，以及它们的分布情况，所提供服务的可及性，卫生人力资源、卫生经费来源、卫生保健系统与其他社会系统间的互动等。②经济系统：社区经济状况决定了可能投入到社区卫生服务中的经费和来源；社区居民的经济水平直接影响其利用医疗资源的健康行为和健康需求。③交通与安全系统：评估社区内的交通与安全情况，如道路设置、交通标志、社区治安状况、社区内的消防设施、附近有无派出所等。④通讯系统：社区的通讯功能直接关系到和社区居民进行信息沟通的有效性。要了解社区居民平常获取信息的途径，如电视、报纸、杂志、网络、公告栏等的分布和利用情况，为及时向公众传达信息做好准备。⑤娱乐系统：社区内的娱乐系统对社区居民的生活质量有重要影响。要了解社区内娱乐系统公共设施的类型、数量、分布、利用度以及居民的满意度等情况，如公园、儿童活动场所、居民健身场所。另外，还需要对练歌房、棋牌室和网吧等对社区居民生活有无影响进行评估。⑥教育系统：需要了解社区范围内正式和非正式的教育及各类培训机构的数量及地理分布等，社区内学龄儿童接受义务教育的情况等。⑦宗教系统：宗教信仰与社区居民的生活方式、价值观、健康行为以及疾病的发生状况有关。要注意了解社区内居民的宗教信仰类型、人数等情况。⑧社会服务及福利系统：社会服务及福利系统包括菜市场、超市、餐馆、幼儿园、活动中心等，了解其分布和利用情况。⑨

政治系统：政治系统可影响卫生计划的执行情况，与社区持续稳定的发展有关。评估居民是否了解社区管理机构的分布和工作时间等。

（2）家庭评估　家庭的结构、环境及功能将影响社区和社区居民的健康状况。家庭评估是社区护理评估的重要内容之一。

（3）个体评估　主要包括生理、心理、精神健康状况评估及有关特殊健康问题的评估。

2. 社区护理评估的方法　进行社区护理评估时，常用的方法有社区实地考察、访谈法、文献研究法、社会调查法等。收集相关资料后，还需对资料进行整理与分析，为确定社区护理问题提供依据。

（1）资料的收集方法　根据实际的需要选择适当的资料收集方法，也可以多种方法综合运用。①实地考察法，通过到社区应用嗅、视、听、触等感官实地了解社区的具体情况。②访谈法，通过访问、座谈或讨论会等形式向社区居民了解社区的情况。③文献研究法，通过查阅、分析、研究有关的各种调查报告、统计数据和文献资料等获得所需要的信息。④社会调查法，通过信访调查、问卷调查等方法收集所需要的资料，可根据需要进行普查或抽样调查等。

（2）资料的整理　收集到的社区评估资料，还需要经过认真的核实和分类以及必要的统计处理后，了解社区整个人群的健康状况，分析社区居民对护理服务的需求，为确定社区护理诊断提供依据。

（二）社区护理诊断

在进行社区护理评估后，根据社区评估结果，列出社区护理问题，即提出社区护理诊断（community nursing diagnosis）。社区护理问题可能不止一个，需要将护理对象存在或潜在的健康问题一一列出，并根据问题的轻重缓急、可利用的资源及解决问题的效果等确定需要解决问题的先后次序。同时，社区护理诊断具有可行性，应符合社区的实际情况，考虑到社区的各种现实相关因素。

（三）制定社区护理计划

制定社区护理计划（community nursing planning）应包括两个部分，首先制定社区护理目标，然后制定社区护理措施。

1. 制定社区护理目标　社区护理目标的制定应以护理对象为中心，被社区护士和护理对象共同认可。护理目标可分为总体目标和具体目标，总体目标是指在实施护理措施后预期达到的总体效果。具体目标是指在实现总体目标的过程中所要达到的具体结果。

2. 制定社区护理措施　在明确了社区护理目标后，社区护理人员应与护理对象及相关人员一起协商制定具有科学性、针对性和切实可行且参与性高的社区护理措施。

（四）实施社区护理计划

为保证社区护理计划的顺利实施，社区护理人员应特别注意以下问题：

1. 社区动员　社区护理工作是面向整个社区居民所进行的连续性、综合性的服务过程，需要全社区动员起来配合完成，同时还需得到社区各级领导以及相关部门的支持。

2. 资源利用　社区护理人员应充分合理利用有利于解决社区健康问题的人力、物力及财力等各种资源。

3. 团结协作　社区护理问题的解决涉及多个部门之间的工作联系和协调，社区护理人员需要得到更多的支持与援助，协调好各方面的关系，顺利开展工作，实施护理计划。

4. 及时评价　评价社区护理计划的实施情况，及时发现问题，查找原因，提出处理措施，修改并完善社区护理计划，确保实施的效果。

5. 完整记录　社区护士应准确、完整记录计划执行的情况、护理对象的反应以及具体的时间等。可作为后期社区护理效果评价的依据。

（五）社区护理效果评价

社区护理评价的目的是了解护理目标实现的程度和护理措施的有效性，一般可分为过程评价和效果评价两类。

1. 过程评价　过程评价贯穿于整个社区护理过程之中，自社区护理活动开始便不断收集反馈信息，评价各步骤的实施情况，及时对社区护理计划进行调整和修改，以确保护理质量和实施效果。

2. 效果评价　效果评价是在社区护理措施实施后进行评价，可分为近期效果评价和远期效果评价。近期效果评价是了解相应的护理目标的实现情况，若目标完全实现，则说明护理措施有效，可视具体情况停止或继续；若目标尚未完全实现，则应从护理程序的各个环节分析问题，找出原因，对不适当的护理诊断、目标、计划和措施等加以修改，如此循环往复，不断解决问题。远期效果评价也称结局评价，主要包括护理对象的健康问题及其危险因素的变化情况等。

第四节　社区护士

一、社区护士的角色和任务

（一）社区护士的角色

社区护士（community health nurse）是指在社区卫生服务机构及其他有关医疗机构从事社区护理工作的护理专业人员。社区护士的主要角色有：

1. 照顾者　照顾者是社区护士最基本的角色，在照顾过程中，应将整体护理观念和护理程序贯穿其中。

2. 健康教育者和咨询者　社区护士应通过对社区居民传播健康知识，帮助其树立健康意识，改变不良行为和生活方式，建立健康科学的生活方式，提高生活质量。社区护士还应作为咨询者，为社区居民提供健康问题的解答和服务。

3. 组织者与管理者　在社区卫生服务工作中，社区护士面临的具体工作具有复杂性和多样性，需要取得多方的理解、合作和信任，这些工作的开展都要求社区护士具备一定的组织能力和管理技巧。

4. 协调者与合作者　社区护理工作的开展通常需要取得不同部门和人员的配合，保证社区护理工作的顺利完成，这就要求社区护士必须具有较好的人际沟通和协调合作的能力。

5. 观察者与研究者　社区护士要善于观察社区中可能存在的一切与健康有关的问题，收集资料，并能进行正确的分析，找到解决的方法。同时社区护士还需要配合或主持一些专题研究，进一步提高社区的健康水平。

6. 社区健康代言人　为保护社区人群的健康，社区护士要及时发现威胁社区居民健康的问题和隐患，采取积极措施，必要时求助和上报，与有关部门协同解决。同时还应为社区特殊服务对象和弱势人群争取所需的健康服务。

（二）社区护士的任务

原卫生部颁布的《社区护理管理的指导意见（试行）》对社区护士任务做出如下规定：

1. 参与社区诊断，重点了解社区人群健康状况及分布、社区护理需求，发现社区人群的健康问题和影响因素，参与监测影响群体健康的不良因素。

2. 参与对社区人群的健康教育与咨询、行为干预和筛查、建立健康档案、高危人群监测和规范管理工作。

3. 参与社区传染病的预防与控制工作，参与预防传染病的知识培训，提供消毒、隔离技术的指导与咨询。

4. 参与社区儿童计划免疫任务。

5. 参与社区康复、精神卫生、慢性病防治与管理、营养指导工作。重点对老年人、残疾人、婴幼儿、围生期妇女提供康复与护理。

6. 承担诊断明确的居家患者的访视、护理工作，提供基础或专科护理服务，开展健康教育、护理指导与咨询服务。

7. 参与社区紧急意外事件的预防和处理。

8. 承担就诊患者的护理工作，提供急重症患者的转诊服务。

9. 参与计划生育技术的指导、宣传教育与咨询。

10. 提供社区临终护理服务。

二、社区护士的任职资格

根据我国《护士条例》和《社区护理管理的指导意见（试行）》，对从事社区护理工作的护士做出了明确要求：

1. 具有国家护士执业资格并经过注册。

2. 通过地（市）以上卫生行政部门规定的社区护士岗位培训。

3. 独立从事家庭访视或居家护理工作的社区护士，应具有在医疗机构从事临床护理工作 5 年以上的工作经验。

三、社区护士的能力要求

社区护士的能力直接影响到社区护理的质量。只有不断加强社区护士的能力培养，提高社区护理队伍的整体素质，才能保证社区护理的质量。社区护士应具备以下能力：

1. 人际沟通和协作能力 社区护士需要与不同年龄、文化、职业及社会背景的社区居民、社区管理人员以及其他卫生工作人员密切合作。为了有效地开展社区护理工作，要求社区护士必须具备良好的人际沟通和协作的能力。

2. 健康教育能力 社区护士的工作职责之一就是要通过对社区人群传播预防保健知识，改变社区人群对健康的态度，帮助社区人群形成健康、科学的行为和生活方式，同时还需要教会非护理人员如照料者或慢性病者掌握必要的基础护理技术。

3. 组织管理能力 社区护士工作除需向社区居民提供直接的护理服务外，还需调动一切积极因素和有利资源促进社区健康，这就要求社区护士具备一定的协调和组织管理能力。

4. 评判性分析能力 社区护士的服务对象复杂、服务内容广泛、服务形式多样，这就要求社区护士对所收集资料具备一定的评判性分析能力，才能发现、分析问题，并最终解决问题。

5. 独立解决问题的能力 社区护士常需独立进行各种护理技术操作、开展健康教育、进行健康咨询或指导、解决健康问题等。因此，社区护士应具备独立判断和解决问题的能力。

6. 专业能力 专业能力是护士所必须具备的护理学专业知识和技能。社区护士除了需要为患者提供优质的护理服务，评估个人、家庭及社区的健康需求并努力地设法解决等，还要能够配合医生对社区居民的常见疾病做出正确的判断和处理，对急危重症患者能配合医生采取紧急措施并提供转诊服务。

7. 科研能力 社区护士肩负着发展社区护理、完善社区护理学科的重任。因此，应不断学习理论知识、科研设计及流行病学与统计方法，能正确分析健康资料，进行相应的科学统计和分析。

8. 自我防护能力 社区护士的自我防护能力，主要包括法律的自我防护和人身的自我防护。在非医疗机构场所提供有风险的医疗护理服务时，应加强法律意识，如实、完整地记录患者的病情，必要时在提供医疗护理服务前与患者或家属签订有关协议书，作为法律依据。同时还应加强自我防护，确保自身安全。

目标检测

A1 型题

1. 社区的构成要素中居于第一位的是
   A. 人群　　　　　　　B. 地域　　　　　　　C. 社区认同
   D. 社区设施　　　　　E. 管理机构

2. 下列哪些不是社区的功能
   A. 社会化功能　　　　B. 满足经济发展的功能　　C. 社会参与功能
   D. 社会控制功能　　　E. 福利功能

3. 关于社区卫生服务概念，下列错误的是
   A. 以人的健康为中心　　B. 以社区为范围　　　C. 以家庭为单位
   D. 以满足人的需求为中心 E. 以社区居民需求为导向

4. 社区卫生服务最大的优势是
   A. 可及性　　　　　　B. 公益性　　　　　　C. 主动性
   D. 综合性　　　　　　E. 连续性

5. 下列哪项不是社区卫生服务的内容
   A. 预防保健　　　　　B. 学校卫生　　　　　C. 健康教育
   D. 康复　　　　　　　E. 计划生育技术服务

6. 下列不属于社区卫生服务体系的是
   A. 社区卫生服务指导中心
   B. 社区卫生服务中心
   C. 社区卫生服务站
   D. 卫生行政主管部门
   E. 三级医院

7. 下列不是自然环境组成的是
   A. 植物　　　　　　　B. 动物　　　　　　　C. 矿产资源
   D. 水　　　　　　　　E. 人口

8. 下列不是影响健康的社会因素是
   A. 人口　　　　　　　B. 经济　　　　　　　C. 教育
   D. 文化　　　　　　　E. 性格

9. 目前环境污染物最主要的来源是
   A. 生产性污染　　　　B. 生活垃圾　　　　　C. 生活污水
   D. 交通工具排放　　　E. 辐射

10. 下列属于生物性污染物的环境污染物是
    A. 有毒气体　　　　　B. 电磁辐射　　　　　C. 噪声

D. 农药　　　　　　　E. 细菌

11. 下列<u>不是</u>环境污染的特点是

A. 长期性　　　　　B. 广泛性　　　　　C. 复杂性

D. 多样性　　　　　E. 特异性

12. 下列属于环境污染物中生活性污染物的是

A. 废水　　　　　　B. 废气　　　　　　C. 废渣

D. 农药　　　　　　E. 洗涤剂

13. 温室效应的产生主要是由于大气中增加了

A. 一氧化碳　　　　B. 二氧化碳　　　　C. 二氧化硫

D. 一氧化氮　　　　E. 二氧化氮

14. 酸雨是 pH 低于

A. 3.4　　　　　　　B. 4.3　　　　　　　C. 5.6

D. 6.5　　　　　　　E. 7.0

15. 抗佝偻病的紫外线是

A. A 段　　　　　　B. B 段　　　　　　C. C 段

D. A 段和 B 段　　　E. B 段和 C 段

16. 下列说法正确的是

A. 一个国家的人口越少越有利于发展，人们健康水平也越好

B. 一个国家的人口越多越好，有利于社会发展

C. 社会的经济水平会影响人们的健康状况

D. 人们的健康水平不会影响社会的经济发展

E. 一个国家人口增长水平低，有利于人们健康

17. 下列<u>不是</u>文化因素对健康的影响的是

A. 宗教　　　　　　B. 民族　　　　　　C. 教育

D. 家庭　　　　　　E. 人口

18. 社区护理学是将护理学和以下哪个学科结合，形成的综合性学科

A. 公共卫生学　　　B. 健康教育学　　　C. 社会医学

D. 伦理学　　　　　E. 心理学

19. 下列<u>不是</u>社区护理发展经历的阶段的是

A. 家庭护理　　　　B. 地段护理　　　　C. 疾病预防控制护理

D. 公共卫生护理　　E. 社区卫生护理

20. 社区护理程序的第一步是

A. 评估　　　　　　B. 诊断　　　　　　C. 计划

D. 实施　　　　　　E. 评价

21. 下列<u>不是</u>社区护理的特点的是

A. 以健康为中心　　B. 以社区人群为对象　C. 独立性和自主性

D. 以个人为主体　　E. 协作性

22. 下列**不是**对社区人群进行的评估的内容是

    A. 人口数量　　　　　　B. 人口文化教育程度　　　C. 人口流动情况
    D. 发病率和死亡率　　　E. 社区地理位置

23. 通过访问、座谈等形式向社区居民了解社区情况，收集资料的方法称为

    A. 实地考察法　　　　　B. 访谈法　　　　　　　　C. 文献研究法
    D. 社会调查法　　　　　E. 统计法

24. 下列**不是**实施社区护理计划时需要注意的事项是

    A. 社区动员　　　　　　B. 资源利用　　　　　　　C. 按轻重缓急排序
    D. 团结协作　　　　　　E. 及时评价

25. 在社区护理程序的应用中，如果最后评价护理目标没有完全实现，原因可能是在

    A. 评估　　　　　　　　B. 诊断　　　　　　　　　C. 计划
    D. 实施　　　　　　　　E. 上述都有可能

26. 下列**不是**社区护士角色的是

    A. 照顾者　　　　　　　B. 咨询者　　　　　　　　C. 管理者
    D. 领导者　　　　　　　E. 研究者

27. 社区护士的基本条件**不包括**

    A. 具有护士执业资格　　B. 经过注册　　　　　　　C. 高中毕业以上文化水平
    D. 通过岗位培训　　　　E. 独立家访护士，应具有医院 5 年以上临床护理经历

28. 社区护士在开展工作时具备较强的法律意识，做好自我防护是属于

    A. 组织管理能力　　　　B. 评判性分析能力　　　　C. 解决问题的能力
    D. 专业技术能力　　　　E. 自我防护能力

A2 型题

29. 某社区居民认为社区内没有设置菜市场，使得居民们生活极不方便，这属于哪一社区功能

    A. 社会化　　　　　　　B. 经济生活　　　　　　　C. 社区参与
    D. 社会控制　　　　　　E. 福利功能

30. 社区护士对某社区进行评估时，发现该社区垃圾清理运输存在较多卫生问题，这属于

    A. 个体评估　　　　　　B. 家庭评估　　　　　　　C. 社区评估
    D. 社会评估　　　　　　E. 环境评估

31. 社区卫生工作人员对社区产妇和新生儿的家庭进行家庭访视，这属于社区卫生服务工作中的

    A. 慢性病管理　　　　　B. 社区预防　　　　　　　C. 社区医疗
    D. 社区保健　　　　　　E. 社区健康教育

32. 评估某社区内的医院、诊所和药店等，以及它们的分布情况和所能提供的医疗卫生服务等，是属于社区评估中对哪个系统的评估

A. 政治系统　　　　　B. 经济系统　　　　　C. 社会福利

D. 卫生保健系统　　　E. 教育系统

33. 某社区护士经过评估后发现，该社区居民大多为外来人口，租住户多，流动性大，这属于社区护士对社区的哪项评估

A. 社区人群　　　　　B. 社区地理环境　　　C. 社会系统

D. 社区人群和社会系统　E. 全部

（杨京儒）

第二章 | 流行病学在社区护理中的应用

流行病学是研究人群中疾病和健康状态的分布及其影响因素，根据研究结果提出预防控制疾病和促进健康的对策与措施，并评价其效果的一门方法学。社区护理的主要目的是从群体的角度预防及控制疾病，维护和促进社区居民健康。为达到这个目的，社区护士必须熟悉和掌握流行病学常用的基本知识，能够通过调查和统计分析，对社区内人群的健康状况做出评估，制定社区护理计划，评价社区护理效果。因此，掌握一定的流行病学方法和统计知识对社区护理工作有着重要的意义。

第一节 流行病学概述

2006 年 6 月，四川省部分地区发生了人感染猪链球菌事件。此次疫情四川省累计报告人感染猪链球菌病例 204 例，其中死亡 38 例。主要分布在资阳、内江、成都等地区，其中发病年龄最小 26 岁，最大 82 岁，平均发病年龄为 54 岁。发病最多的为 50~60 岁年龄组，占病例总数的 42%。分析现有详细调查资料的 25 例死亡病例，潜伏期：最短 6 小时，最长 8.7 天，中位数 1.5 天。病程：最短 10 小时，最长 5 天，中位数 21.5 小时。诊断分型：以休克为主（69.6%），混合型次之（17.4%）。疫情于 6 月下旬开始，7 月 16 日起发病明显增多，22 日达到高峰，19~25 日发病稳定在较高水平，7 月 28 日开始下降，8 月 4 日以后没有新发病例。截至 8 月 21 日，已连续 16 天无新发人感染猪链球菌病例，已超过 1 个潜伏期，疫情已基本控制。

1. 我们该如何描述此次疫情？应该采取哪些描述疾病分布的指标？
2. 此次疫情的发病率、死亡率、病死率等指标应该如何计算？

流行病学作为一门独立的学科，历经了100多年的发展，在科技进步的推动下，近60余年发展最为迅速。但相对于其他医学学科来说，其领域内的各种研究方法仍需要在实践中不断完善与发展。

一、流行病学的概念

目前普遍公认的流行病学定义是："流行病学是研究疾病（含伤害）和健康状态在人群中的分布及其影响因素，借以制定和评价预防、控制、消灭疾病及促进健康的策略与措施的科学。"该定义的基本内涵有：①研究对象是所关注的具有某种特征的人群；②研究内容不仅包括各种疾病，而且包括健康状态；③研究重点是疾病和健康状态的分布及其影响因素；④研究目的为控制和消灭疾病及促进健康提供科学的决策依据。

☞ 考点：
流行病学
的概念

二、流行病学的研究内容

由于流行病学原理和方法的迅速发展，其研究范围和内容日益扩大，已经深入到医疗卫生事业的各个领域，概括起来包括以下几个方面。

（一）描述疾病与健康状态的分布

从健康到疾病是一个动态的、连续的发展过程。描述疾病与健康的分布是流行病学研究的起点和基础。疾病与健康的分布是以疾病的频率为指标，描述疾病在地区、时间和人群中高发或低发，有何规律和特点等，是疾病的人群现象，简称疾病的"三间"分布。研究疾病与健康的分布，有利于揭示疾病流行的规律，为疾病的诊断和治疗提供信息，并可为制定疾病防制策略与措施以及评价防治措施的效果提供科学依据。

（二）研究疾病病因和影响疾病流行的因素

了解疾病的病因或发病的危险因素是疾病防治、健康促进和卫生实践中的一项重要工作。流行病学研究可用来探讨疾病的病因，建立、检验及验证病因假设，探讨疾病的相关因素。应用流行病学方法研究和探讨疾病病因与流行因素的成功案例已有很多，如JohnSnow关于霍乱致病因子与传播途径的研究证明了霍乱是通过被污染的饮用水传播的；1972年上海市发生的由桑毛虫毒毛引起的大规模皮炎流行的研究等。

（三）研究疾病自然史

疾病的自然史是指疾病从发生到结局的自然发展过程。包括个体疾病自然史和人群疾病自然史。个体疾病自然史是疾病在个体中的自然发展过程，如传染病的自然史一般包括潜伏期、前驱期、发病期和恢复期；慢性非传染性疾病的自然史一般包括发病前期、发病早期、症状明显期和康复期等。人群疾病自然史指疾病在人群中自然发展的规律。

要了解疾病的自然史就必须用流行病学方法进行研究，只有这样才能揭示疾病的"冰山现象"，提高疾病的防治水平。

（四）研究疾病预防控制的策略和措施

流行病学的根本目的是预防疾病，促进健康，体现在流行病学对疾病预防策略和措施的研究。策略是根据具体情况而制定的工作方针，如基本原则、主要策略和组织机构等；措施是实现预期目标所需采取的具体行动方法、步骤和计划。策略着眼于全局，措施立足于局部，两者密切相关。只有运用流行病学原理和方法对疾病预防控制的策略和措施进行广泛深入的研究，才能制定出科学的、合理的疾病预防策略和措施，达到流行病学的根本目的。

（五）疾病监测

疾病监测是公共卫生监测最为重要的组成部分，是预防和控制疾病的一项重要措施，是流行病学的研究内容之一。在制定和执行疾病的防治策略和措施时，必须进行疾病监测，将监测资料加以科学地分析，以便恰当地评价对策和措施，提出修改意见，使疾病的防治措施更加完善，从而提高疾病防治效率和水平。疾病监测包括传染病监测和非传染病监测，以及所有疾病和健康状态的监测。目前我国已建立了全国传染病监测系统和某些非传染病监测系统，如对恶性肿瘤、心血管疾病、出生缺陷等非传染性疾病的监测。

（六）疾病防治效果的评价

卫生行政主管部门从流行病学调查资料中对人群的疾病和健康状况的描述，可更清晰地了解疾病及其流行因素所引起的危害和后果，有助于对预防及保健项目进行规划，使卫生资源发挥出最高的效益。疾病防治和健康促进效果的评价是以人群研究结果为依据，建立在科学的流行病学研究基础之上。例如，接种甲型 H_1N_1 流感疫苗后，人群甲型 H_1N_1 流感的发病率是否下降及下降了多少，需要用实验流行病学的方法进行研究评价。

三、疾病自然史

自 20 世纪 50 年代以来，人类的疾病谱发生了较大的变化。传染病对人类的威胁逐渐降低，取而代之的是恶性肿瘤、心脏病、脑血管疾病、呼吸系统疾病、意外伤害等成为死亡的主要原因。疾病谱的这种变化首先出现在发达国家，我国近 60 年来也开始呈现出这样的变化。慢性疾病已经成为人类的主要健康问题，其危险因素较为复杂，病程较长，机体发生的病理变化往往不易恢复正常，因此加强其自然史的研究，积极开展预防工作，对防止危险因素的危害，延缓疾病的进程，阻止其恶化，都具有重要的意义。一般而言，疾病的自然发展过程包括以下几个阶段。

（一）无危险阶段

此阶段生活环境及机体内均不存在危险因素。通过保护生态环境，减少甚至消除污染物的排放，坚持可持续的科学发展，保持生产活动与自然和谐相处，减少外界危险因素。同时，可通过健康教育帮助人们认识危险因素对健康的影响，保持健康的身心状态、养成良好的生活习惯、保证合理的营养等，有助于维持无危险阶段。

（二）危险因素出现阶段

此阶段生活环境中出现不利于健康的危险因素。危险因素产生的原因有：①生产活动产生的污染物，排放到空气、水及土壤等环境中，超过一定限度即可对人体健康产生影响；②人们在劳动环境中接触到的各种危险因素，如噪声、电离辐射、高温、高湿、有毒物质等；③个人出现偏离健康的行为，如青少年偏食、摄糖过多、营养不良或过剩等；④成年人危害健康的行为和生活方式，如吸烟、酗酒、性乱、体育锻炼不足等；⑤生物遗传方面，如遗传物质的变异。在此阶段，由于危险因素刚出现，其数量较少，作用时间较短，对人体还没有产生明显的影响，需注意对这些危险因素进行调查、观察、检测。此阶段通过及早采取措施，减少与危险因素的接触时间，降低危险因素的数量，维持良好的健康状态。

（三）致病因素出现阶段

因为人类社会发展离不开各种生产活动，现阶段难以在短时间内实现污染物零排放，也不能阻止所有危险因素出现。当作用于人体的危险因素数量不断增加和（或）作用时间延长，危险因素就会转化为致病因素，对机体的生理功能、组织结构等产生损害，机体开始从健康向疾病转变，一些症状、体征尚未出现，未表现出明显的不适。在此阶段，危险因素若能得到消除或控制，就可阻止或推迟疾病的发生。

（四）症状和体征出现阶段

随着致病因素的持续作用，机体感到明显不适，开始出现一些症状和体征。有的机体功能障碍不易逆转，即使减少或控制危险因素，对疾病的进程影响也较小，但可缓解症状、改善体征、推迟疾病恶化，为积极采取有效治疗创造条件。如果机体的病理性损害尚处于可逆状态，及时阻止致病因素的作用，病人可恢复至健康状态。

（五）劳动力丧失阶段

随着病程的进展和症状加剧，病人逐渐丧失生活与劳动能力，这是慢性病发展的必然结局。在此阶段，疾病防治重点应放在卫生保健服务方面，积极主动地针对不同病人的心理特点，采取心理护理，防止病人因疾病出现消沉绝望、自虐或自杀行为。在治疗方面应积极进行康复锻炼，减轻机体功能丧失的程度，力争维持基本的生活能力。

第二节　流行病学研究方法

常用流行病学研究方法包括观察法、实验法和数理法，以观察法和实验法为主，见图 2 - 1。以下介绍几种常用的流行病学研究方法。

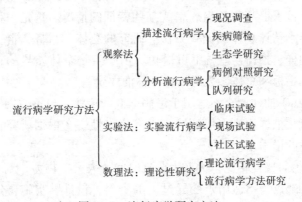

图 2 - 1　流行病学研究方法

一、描述流行病学

描述流行病学又称描述性研究，是利用现有的日常记录资料或特殊调查资料，真实地描述疾病和健康状态的三间分布特征，并在此基础上提出病因假设，是流行病学研究的基本方法，主要包括现况调查和筛检。

（一）现况调查

现况调查也称现况研究，因所收集的有关特征、疾病和健康的资料都是调查当时的实际情况而得名，又因现况调查所用的指标主要是患病率，故又称患病率调查或患病率研究，从观察时间上来讲，由于其所收集的资料是在某一时点或一个短暂时期内发生的情况，所以又称横断面调查或横断面研究。

1. 现况调查的目的

（1）描述疾病与健康状态的"三间分布"特征。

（2）提供疾病致病因素的线索，建立病因假设。

（3）进行疾病监测，评价防治措施及效果。

（4）了解人群的健康水平，为卫生保健工作的计划和决策提供科学依据。

（5）确定高危人群，达到早发现、早诊断和早治疗的二级预防目的。

（6）确定各项正常生理指标及其正常值范围。

2. 现况调查的方法

☞ 考点：
现况调查
的概念与
方法。

（1）普查　是在特定时间对特定范围内人群中的每一个成员进行全面调查或检查。特定时间指在某一时段，一般为 1~2 天或 1~2 周，大规模的普查最长不应超过 2~3 个月。特定范围指某个地区或某种特征的人群。普查的目的是为了早期发现患者、了解疾病和健康状态的分布。

1）注意事项：①该病的患病率不能太低；②有简单而准确的检查手段或方法；③对查出的病例有切实可行的治疗方法；④需考虑成本 - 效益分析的问题。

2）优缺点：①与抽样调查相比较，普查的设计和资料分析比较简单，没有抽样误差；②实施时工作量大，工作不易做得细致、质量难以控制。因此普查不适用于发病率较低的疾病。

（2）抽样调查　指从研究的全部对象中随机抽取有代表性的一部分人群进行调查，根据调查结果估计该人群某病的患病率或某些特征的情况。这是一种以局部推导整体的调查方法，即样本估计总体的调查方法。研究的总体称目标人群，调查的对象称样本人群。只要有抽样，抽样误差就不可避免。由于生物个体差异的存在，在随机抽样过程中产生的样本指标和总体参数的相差，称抽样误差。

1）注意事项：①抽样调查不适用于患病率低的疾病，也不适用于个体变异较大的

☞ 考点：
普查与抽
样调查的
注意事项
和优缺
点。

疾病；②遵循随机化抽样原则，保证样本具有代表性；③根据研究目的和所调查疾病的患病率确定合适的样本量。

2）优缺点：①与普查相比，优点为节省时间、人力、物力，调查的范围小，工作易做得细致等；②缺点为不适用于变异过大的资料，设计、实施、分析时影响因素比较复杂，存在抽样误差，研究结果容易出现偏差。

3）抽样方法：抽样调查分为非随机抽样和随机抽样。随机抽样必须遵循随机化原则，即保证总体中每个观察单位都有同等机会被选作研究对象，以保证样本的代表性。常用抽样方法：①单纯随机抽样：也称简单随机抽样，是从总体中采取抽签、掷币法、

随机数字表、电子计算机等方法随机抽取调查单位的方法，它是最简单、最基本的抽样方法；②系统抽样：也称机械抽样，是按照一定顺序，机械地每隔若干单位抽取一个单位的方法；③分层抽样：是先将调查的总体按照不同的特征分成若干层（次级总体），然后在每层中进行随机抽样的方法；④整群抽样：是将总体分成若干群体，从中随机抽取部分群体作为观察单位组成样本的方法；⑤多级抽样：又称为多阶段抽样，是将上述方法综合运用的方法，是大规模调查时常用的一种抽样方法。先从总体中抽取范围较大的单元，称为一级抽样单元（例如省、自治区、直辖市），再从每个抽样的一级单元抽取范围较小的二级单元（例如县、区、街道），最后抽取其中部分范围更小的三级单元（例如村、居委会、学校）作为调查单位。

3. 现况研究的设计与实施

（1）明确调查目的　研究者应充分了解国内外研究现状，明确立题依据和研究目的。

（2）确定调查人群　调查人群可以是社区居民，也可以是工人或学生，需根据研究目的确定。选择调查的人群应考虑其代表性，是否有足够数量的个体或调查对象，调查人群对调查的可接受程度等。

（3）计算样本量　如果是抽样调查需计算样本量。

（4）暴露的测量　暴露即所研究的因素，它可以是研究对象的某些特征，如性别、年龄、职业；也可以是影响研究对象的某些因素，如吸烟、放射线辐射等。暴露必须有明确的定义和测量尺度，如对吸烟的调查，在调查之前应对吸烟做出明确的规定，将"平均每天吸一支或以上，连续半年者定为主动吸烟"。在现况研究中，暴露的测量主要通过问卷调查来完成，有时需结合实验室检查。

（5）疾病的测量　指对调查疾病的诊断。原则上，疾病诊断应该采用国际或全国统一的标准。现况研究中疾病的诊断方法需根据研究目的具体决定，通常采用简单、易行的诊断技术和灵敏度高的方法。

（6）设计调查表　调查表的设计直接关系到一项现况研究能否达到预期目的。调查表一般包括两部分，第一部分是一般项目，主要包括姓名、年龄、性别、文化程度、职业、民族、宗教信仰等基本项目；第二部分是调查项目，是根据调查目的拟定的调查内容。调查表提问的方式有开放式和封闭式2种。

开放式提问不给备选答案，由被调查者根据具体情况回答，如血压、年龄、身高、体重等。另外，当答案不易确定时，也可采用开放式提问。

封闭式提问一般在问题后列出若干互斥的备选答案，让被调查者回答。如要了解被调查对象的性别，可列出男女2个备选答案，选择其一。用于可选多个答案的情况时，最好在问题后用醒目的字体标明"此题可多选"字样。

（7）资料的收集　一项研究正式开始之前应该进行预实验，以发现可能遇到的各种问题，并修正调查表。现况调查需要对调查员进行培训并考核，对调查员的要求主要有：①诚实、不弄虚作假；②掌握一定的访谈技巧，不能有诱导性的语言；③不能主观臆断。在调查的过程中，应进行质量控制，以保证调查的准确性和完整性。

（8）资料的整理与分析　可按下列步骤进行资料的整理和分析：①检查核对原始

资料，对可疑调查表进行修正或复查；②设计数据库，将调查所得数据录入计算机，录入时需核查，保证数据的准确性；③将研究对象按照不同特征分组，描述各组的构成比；④计算患病率，比较组间患病率的差异；⑤根据以上分析结果，提出病因线索或病因假设。

（二）疾病筛检

疾病筛检是运用简便、快捷的检查方法，从表面健康的人群中发现可能患有某病或缺陷者的方法。筛检并非诊断，仅是一个初步检查，对筛检阳性者必须进一步确诊。

☞ 考点：
筛检的目的

1. 筛检的目的

（1）确定高危人群，以便采取一级预防措施。

（2）早期发现某病的可疑患者，做到"早诊断、早治疗"。

（3）了解疾病自然史，进行疾病监测。

（4）新技术的评价。用"金标准"衡量新技术检查结果的真实性和可靠性。

2. 筛检的评价 对筛检的评价，主要从试验的真实性、可靠性及效益三个方面进行综合评价。

（1）真实性 又称准确性或效度，指测定值与实际值符合的程度，即将正常人和患者正确区分的能力。主要的评价指标包括灵敏度、特异度和约登指数。各指标的公式及含义，见表2-1。

表2-1　某病患者与非患者筛检结果

筛检结果	患者	非患者	合计
阳性	A（真阳性）	B（假阳性）	$A+B$
阴性	C（假阴性）	D（真阴性）	$C+D$
合计	$A+C$	$B+D$	$A+B+C+D$

1）灵敏度。又称真阳性率，指将实际有病的人正确地判断为患者的能力。理想的试验应为100%。

$$灵敏度（\%）=\frac{A}{A+C}\times100\% \qquad (2-1)$$

2）特异度。又称真阴性率，指将实际未患某病的人正确地判断为非患者的能力。理想的试验应为100%。

$$特异度（\%）=\frac{D}{B+D}\times100\% \qquad (2-2)$$

3）假阳性率。又称误诊率，指将实际无病者判断为有病者的百分率。理想的试验应为0。

$$假阳性率（\%）=\frac{B}{B+D}\times100\%=1-特异度 \qquad (2-3)$$

4）假阴性率。又称漏诊率，指将实际有病者判断为非病者的百分率。理想的试验应为0。

$$假阴性率（\%）=\frac{C}{A+C}\times100\%=1-灵敏度 \qquad (2-4)$$

5）约登指数　又称正确指数，表示筛检方法发现真正患者与非患者的总能力，是综合评价真实性的指标。理想的试验应为100%。

$$约登指数 = （灵敏度 + 特异度） - 100\%　（2 - 5）$$

（2）可靠性　又称精确度、信度或可重复性，指在完全相同的条件下，重复进行某项试验时获得相同结果的稳定程度。影响可靠性的因素主要有3个方面：①受试对象的生物学变异；②试验方法或仪器本身的变异；③观察者的变异。

（3）效益　影响效益的主要因素有：疾病的现患率；早期发现病例对预后的改善程度；灵敏度和特异度。效益主要从以下三方面来衡量。

1）临床诊断价值　又称预测值，包括阳性预测值和阴性预测值，前者指筛检阳性中患该病的可能性，后者指筛检阴性中未患该病的可能性。公式如下：

$$阳性预测值（\%） = \frac{A}{A + B} \times 100\%　（2 - 6）$$

$$阴性预测值（\%） = \frac{D}{C + D} \times 100\%　（2 - 7）$$

2）生物学效果评价　一般通过病死率、生存率来评价。

3）成本效益分析　筛检的成本指筛检所花的全部费用，效益指通过筛检所取得的经济效益和社会效益。

☞ 考点：筛检的评价指标计算公式的含义。

二、分析流行病学

分析性研究包括病例对照研究和队列研究。

（一）病例对照研究

病例对照研究是通过选择患有某特定疾病的患者人群作为病例组，未患该病的人群作为对照组，调查2组过去对各种可能危险因素的暴露情况，测量并比较病例组与对照组中各因素的暴露比例，推断某个或某些暴露因素与该病是否相关及相关程度大小的一种观察性研究方法。由于病例组和对照组的暴露比例往往通过研究对象的回顾而获得，故又称之为回顾性研究。

1. 病例对照研究的结构模式　病例对照研究的结构模式如图2-2所示。

$$研究对象 \begin{cases} 病例组 \begin{cases} 暴露（a） \\ 非暴露（c） \end{cases} \frac{a}{a + c}（暴露比例） \\ 对照组 \begin{cases} 暴露（b） \\ 非暴露（d） \end{cases} \frac{b}{b + d}（暴露比例） \end{cases} \begin{matrix} 比较 \\ \downarrow \\ 结论 \end{matrix}$$

图2-2　病例对照研究结构模式

2. 病例对照研究的应用范围

（1）疾病病因学研究　对于病因未明的疾病，可以通过病例对照研究从众多的相关因素中，寻找和筛选与该疾病具有显著性联系的因素，从而确定疾病的危险因素或致病因素；也可以针对已经建立的某疾病的病因假设，作验证性研究分析，以评价该因果联系假设是否成立。

（2）疾病预防性与治疗性研究　例如，通过对某传染病的一组患者及一组正常人进行回顾性调查，了解他们预防接种史等情况，比较分析2组预防接种的暴露率，从而对预防接种措施的效果作出评价。临床上对某病的各种治疗方案的总结、遴选和评价等也可采用病例对照研究的方法，如将某病的所有经治患者，按临床治疗是否有效分为"病例组"和"对照组"，通过询问患者或查询病案资料，确定所采用的治疗方法，进行比较分析，从中筛选出有效的治疗方法或方案。

（3）疾病预后评价研究　病例对照研究可用来筛选和（或）评价影响疾病预后的因素。如将罹患某种癌症者按其生存期长短分为"病例组"和"对照组"，回顾调查他们的病程、年龄、社会经济水平及曾经接受的治疗方法等个体因素，进行对比分析，确定影响其生存期长短的主要因素，进而指导临床实践。

3. 病例对照研究的分类　可分为成组病例对照研究、匹配病例对照研究和巢式病例对照研究 3 类。根据研究目的、病例组和对照组人群的特征、可能存在的干扰因素、暴露因素等实际情况选择合适的研究方法。

4. 病例对照研究的设计与实施　包括以下步骤。

（1）明确研究目的　在制定研究计划前，应明确是以探讨病因为目的还是以检验病因假设为目的。

（2）确定研究类型　根据研究目的确定研究类型，如按照一定标准选择的一组病例和一组对照人群，只比较 2 组间的既往暴露史，不进行组间的个体比较的，称为成组病例对照研究；如根据一定标准，每选一个病例，即配以一定数量的对照，比较病例和对照间既往暴露史的，称为匹配病例对照研究；如做队列内病例对照研究，即将队列研究与病例对照研究结合的，称为巢式病例对照研究。

（3）确定研究对象

1）病例的选择：①应具有代表性，能够代表总体；②要有明确的诊断、纳入和排除标准；③根据研究目的选择病例类型，如病因研究中以选择新发病例为佳；④选择合适的病例来源途径，如罕见病例的收集应选择医院途径。

2）对照的选择：选择对照的基本原则是对照与病例的来源一致，即对照应该是与病例来自同一总体而未患所研究的疾病，对照必须是不患研究疾病的人。合适的对照应该保证病例组和对照组的可比性，并应尽可能代表病例所来自的人群。

（4）研究因素的选择　研究因素的选择直接影响研究的质量，应根据研究目的慎重选择。选择常见病的研究因素时，应尽可能详细、具体；罕见病或新出现的疾病，应在保证质量的前提下多调查一些项目。

（5）样本量估计　样本量的计算方法取决于以下 4 个因素：研究因素在人群中的估计暴露率、研究因素估计相对危险度（RR）或比值比（OR）、统计学检验的显著水平 α、检验的把握度（$1-\beta$）。

（6）资料整理与分析

1）资料整理：对收集的资料进行核查，建立数据库，正确录入。

2）资料分析：根据资料的类别、分布特征、方差齐性等进行统计描述和统计推断。①描述性分析包括描述研究对象的一般特征，如年龄、性别、职业、文化程度、出生地、居住地、疾病类型的分布等，比较病例组与对照组之间的差异，以确定 2 组间的均衡性或可比性。②统计推断，目的是分析疾病与暴露的关联程度、强度，验证疾病与各研究因素之间的假设。

例：非匹配病例对照研究资料的分析

第一步，将研究资料整理成表2-2。

表2-2 非匹配病例对照研究资料整理表

组别	有暴露	无暴露	合计
病例组	a	c	$a+c$
对照组	b	d	$b+d$
合计	$a+b$	$c+d$	$a+c+b+d$

第二步，检验病例组与对照组的暴露率的差异有无统计学意义，常用χ^2检验来完成，如果经过假设检验2组差异有统计学意义，说明暴露因素与疾病的关联不是抽样误差造成的，可进行进一步推断研究。四格表χ^2检验公式为：

$$\chi^2 = \frac{(ad-bc)^2 n}{(a+b)(c+d)(a+c)(b+d)} \tag{2-8}$$

第三步，估计暴露与疾病的关联强度的指标是比值比，简写为OR。比值比指病例组与对照组2个暴露的比值之比，即指某事物发生的概率与不发生的概率之比。

$$病例组的暴露比值 = \frac{a/(a+c)}{c/(a+c)} = a/c \tag{2-9}$$

$$对照组的暴露比值 = \frac{b/(b+d)}{d/(b+d)} = b/d \tag{2-10}$$

$$OR = \frac{a/c}{b/d} = \frac{ad}{bc} \tag{2-11}$$

如果$OR>1$，表示研究因素与疾病正相关，研究因素能够增加疾病发生的危险性；若$OR<1$，表示研究因素与疾病负相关，研究因素对预防疾病的发生有保护性作用；若$OR=1$或接近1，说明暴露因素与疾病无关。

（7）病例对照研究的优缺点 ①优点：适合于罕见病和慢性病的研究；研究成本较低；可同时对多种危险因素的作用进行研究。②缺点：不适于研究人群中暴露比例很低的因素；无法验证因果关系；收集的是过去的暴露资料，准确性难控制；无法判断暴露和疾病在时间上的先后顺序。

（二）队列研究

队列研究又称前瞻性研究或随访研究，是将研究对象依据暴露和未暴露于某种因素分为2组人群，随访并比较2组发病结局的差异，判断暴露因素与发病有无因果关联及关联大小，是一种分析性研究方法。例如，某医院对本院200名男性吸烟医生进行随访观察20年，其中50人自动戒烟，150人继续吸烟，最后分析2组研究对象的肺癌发病与死亡情况。队列研究的基本原理见图2-3。

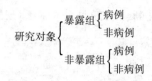

☞ 考点：
队列研究
和病例对
照研究的
比较。

随访、收集资料的过程

图 2 - 3　队列研究基本原理示意图

所谓队列，是指具有某种共同特征的人群（例如上述介绍的对某医院 200 名男性吸烟医生进行的追踪调查），根据进入队列的时间，可以分为固定队列和动态队列。固定队列是指一组研究对象同时或在一个较短的时间内进入队列，随访追踪开始后不再加入新的研究对象。动态队列是指观察随访开始后仍允许新的研究对象进入队列。

1. 队列研究的目的　检验病因假设、描述疾病的自然史及评价预防效果。

2. 队列研究的类型　包括前瞻性队列研究、回顾性队列研究及双向性队列研究 3 种。

3. 队列研究的设计与实施

（1）明确研究目的与病因假设　队列研究最主要的目的是检验病因假设。病因假设应建立在描述性研究或病例对照研究的基础上。

（2）确定研究的队列　根据研究目的确定研究人群，即暴露组和非暴露组。暴露组和非暴露组之间必须有较好的均衡性，尽可能突出研究因素的作用，减少其他因素的影响。根据研究目的和研究条件的不同，可选择一般人群和特殊人群。

1）一般人群　可以是某个地区的全体人口，也可以是有组织的团体，如学校、机关、部队等。

2）特殊人群　某些研究因素在一般人群中较少见，主要存在于一些特殊职业群体中。暴露人群多集中在一个较小的范围内，如研究放射线对人体健康的危害，需要选择医院放射科医师作为暴露组，选择接受放射线较少的医院耳鼻喉科医师作为非暴露组。

（3）资料的收集与随访　是研究具体实施的过程。队列研究需要收集 3 方面的资料，包括基线资料、结局变量的测量资料和一些可能对研究结果有影响的外部变量资料。

1）基线资料的收集　方法有：①收集人口学资料；②查阅研究对象的记录和档案；③对研究对象进行体检或实验室检查；④调查和检测研究对象的生活环境。

2）结局变量的测量　指研究对象发病或死亡的诊断，诊断方法与诊断标准必须明确、可操作，不同队列结局变量的测量方法和标准应该统一。

3）随访方法及内容　在研究过程中，对所有的研究对象必须采用相同的方法进行随访。主要包括：面对面询问、电话询问、自填问卷、定期体检等。随访的内容一般和基线资料一致，但是收集的重点为结局变量。另外，还应该收集一些中间变量的资料。

4）观察期限与随访间隔　研究者应根据研究的内容和目的，在研究开始时确定观察期限。随访间隔根据具体情况而定，如果观察期限较短，随访在观察终止时进行一次即可；观察期限较长，可根据情况安排多次随访。

（4）资料的整理和分析 除基本同病例对照研究外，还可通过计算发病率或死亡率，进行显著性检验和相对危险度的计算，分析暴露因素与疾病之间的关系。在研究过程中，应及时对每次随访后的资料进行收集与核查，以便随时发现问题并予以纠正。队列研究资料整理的格式见表 2 - 3。

表 2 - 3 队列研究资料整理表

特征	发病数	未发病数	合计	发病率
暴露组	a	b	$a+b$	$a/(a+b)$
非暴露组	c	d	$c+d$	$c/(c+d)$
合计	$a+c$	$b+d$	$a+b+c+d$	$(a+c)/(a+b+c+d)$

队列研究资料的分析包括：率的计算、显著性检验及联系强度分析。

1）率的计算 包括累积发病率（CI）、发病密度（ID）及标准化死亡比（SMR）。

2）显著性检验 即分析暴露与疾病有无联系。当样本量较大时，可用 u 检验和卡方检验。具体方法可参考有关统计学。

3）联系强度分析 即分析暴露与疾病的联系强度。包括相对危险度（RR）、归因危险度（AR）、归因危险度百分比（$AR\%$）、人群归因危险度（PAR）及人群归因危险度百分比（$PAR\%$）。

（5）队列研究的优缺点 ①优点：所得资料相对准确；可以直接估计暴露与疾病有无联系及联系强度；可以评价暴露因素与多种疾病的关系；可对研究对象进行动态观察，有助于了解疾病的自然史；在时间指向性上是先因后果，能确定因果关系。②缺点：所需样本含量较大；观察时间较长，容易出现失访，产生结果慢；不适用于发病率较低的疾病；所需费用较大。

三、实验流行病学

实验流行病学又称实验性研究，是指将符合条件的来自同一总体的研究对象，按照一定的标准随机分为实验组和对照组，对实验组施加干预措施，观察随访一段时间后，比较 2 组人群的发病或死亡情况，从而对干预措施的效果做出判断。实验流行病学与描述流行病学相比，对研究设计的要求较高，在实施过程中的难度更大，属于一种前瞻性研究。

（一）实验流行病学的目的与用途

1. 评价药物或治疗方法的效果 新的药物或治疗方法推广应用之前，必须进行严格的临床试验，以评价和观察其临床疗效及各种不良反应和副作用。

2. 评价干预措施在疾病预防中的作用 一项干预措施在疾病预防中是否有效、作用大小以及能否被居民接受均需要进行评价，如疫苗接种的效果、社区健康教育与健康促进的效果等。

3. 病因研究 在观察性研究的基础上，如果已经发现了某些危险因素与疾病之间的关系，就可以应用实验性研究进一步确定两者之间的联系。将暴露于危险因素的研究对象分为 2 组，对实验组施加干预措施，对照组不施加任何干预措施，如果实验组疾病的发病率较对照组明显降低，则可进一步确定危险因素与疾病之间的联系。

（二）实验流行病学的类型

包括临床试验、现场试验及社区试验。

1. 临床试验 又称治疗试验，是以患者群为研究对象，将研究对象随机分为实验组和对照组，来检验或确定某种药物或治疗方法的安全性和有效性。

2. 现场试验 也称人群预防试验，其研究对象是未患所研究疾病的人群。将他们随机分为实验组和对照组，评价干预措施对疾病预防的效果，探讨对健康人群实施一定的干预措施，能否预防某些疾病发生。

3. 社区试验 也叫社区干预试验，其研究对象是以社区未患所研究疾病的人群作为一个整体进行试验观察，评价预防措施的效果，可以看作是现场试验的扩展。

（三）实验流行病学的设计与实施

实验流行病学由研究因素、研究对象和效应指标3个基本要素组成。

1. 研究因素 是根据研究目的而施加的干预措施，干预措施应明确、具体。如对社区居民开展某项健康教育干预时，就应对健康教育的方式、时间、内容、次数等做详细的规定，并在整个实施过程中严格执行。

2. 研究对象 是根据研究目的确定的研究群体，应有明确的诊断、纳入和排除标准。现场实验的研究对象如是某种疾病的高危人群，则应对某些危险行为做出明确的定义。

3. 效应指标 研究因素作用于研究对象，可以通过效应指标显示出来，常用指标有有效率、治愈率、病死率、生存率、保护率等。

（四）实验流行病学资料的整理和分析

1. 临床试验的资料整理和分析 临床试验资料整理表见表2-4。

表2-4 临床试验资料整理表

分组	有效例数	无效例数	合计	有效率
实验组	a	b	$a+b=n_1$	a/n_1
对照组	c	d	$c+d=n_0$	c/n_0
合计	$a+c=m_1$	$b+d=m_0$	$a+b+c+d=n_1+n_0$ 或 $a+b+c+d=m_1+m_0$	$m_1/(n_1+n_0)$ 或 $m_1/(m_1+m_0)$

2. 现场试验和社区试验的资料整理和分析 现场试验和社区试验的目的是为了评价干预措施对疾病预防的效果，需要计算保护率。预防性实验研究资料的整理见表2-5。

表2-5 预防性实验研究资料整理表

分组	发病数	未发病数	合计	发病率
实验组	a	b	$a+b=n_1$	a/n_1
对照组	c	d	$c+d=n_0$	c/n_0
合计	$a+c=m_1$	$b+d=m_0$	$a+b+c+d=n_1+n_0$ 或 $a+b+c+d=m_1+m_0$	$m_1/(n_1+n_0)$ 或 $m_1/(m_1+m_0)$

预防性实验研究，除计算各组发病率外，还可以计算保护率（PR），计算公式为：

$$PR = \frac{对照组发病率 - 实验组发病率}{对照组发病率} \times 100\% \qquad (2-12)$$

（五）实验流行病学的优缺点

1. 优点 ①干预措施是人为施加的，能够精确测量和控制；②分组随机化，可以保证实验组和对照组的可比性。

2. 缺点 ①研究设计比较复杂，工作难度大，花费人力、物力多，时间长；②某些药物或治疗方法的实验研究，干预措施可能会威胁受试者健康。因此，应该注意伦理学问题。

第三节 常用生命统计指标和计算方法

 -

2013 年底，某市两化工厂按要求组织职工进行一年一次的健康体检，其中甲工厂有 3500 名职工，乙工厂有 2500 名职工。经体检，甲工厂确诊高血压患者 35 名，乙工厂确诊高血压患者 30 名。

1. 通过体检结果，你觉得甲、乙两工厂的高血压患病率哪个高？

2. 能否根据高血压患病率对比结果说明其高血压患病风险？

生命统计是流行病学分析评价的必要手段，是公共卫生记录的重要内容，是制定卫生计划及卫生政策的基础。因此，社区护理人员应掌握常用生命统计指标的作用及计算方法。

一、相对数的概念及应用

（一）率

率表示在一定条件下，某现象实际发生数与可能发生总数的比值，用以说明某现象发生的频率或强度，又称频率指标。常用百分率、千分率、万分率、十万分率表示。在计算时，应考虑保持整数部位不为零，即至少应保留一位整数。计算公式为：

$$率 = \frac{某现象实际发生的观察单位数}{该现象可能发生的观察单位总数} \times K \qquad (2-13)$$

式中，K 为比例基数，如 100%、1000‰等。

（二）构成比

构成比表示事物内部某一部分观察单位数与同一事物各部分观察单位总数之比，用来说明事物内部各组成部分所占的比重或分布，计算公式为：

$$构成比 = \frac{事物内部某一部分观察单位数}{同一事物内部各部分观察单位总数} \times 100\% \qquad (2-14)$$

构成比有两个特点：①各部分构成比的总和应为 100%（或 1）；②事物内部某一部分的构成比发生变化，其他部分的构成比也相应地发生变化。

（三）相对比

相对比是两个有关联的计数指标之比，用以说明一个指标是另一个指标的几倍或百分之几。两个指标性质可以相同，也可以不同；可以是两个相对数之比或两个绝对数之比，也可以是两个平均数之比。计算公式为：

$$相对比 = \frac{甲指标}{乙指标}(或 \times 100\%) \tag{2-15}$$

二、常用生命统计指标和计算方法

社区护理工作中，生命统计常用的频率指标可分为疾病统计指标、死亡统计指标、生育与计划生育统计指标和疾病防治效果指标等。

（一）疾病统计指标

1. 发病率（*IR*） 表示在一定时期内，可能发生某病的一定人群中某病新病例出现的频率。

$$某病发病率 = \frac{一定期间某人群某病新病例数}{同期暴露人口数} \times K \tag{2-16}$$

上式中，观察时间可根据研究的病种和研究问题的特点来确定，一般多以年为时间单位。分子为新发病例数，即在观察时间内新发生的某病病例数。如果在观察时期内，同一个人多次患某种疾病，则应按几个新发病例计算。对于发病时间难以确定的一些疾病可将初次诊断的时间作为发病时间。分母中所规定的暴露人口是指在观察期间内可能会发生所研究疾病的人数，对那些正在患病，或因患病或接受预防接种而在观察期内不可能患该病的人不应计入分母内。但由于实际工作中暴露人口数不易获得，一般使用年平均人口数（某年 7 月 1 日零时人口数，或年初与年终人口数之和除以 2 作为年平均人口数）。

2. 罹患率 与发病率一样，也是测量人群新病例发生频度的一个指标。不同的是罹患率多用于衡量小范围、短时间内新发病例的频率。观察时间通常以日、周、月或疾病的一次流行或爆发期为时间单位。其优点是可以根据暴露程度精确测量发病概率，适用于局部地区疾病的爆发、流行等情况，如食物中毒、职业中毒、传染病等。

$$罹患率 = \frac{观察期内某病新病例数}{同期暴露人口数} \times K \tag{2-17}$$

3. 患病率 又称现患率，是指在特定时间内，一定人口中某病新旧病例所占的比例。

$$患病率 = \frac{某特定时间新旧病例数}{同期平均人口数（被观察人数）} \times K \tag{2-18}$$

4. 感染率 是指在某个时间内，受检查的人群中某病现有感染的人数所占的比例，通常用百分率表示。

$$感染率 = \frac{受检者中阳性人数}{受检人数} \times 100\% \tag{2-19}$$

（二）死亡统计指标

1. 死亡率 是指某人群在一定时期内死于所有原因的人数占该人群总人数的比例，

又叫粗死亡率（CDR），是测量死亡危险最常用的指标。

$$（粗）死亡率 = \frac{某人群某年总死亡人数}{该人群同期平均人口数} \times 1000‰ \qquad (2-20)$$

2. 病死率 表示在一定时期内（通常为一年），患某病的全部人群中因该病死亡者的比例。

$$病死率 = \frac{一定时期内因某病死亡人数}{同期患某病的病例数} \times 100\% \qquad (2-21)$$

（三）生育与计划生育统计指标

1. 粗出生率（CBR） 表示某地某年平均每千人口中活产儿数。

$$粗出生率 = \frac{某地某年活产儿总数}{同期该地平均人口数} \times 1000‰ \qquad (2-22)$$

2. 自然增长率（NIR） 表示某地某年每千人口中自然增减人数，等于粗出生率与粗死亡率之差。即 $NIR = CBR - CDR$。

3. 生育率 是指某地某年每千名 15～49 岁育龄妇女中生育情况。

$$生育率 = \frac{某地某年活产儿总数}{同期15-49岁育龄妇女数} \times 1000‰ \qquad (2-23)$$

（四）疾病防治效果指标

1. 治愈率 表示接受治疗的病人中治愈的比例。

$$治愈率 = \frac{治愈的病人数}{接受治疗的病人数} \times 100\% \qquad (2-24)$$

2. 有效率 表示接受治疗的病人中治疗有效者的比例。

$$有效率 = \frac{治疗有效人数}{接受治疗人数} \times 100\% \qquad (2-25)$$

3. 生存率 又称存活率，是指接受某种治疗的病人或患某病的病人，经若干年随访（通常为1、3、5年）后，尚存活的病人数所占的比例。

$$n年生存率 = \frac{随访满n年尚存活的病例数}{随访满n年的病例数} \times 100\% \qquad (2-26)$$

生存率可用于评价某些病程较长疾病（如癌症、心血管疾病、结核病等）的远期疗效，反应疾病对生命的危害程度。

三、生命统计在社区护理中的应用

生命统计为社区护士的工作实践、卫生调查、预防保健及健康促进提供了技术上的支持，是以预防任务为导向的社区护理必备的知识和技能，其在社区护理中的应用是多方面的。

（一）进行社区护理诊断

社区护理诊断是制定合理有效的卫生项目计划的前提条件，也是收集卫生信息的重要途径。通过流行病学调查，计算生命统计指标，用流行病学的方法分析社区整体存在的健康问题，确定社区卫生保健工作的重点及优先解决问题的顺序。

（二）发现高危人群

生命统计指标为流行病学描述疾病的"三间"分布提供了依据。根据疾病的"三间"分布情况，确定对疾病的发生起决定性作用的因素，发现疾病的高危人群。

（三）评价护理干预措施

在社区卫生服务实践中，各种疾病的防治措施和健康促进的方法不断增多，护理干预措施需要通过流行病学方法来进行效果评价，只有当被证实有效果，才具有推广应用的价值。如对糖尿病患者进行饮食控制干预及健康教育干预是否有效；对脑血管疾病导致偏瘫的患者，进行肢体康复性护理措施中，哪一种方法更加有效等。

常用的效果评价方法包括：

1. 比较实施干预措施前后的发病率及正确行为采纳率。
2. 采用"自然对照"的方法。
3. 与文献报道的结果进行比较。
4. 进行现场试验。

目标检测

A1 型题

1. 在病例对照研究中，病例的选择最好是
    A. 死亡病例　　　　　B. 现患病例　　　　　C. 新发病例
    D. 新发病例和死亡病例 E. 现患病例和死亡病例

2. 流行病学研究的对象是
    A. 个体　　　　　　　B. 患者　　　　　　　C. 非患者
    D. 人群　　　　　　　E. 病原携带者

3. 通常筛检可以理解为
    A. 一种诊断方法
    B. 从表面上无病的人群中查出某病的可疑患者
    C. 从有病的人群中查出某病的可疑患者
    D. 从无病的人群中查出某病的可疑患者
    E. 筛检阳性者不需要做进一步的确诊

4. 同分析性研究相比，描述性研究的特点是
    A. 利用常规资料　　　B. 以群体为单位收集资料　C. 以个体为单位收集资料
    D. 设立对照组　　　　E. 未设立对照组

5. 普查属于下列哪一类流行病学研究
    A. 描述性研究　　　　B. 理论性研究　　　　C. 实验性研究
    D. 分析性研究　　　　E. 前瞻性研究

6. 一定时期内，某地某病新病例数与同期暴露人口数的比值，称为
    A. 发病率　　　　　　B. 罹患率　　　　　　C. 检出率
    D. 患病率　　　　　　E. 感染率

7. 流行病学研究的主要内容<u>不包括</u>

A. 疾病防制效果的评价

B. 确定健康教育资源

C. 探讨病因和影响疾病流行的因素

D. 描述疾病与健康状态的分布

E. 研究疾病自然史

8. 抽样调查是指从研究对象的总体中，随机抽取（　　）的个体进行调查

A. 特殊性　　　　　　B. 代表性　　　　　　C. 可靠性

D. 方便性　　　　　　E. 随机性

9. 某年某病死亡人数与同期患某病人数之比是

A. 发病率　　　　　　B. 患病率　　　　　　C. 死亡率

D. 罹患率　　　　　　E. 病死率

10. 某社区计划对 40 岁以上男性人群进行高血压的现况研究，据此可以获得该人群高血压病的

A. 患病率　　　　　　B. 治愈率　　　　　　C. 死亡率

D. 病死率　　　　　　E. 感染率

A2 型题

(11~13 题共用题干)

某学术机构近几年的体检资料显示：糖尿病的发病率呈上升趋势，于是请社区护理人员针对此现象制订适合该学术机构人群的干预措施。

11. 欲得到今年该学术机构人群的糖尿病的发病率和患病率，下列说法错误的是

A. 发病率的公式中，分子应是今年新发的糖尿病病例数

B. 患病率的公式中，分子应是今年体检确诊的所有糖尿病患者的数目

C. 可能会出现发病率和患病率相等的情况

D. 发病率是衡量疾病发生情况的动态指标

E. 2 个率的分母均采用该机构今年的年平均人口数

12. 调查发现，该学术机构人群的吸烟率升高，欲研究不同的吸烟水平与糖尿病发病率之间的关系，不宜采取的研究方法是

A. 横断面研究　　　　B. 生态学研究　　　　C. 队列研究

D. 病例对照研究　　　E. 随机对照试验

13. 调查发现，该机构糖尿病的发病率与吸烟、高热量饮食及缺乏运动有关，于是护理人员制定一系列的干预措施，下列说法正确的是

A. 针对该机构的整个人群开展健康教育，属于一级预防

B. 对糖尿病患者讲解足部护理的知识，属于一级预防

C. 对于糖尿病患者进行健康饮食的教育，属于二级预防

D. 对于非糖尿病患者进行戒烟的干预，属于一级预防

E. 对于非糖尿病患者教授合理运动的方法，属于三级预防

(14~16 题共用题干)

某地有 10 万人口，2013 年总死亡人数为 800 名，已发现结核病患者 150 名，其中男性 100 名，女性 50 名。2013 年死于结核病者 30 名，其中男性 25 名，女性 5 名。

14. 该地区粗死亡率为
    A. 8‰　　　　　　　　B. 10‰　　　　　　　　C. 80‰
    D. 10/万　　　　　　　E. 300/10 万

15. 该地区结核病的死亡率为
    A. 20‰　　　　　　　B. 200‰　　　　　　　C. 10/万
    D. 30/10 万　　　　　E. 300/10 万

16. 该地区结核病的病死率为
    A. 2%　　　　　　　　B. 6%　　　　　　　　C. 20%
    D. 男女相等　　　　　E. 所给资料不能计算

（刘勇）

第三章 | 社区健康档案的建立与管理

要点导航

知识要点：
1. 掌握社区健康档案的内容。
2. 熟悉社区健康档案建立、保管和利用的要求。
3. 了解建立社区健康档案的目的和作用。

技能要点：
1. 能够建立健康档案，并进行规范管理。
2. 具备社区健康档案建立、使用和管理的能力。

第一节 概 述

今天王翠云在社区卫生服务中心建立了电子健康档案和健康卡，没想到晚上她就收到了短信："王翠云阿姨，您好！根据您的设定，您在19：00需服用脑心清片3片，阿司匹林肠溶片1片。明天早8：00请您空腹来社区卫生服务中心免费健康查体。特此提醒！"。这是社区李护士帮助王阿姨从电子健康档案网站上设定的提醒功能，王阿姨按时服了药，体会到建立电子健康档案带来的益处，会心地笑了。

1. 什么是电子健康档案？
2. 为什么要建立健康档案？

健康档案（health record）是居民健康管理（疾病防治、健康保护、健康促进等）过程的规范、科学记录，是以居民个人健康为核心、贯穿整个生命过程、涵盖各种健康相关因素、实现信息多渠道动态收集、满足居民自身需要和健康管理的信息资源（文件记录）。乡镇卫生院、村卫生室、社区卫生服务中心（站）负责对辖区内所有常住居民建立健康档案，即社区居民健康档案。

2009年4月7日，国务院公布的《医药卫生体制改革近期重点实施方案（2009-2011年）》提出，从2009年开始，逐步在全国统一建立居民健康档案，并实施规范管理。2009年12月3日，原卫生部公布的《卫生部关于规范城乡居民健康档案管理的指导意见》指出，建立城乡居民健康档案的工作目标是：到2020年，初步建立起覆盖城乡居民的，符合基层实际的，统一、科学、规范的健康档案建立、使用和管理制度。以健康档案为载体，更好地为城乡居民提供连续、综合、适宜、经济的公共卫生服务和基本医疗服务。

电子健康档案（electronic health record，EHR），也称为电子健康记录，即电子化的健康档案，是关于医疗保健对象健康状况的信息资源库，该信息资源库以计算机可处理的形式存在，并且能够安全的存储和传输，各级授权用户均可访问。

《卫生事业发展"十二五"规划》要求，加强区域信息平台建设，推动医疗卫生信息资源共享，提高城乡居民规范化电子健康档案建档率，2015年建档率达到75%以上。

知识链接

病历与电子病历

病历是医疗机构在特定时间，对门诊、住院患者临床诊断治疗过程的系统、规范记录。健康档案与病历有区别，但也有联系。病历是健康档案的主要信息来源和重要组成部分，健康档案对病历的信息需求，并非病历的全部，具有高度的目的性和抽象性。

电子病历（electronic medical record，EMR），即电子化的病历，是记录医疗诊治对象健康状况及相关医疗服务活动记录的信息资源库，该信息资源库以计算机可处理的形式存在，并且能够安全地存储和传输，医院内授权用户可对其进行访问。

一、建立社区健康档案的目的和作用

1. 掌握信息 社区护士的服务对象是社区全体居民，包括健康人群、亚健康人群、高危人群、重点保健人群和患者，前四类人群所占比重最大，了解他们的健康状况及其相关因素必须通过积极主动地建立健康档案；而患者的就诊、检查和治疗等信息有很多在上级医疗机构中，在EHR和EMR信息整合之前，需要积极主动地从患者处获取。真实、完整、连续、动态的健康档案，是社区护士掌握居民基本情况和健康状况的重要手段。

2. 自我保健 居民可以通过身份安全认证、授权查阅自己的健康档案，系统、完整地了解自己不同生命阶段的健康状况和卫生服务的利用情况，接受医疗卫生机构的健康咨询和指导，提高自我预防保健意识和主动识别健康危险因素的能力。EHR完善后，居民可以随时随地查阅、检索、统计、维护自己的健康信息，实现个人追踪自身医疗史，主动参与健康管理的目的。

3. 健康管理 是基于个人健康档案的个性化健康事务管理服务，它是建立在现代医学和信息化管理技术模式上，从社会、心理、环境、营养、运动的角度对个人提供全面的健康促进服务，帮助、指导人们有效把握与维护自身的健康。持续积累动态更新的健康档案，有助于卫生服务提供者系统地掌握服务对象的健康状况，及时发现重要疾病或健康问题、筛选高危人群并实施有针对性的防治措施，从而达到预防为主和健康促进的目的。网上预约、网上就诊、远程会诊、服药咨询和提醒等互联网服务模式的建立，方便居民获得适宜的健康管理服务。

4. 资源整合 以EHR为核心的社区卫生系统和以EMR为核心的医院信息系统通过有效对接，实现资源整合和信息共享，是实现区域卫生信息化的关键。加强区域信息平台建设，推动医疗卫生信息资源共享，逐步实现医疗服务、公共卫生、医疗保障、药品供应保障和综合管理等应用系统信息互联互通，可以有效利用卫生资源，提高成本效益。

5. 监管决策 健康档案的区域卫生信息平台建立起来后，可以帮助卫生管理者客观地评价居民健康水平、医疗费用负担以及卫生服务工作的质量和效果，可充分发挥管理者的监管职能，真正做到管办分离。例如，通过建立综合监管信息平台，对医疗费用、药品、植入物、手术、危急值、医嘱、服务流程、服务效率和效果等进行实时监管，可有效杜绝大处方、滥用抗生素等现象；避免非正规途径的药品和植入物使用给患者带来危险和额外的经济负担；监督医疗服务流程，保留病历修改的所有痕迹，危急值预警等，也可作为处理医疗纠纷的重要法律依据。同时为管理者进行区域卫生规划、卫生政策制定以及突发公共卫生事件的应急指挥提供科学决策依据。

6. 教学科研 利用全面、系统的社区健康档案，可以开展继续医学教育和相关的业务培训，EHR可将诊疗规范、临床路径、医疗管理与质量控制等进行一体化、智能化设计，为循证医学、数据挖掘和科研分析提供科学有效的依据，提高社区护士的业务能力和工作水平。

7. 提高质量 EHR可以通过建立质控系统，完成提醒、纠错、辅助诊断、临床路径指导等各项质控工作。例如，通过建立临床用药知识库，智能提醒保障用药安全，可进行用药配伍、药品剂量过大或过小及用药禁忌提示等。

8. 绩效评价 完善的健康档案可用于评价社区卫生服务机构及其工作人员工作的内容、数量、质量、效率和效果（包括患者满意度）等。EHR结合着居民健康卡和社区卫生服务人员绩效卡"双卡制"的建立，可以方便、快捷而准确地评价社区护士的工作绩效，同时实现"按劳取酬"，调动社区护士工作的积极性。

二、社区健康档案的种类和内容

社区居民健康档案分为个人健康档案、家庭健康档案和社区健康档案。个人健康档案应用十分频繁，使用价值也最高。家庭健康档案建立和使用的形式不一，根据实际情况，有的单独记录，有的则归入到个人健康档案中。社区健康档案是对社区整体进行评价，考核社区护士的群体观点。

知识链接

健康档案的记录方式

1. 以疾病/医生为导向的记录（disease or doctor oriented system，DOS） 收集信息多不考虑生物学因素以外其他与人生活质量相关的因素，可能造成患者信息不全。

2. 以问题/患者为导向的记录（problem or patient – oriented medical record，POMR） 强调以人为中心，以生物－心理－社会医学模式开展诊疗活动，既要记录生理疾病，还要对影响患者健康的相关问题或因素进行记录，多用于个人和家庭健康档案。

3. 以预防为导向的健康记录（prevention – oriented health record，POHR） 是医务人员每次与患者或家庭接触时，都要从生理、心理和社会方面评价其健康状况，早期发现健康问题及危险因素，制定预防医学服务计划，提供个体化预防医学服务。最常见的是免疫接种和周期性健康检查记录。

（一）个人健康档案

为进一步规范国家基本公共卫生服务项目管理，原卫生部于 2011 年 5 月印发了《国家基本公共卫生服务规范（2011 年版）》（以下简称《规范》），将城乡居民健康档案管理列为 11 项国家基本公共卫生服务项目之首，并提出公共卫生服务项目中针对个体服务的相关服务记录表应纳入居民健康档案统一管理，体现了居民健康档案的核心地位。该规范发布了各项基本公共卫生服务项目的表格，第一项就是居民健康档案表，共 21 个表。

☞考点：个人健康档案的4个内容

个人健康档案内容包括个人基本情况、健康体检、重点人群健康管理记录和其他医疗卫生服务记录。

1. 个人基本情况　包括 3 个表格：

（1）居民健康档案封面　包括编号（17 位）、姓名、现住址、户籍地址、联系电话、乡镇（街道）名称、村（居）委会名称、建档单位、建档人、责任医生、建档日期。

（2）个人基本信息表　包括：①编号（健康档案编号后 8 位）、姓名、性别、工作单位、电话、文化程度、职业、婚姻状况、医疗费用支付方式等基础信息；②药物过敏史、暴露史、既往史、家族史、遗传病史、残疾情况等基本健康信息；③生活环境。详见附录一。

（3）居民健康档案信息卡　正反两面，包括姓名、性别、ABO 血型、RH 血型、慢性病患病情况、过敏史、家庭住址和电话、紧急情况联系人和电话、责任医生或护士及电话等。

2. 健康体检　包括症状、一般状况、生活方式、脏器功能、查体、辅助检查、中医体质辨识、现存主要健康问题、住院治疗情况、主要用药情况、非免疫规划预防接种史、健康评价、健康指导等。详见附录二。

3. 重点人群健康管理记录　包括 0 ~ 6 岁儿童、孕产妇、老年人、慢性病和重性精神疾病患者等各类重点人群的健康管理记录，共 14 个表。

4. 其他医疗卫生服务记录　包括上述记录之外的其他接诊、转诊、会诊记录等。表 3 - 1 为接诊记录表，供居民由于急性或短期健康问题接受咨询或医疗卫生服务时使用，采用以问题/患者为导向的记录方式，即 POMR，根据居民接受服务的具体情况采用"SOAP"的形式填写。"SOAP" 4 个字母分别代表不同的含义：

☞考点："SOAP"的含义

S：就诊者的主观资料（subjective data），包括主诉、咨询问题和卫生服务要求等。要尽量贴近就诊者的表述，不掺杂医务人员的看法。

O：就诊者的客观资料（objective data），包括查体、实验室检查、影像检查等结果。

A：评估（assessment），根据就诊者的主、客观资料做出的疾病诊断、鉴别诊断或健康问题评估等。涉及疾病诊断名称时，应遵循国际疾病分类标准 ICD - 10 填写，涉及疾病中医诊断病名及辨证分型时，应遵循《中医病证分类与代码》（GB/T15657 - 1995，TCD）。

P：处置计划（plan），指在评估基础上制定的处置计划，包括诊断计划、治疗计划、患者指导计划等。

表 3 - 1　接诊记录表

姓名：丁一　　　　　　　　　　　　　　编号 □□□ - □□□□□

就诊者的主观资料：

（1）阵发性头痛、头晕 3 个月，加重 1 天

（2）吸烟 20 年，每天 10 支

（3）饮酒史 15 年，每天饮白酒 4 两或啤酒 4 瓶

（4）喜食猪头肉等高脂、高热量食物，口味偏咸，爱吃咸菜

（5）父亲死于脑卒中

（6）无高血压病史

就诊者的客观资料：

（1）体温 36.4℃，脉搏 86 次/分，呼吸 19 次/分，血压 170/100mmHg

（2）身高 168cm，体重 90kg

（3）心电图正常

评估：

（1）原发性高血压（2 级）

（2）吸烟者

（3）酗酒者

（4）高脂、高热量摄入者

（5）钠盐摄入过多者

（6）有家族史者

处置计划：

（1）诊断计划

1）24 小时动态血压监测

2）查血脂、血糖、肾功能

3）查眼底

（2）治疗计划

1）使用降压药

2）限盐，每日不超过 5 克

3）戒烟，戒酒

4）避免食入高脂肪、高热量食物，增加膳食纤维摄入

5）每天规律运动，控制体重

6）每天定时测量血压 3 次

（3）健康教育计划

1）原发性高血压的病因及其危险因素

2）高血压的饮食要求及控制体重的方法

3）戒烟、戒酒的意义和方法

4）自我监测血压的方法

5）降压药的剂量、作用及常见副作用，按时按量长期服药的重要性

医生签字：×××

接诊日期：2015 年 2 月 1 日

参考《国家基本公共卫生服务规范（2011 年版）》原卫生部 2011 年 5 月

（二）家庭健康档案

家庭健康档案（family health record）是以家庭为单位收集的家庭基本资料、家庭

结构、家庭功能和家庭健康问题等信息，是社区护士以家庭为单位开展服务的基础资料。《规范》中规定的城乡居民健康档案中没有涵盖家庭和社区健康档案，但以家庭为单位和以社区为范围开展社区护理仍然是社区护士重要的工作方法。

目前多数家庭健康档案归到个人健康档案中管理，特别是 EHR 完善后，方便将一个家庭中的成员归记到一起，也可以单独记录家庭健康档案。

1. 家庭基本资料 包括家庭住址、电话、户主姓名、与户主的关系、家庭各成员基本情况等。

2. 家庭评估资料 包括家系图、家庭生活周期、家庭功能、家庭资源等，详见第五章。

3. 家庭主要健康问题 以家庭主要健康问题目录的形式记录家庭生活周期中的重大事件、生活压力事件、家庭功能评价结果等主要健康问题，问题描述同样采用 POMR 中的 SOAP 形式进行。

（三）社区健康档案

社区健康档案（community health record）是通过社区调查，分析社区基本情况、社区卫生服务资源、社区卫生服务状况和社区居民健康状况，发现社区健康问题，做出社区诊断，制定社区干预措施，利用社区资源解决社区主要健康问题。

1. 社区基本资料 包括社区自然环境、社会环境、经济水平、组织机构等资源。参见第一章第二节。

2. 社区卫生服务资源 包括社区内的医疗卫生服务机构及卫生人力资源。社区内的医疗卫生服务机构包括医院、社区卫生服务机构、妇幼保健机构、卫生院、护理院、诊所等；卫生人力资源指相应的卫生服务人员。区域卫生信息平台建立后，社区卫生服务资源充分整合和共享，可以帮助居民根据不同的健康服务需求选择适宜的卫生服务，如双向转诊、会诊、健康咨询等。

3. 社区卫生服务状况 可结合绩效考核统计社区卫生服务机构的工作情况，如门诊量、住院率、就诊原因、转会诊率、家庭访视人次数、建档率、高血压规范管理率、预防接种建卡率、健康教育活动开展次数等。

4. 社区居民健康状况 应用流行病学方法统计社区人口数量及构成、疾病分布情况、健康危险因素状况等。参见第二章。

第二节 社区健康档案的建立、保管和利用

两名社区护士来到社区居民李奶奶家，要为李奶奶及其家人建立社区健康档案，当社区护士详细地询问李奶奶全家人的个人信息时，如身份证号码、电话等，李奶奶有些犹豫，担心信息被泄露，请问：

1. 这是哪种建立健康档案的方式？

2. 社区护士该如何解释健康档案的保密性？

一、社区健康档案的建立

（一）我国社区健康档案的建立与发展

我国健康档案发展主要包括 4 个阶段。

第一阶段，以预防为导向，针对特殊人群保健的健康记录出现。如儿童计划免疫档案、孕产妇保健卡、职业卫生档案等。

第二阶段，建档重点由预防保健扩展到重点人群的健康档案和慢性病管理，并出现电子化的萌芽。如儿童、妇女及 60 岁以上老年人重点人群的健康档案，危险因素监测系统、开始用简单的软件将健康档案录入电脑，形成了 EHR 的雏形。

第三阶段，以健康为核心，贯穿整个生命阶段的电子化健康档案逐渐成形。如建立了健康档案计算机化管理软件系统，初步建立以健康为核心、涵盖全部生命过程的个人、家庭、社区健康档案。

第四阶段，新医改方案公布以来，EHR 进入快速、规范的发展阶段，并以此为基础开始构建区域卫生信息平台。2009 年 5 月，原卫生部颁布了《健康档案基本架构与数据标准（试行）》，这是我国首次为健康档案信息化制定国家级标准。2009 年 12 月 3 日原卫生部公布的《卫生部关于规范城乡居民健康档案管理的指导意见》指出，逐步推进建立标准化 EHR，建立起以居民健康档案为基础的区域卫生信息平台。

目前，我国社区健康档案的发展取得了一些成绩，但还有待完善。我国建立的纸质居民健康档案在实际应用中普遍存在着三低现象，即可靠性低、更新率低、使用率低，"死档"较多，人力资源浪费大。虽然大部分地区已建立了 EHR，部分地区也实现了区域卫生信息化，但还存在以下问题：有的 EHR 只是纸质健康档案的电子版；各个地区的系统相互独立，格式不统一、不规范；医院和社区的信息管理系统相互独立，没有进行有意义的交流；存在大量孤岛信息和烟囱信息等。

（二）社区健康档案的建立方式

1. 机构建档　辖区居民到社区卫生服务机构接受服务时，由医务人员负责为其建立居民健康档案，并根据其主要健康问题和服务提供情况填写相应记录表。同时为服务对象填写并发放居民健康档案信息卡。

2. 入户建档　通过入户服务（调查）、疾病筛查、健康体检等多种方式，由社区卫生服务机构组织医务人员为居民建立健康档案，并根据其主要健康问题和服务提供情况填写相应记录表。

已建立 EHR 信息系统的地区应由社区卫生服务机构通过上述方式为个人建立 EHR，并发放国家统一标准的医疗保健卡。

（三）社区健康档案的建立要求

1. 及时建档、更新信息、妥善保存、加强监管　社区卫生服务机构负责首次建立居民健康档案、更新信息、保存档案；其他医疗卫生机构负责将相关医疗卫生服务信息及时汇总、更新至健康档案；各级卫生行政部门负责健康档案的监督与管理。

社区卫生服务机构应通过多种信息采集方式建立居民健康档案，及时更新健康档案信息。已建立 EHR 的地区应保证居民接受医疗卫生服务的信息能自动汇总到 EHR 中，保持资料的连续性。

2. 档案记录应完整、准确、规范　健康档案的建立要遵循自愿与引导相结合的原则，按照国家有关专项服务规范要求记录相关内容，记录内容应齐全完整、真实准确、书写规范、基础内容无缺失。各类检查报告单据、转诊和会诊的相关记录应粘贴留存归档。

EHR 在建立、完善、信息系统开发、信息传输全过程中应遵循国家统一的相关数据标准与规范。EHR 信息系统应与新农合、城镇基本医疗保险等医疗保障系统相衔接，逐步实现各医疗卫生机构间数据互联互通，实现居民跨机构、跨地域就医行为的信息共享。

二、社区健康档案的保管和利用

（一）社区健康档案的保管

1. 保管归类　将医疗卫生服务过程中填写的健康档案相关记录表单，装入居民健康档案袋统一存放。农村地区以家庭为单位集中存放保管。EHR 的数据存放在 EHR 数据中心。

2. 保管条件　健康档案管理要具有必需的档案保管设施设备，按照防盗、防晒、防高温、防火、防潮、防尘、防鼠、防虫等要求妥善保管健康档案。

3. 保管人员　指定专（兼）职人员负责健康档案管理工作，保证健康档案完整、安全。EHR 应有专（兼）职人员维护。

（二）社区健康档案的利用

1. 社区就诊　已建档居民到社区卫生服务机构复诊时，应持居民健康档案信息卡（或医疗保健卡），在调取其健康档案后，由接诊医生根据复诊情况，及时更新、补充相应记录内容。已建立 EHR 信息系统的机构应同时建立居民电子健康卡，刷卡后即可调出 EHR，方便了解居民健康信息并实时更新。

2. 入户服务　入户开展医疗卫生服务时，应事先查阅服务对象的健康档案并携带相应表单，在服务过程中记录、补充相应内容。已建立 EHR 信息系统的机构可建立覆盖整个社区的基于无线局域网和 3G 的移动医护工作站，能在入户时随身携带，既能查阅服务对象的健康档案，又能随时补充和更新信息。

所有的服务记录由责任医务人员或档案管理人员统一汇总、及时归档。对于需要转诊、会诊的服务对象，由接诊医生填写转诊、会诊记录。

3. 保密　健康档案在使用过程中要注意保护服务对象的个人隐私，建立 EHR 的地区，要注意保护信息系统的数据安全。

目标检测

A1 型题

1. 下列哪项不是建立健康档案的作用
   A. 掌握信息　　　　B. 健康管理　　　　C. 建档率高
   D. 绩效评价　　　　E. 教学科研

2. 健康档案的种类不包括
   A. 个人健康档案　　B. 个人电子健康档案　　C. 家庭健康档案
   D. 电子病历　　　　E. 社区健康档案

3. 个人健康档案内容不包括
   A. 个人基本情况
   B. 健康体检
   C. 重点人群健康管理记录
   D. 其他医疗卫生服务记录
   E. 卫生监督协管信息报告登记

4. 有关"SOAP"描述错误的是
   A. S 是就诊者的主观资料，O 是客观资料
   B. 主观资料只能是患者的表述
   C. 主观资料可以有医生的看法
   D. A 是评估
   E. P 是处置计划

A2 型题

5. 王女士抱着刚出生 1 个月的儿子第一次来到社区卫生服务中心接种疫苗，社区护士给王女士的儿子接种完疫苗后，还主动为王女士和她的儿子分别建立了个人健康档案，请问这是哪种建档方式
   A. 辖区居民到社区卫生服务中心接受服务时
   B. 入户调查时
   C. 疾病筛查时
   D. 健康体检时
   E. 社区健康教育时

（张华）

第四章 | 社区健康促进和健康教育

要点导航

知识要点：
1. 掌握健康教育的内容、形式和技巧。
2. 熟悉健康促进和健康教育的概念及健康促进的理论模式。
3. 了解国内外健康促进的进展情况。

技能要点：
1. 能根据受教育者的一般情况，选择恰当的健康教育形式，并开展健康教育。
2. 具备制定合适的健康教育计划并实施的能力。

第一节　健康促进

黄某，女性，36 岁，乳腺癌患者，小学文化，家庭主妇，育有两子，大的 7 岁，小的 3 岁。2014 年 9 月行乳腺癌根治术，术后恢复好。于 10 月和 11 月各行 1 个疗程化疗，现因出现严重恶心、呕吐、食欲不振等不良反应，决定停止化疗。

1. 请按照 Pender 健康促进模式分析该患者行动的益处和障碍。

2. 请根据 Pender 健康促进模式为该患者制定一份恰当的护理方案，促使她采取健康相关行为。

一、健康促进概述

（一）健康促进的概念

1. 健康促进　是目前公共卫生所追求的理想目标，是一种新的工作方法和策略。狭义的健康促进认为健康促进 = 健康教育 + 健康政策。WHO 对健康促进所做的定义是："健康促进是促使人们提高、维护和改善他们自身健康的过程，是协调人类与环境之间的战略，规定个人与社会对健康各自应承担的责任。"健康促进的基本内涵包含个人行为改变和政府行为改变两个方面，并重视发挥个人、家庭及社会的健康潜力。Tannahill 认为健康促进通过健康教育、预防及健康保护三个层面的努力，增进正向健康。

2. 社区健康促进　指通过健康教育和环境支持，改变个体、群体的行为和生活方式，降低本地区的发病率和死亡率，提高人们的生活质量和文明素质。社区健康促进的两大构成要素是健康教育及其他能促使人们行为和社区环境向有利于健康改变的支持系统。

（二）健康促进国内外发展状况

1. 国外健康促进的发展

（1）医学阶段　20世纪70年代前，强调以疾病为中心的生物医学模式，忽视了群众本身对生活和健康的作用，忽视了非卫生部门的干预作用，社区开发受到限制。

（2）行为阶段　20世纪70年代早期开始引入改善行为（或生活方式）的工作模式，拓宽了健康教育领域，并取得了较好成绩。如芬兰"北卡健康促进项目"，该项目是第一个以社区为基础的综合性慢性病防控健康促进项目。1972年，芬兰政府针对该地区心脏病高发现象，实施了"北卡健康促进项目"，进一步推动了心脏病的防控工作。该项目运用健康促进的理论和方法，结合当地实际情况，以"改善高血压的控制、减少吸烟、促进合理膳食、减少饱和脂肪的摄入、增加蔬菜和低脂食品消费、预防和控制心脏病的发生和流行"为项目目标，使得北卡35~64岁男性心血管病死亡率下降68%，冠心病死亡率下降73%。北卡项目的成功实施为社区慢性病管理提供了可借鉴的经验。

（3）社会、环境阶段　20世纪80年代后，人们发现行为和生活方式的改善很大程度上受到社会和自然环境因素的影响，强调政府对人民健康负有责任，整个国家都应承担义务，才能实现人人健康的宏伟目标。

知识链接

历届全球健康促进大会主题

◇第一届1986年在加拿大渥太华举办，主题为：人人享有初级卫生保健。
◇第二届1988年在澳大利亚阿德莱德举办，主题为：制定健康的公共政策。
◇第三届1991年在瑞典松兹瓦尔举办，主题为：创建有利于健康的支持性环境。
◇第四届1997年在印度尼西亚雅加达举办，主题为：将健康促进带入21世纪。
◇第五届2000年在墨西哥城举办，主题为：架起公平的桥梁。
◇第六届2006年在泰国曼谷举办，主题为：解决健康的社会决定因素。
◇第七届2009年在肯尼亚内罗毕举办，主题为：健康促进的紧迫性。
◇第八届2013年在芬兰赫尔辛基举办，主题为：将健康融入所有政策。

2. 我国健康促进的发展　随着医学模式的转变及国家主管部门日益重视民众健康，我国逐步开展了健康促进工作，分为如下几个阶段：

（1）初建期　20世纪40年代到60年代，健康促进工作的重点是卫生宣传。国家设置了独立的行政管理部门和卫生宣传馆，在政治上予以承诺，并搭建了爱国卫生运动平台。

（2）第一次转型期　20世纪80年代，健康促进工作的重点开始由卫生宣传向健康教育转型，强调传播与教育并重，并设立了独立的行政管理部门和健康教育所。

（3）第二次转型期　20世纪90年代，此期工作重点由单独的健康教育转向健康教育与健康促进并存，得到了国际项目的支持。

（4）发展期　2000~2012年，此期工作重点为健康教育与健康促进并存，2008年开始以民众健康素养促进为核心，面向患者、家属、机构内工作人员和社区居民开展健康教育活动。

（5）第三次转型期　2013年起，工作重点转向以健康促进为主，国家卫生和计划生育委员会成立宣传司，以民众健康素养为核心，整合科普和宣传，打造健康科普平台，传播健康知识，为人民群众的健康服务。

（三）健康促进实施策略

1. 制定健康的公共政策　随着健康促进概念的提出，健康问题被提到了各个行政部门及相应领导的议事日程，他们开始认识到正确的决策对健康的影响。2013年，原卫生部部长陈竺指出：要将健康融入相关经济社会政策，在制定公共政策、产业发展规划和重大建设项目时，必须进行健康评估。

2. 创造支持性环境　人类与其生存的环境密不可分，健康促进就是致力于创建安全、舒适、满意、愉悦的生活和工作环境。

3. 强化社区行动　健康促进工作是通过具体有效的社区行动，引导居民积极参与，达到健康促进的目标。

4. 发展个人技能　通过提供信息和健康教育等方式提高生活知识和技能，使大众能更有效地维护自身的健康和生存环境，做出有利于健康的选择。可参见附录三《中国公民健康素养—基本知识与技能（试行）》。

5. 调整卫生服务方向　卫生行政部门必须坚持健康促进的方向，不能仅停留在提供临床与治疗服务上，要求重视对服务人群的教育与培训工作。

二、健康促进理论与模式

（一）健康信念模式

健康信念模式（health belief model，HBM）是运用社会心理学方法解释健康相关行为的理论模式。该理论认为信念是人们采纳有利于健康行为的基础，人们如果具有与疾病、健康相关的信念，他们就会采纳健康行为，改变危险行为。人们在决定是否采纳某健康行为时，首先要对疾病的威胁进行判断，然后对预防疾病的价值、采纳健康行为对改善健康状况的期望和克服行动障碍的能力作出判断，最后做出是否采纳健康行为的决定（图4-1）。

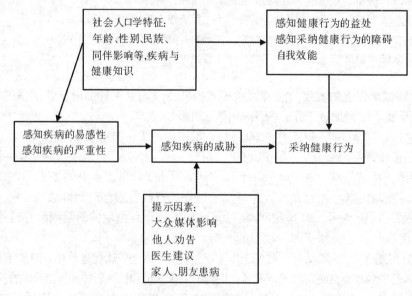

图4-1 健康信念模式

1. 感知疾病的威胁　由对疾病易感性的感知和对疾病严重性的感知构成。对疾病易感性和严重性的感知程度高，即对疾病威胁的感知程度高，是促使人们产生行为动机的直接原因。

2. 感知健康行为的益处和障碍

（1）感知健康行为的益处　指人体对采纳行为后能带来的益处的主观判断，包括保护和改善健康状况的益处和其他边际收益。一般而言，当人们认识到采纳健康行为的益处，则更有可能采纳该行为。

（2）感知健康行为的障碍　指个体对采纳健康行为会面临的障碍的主观判断，包括行为复杂、时间花费、经济负担等。当个体感觉到障碍多，就会阻碍健康行为的采纳。

个体对健康行为益处的感知越强，采纳健康行为的障碍越小，则采纳健康行为的可能性越大。

3. 自我效能　强调自信心对行为产生的作用，自我效能越高则采纳健康行为的可能性就越大。

4. 提示因素　诱发健康行为发生的提示因素越多，个体采纳健康行为的可能性越大。

5. 社会人口学因素　对不同类型的健康行为而言，不同年龄、性别、个性特征的人采纳行为的可能性各异。具有卫生保健知识的人更容易采纳健康行为。

（二）Pender 的健康促进模式

健康促进模式由美国护理理论家 Nola Pender 于 1982 年创建，该模式整合护理及行为科学关于健康行为影响因素的相关观点，着重探讨激发个体采取行为增强健康的生物 – 心理 – 社会机制，主张个体的健康促进行为取决于认知 – 感知因素及修正因素（图 4 – 2）。健康促进模式被广泛用于预测和促进健康的生活方式及特定行为，对于促进人们的健康具有重要意义。

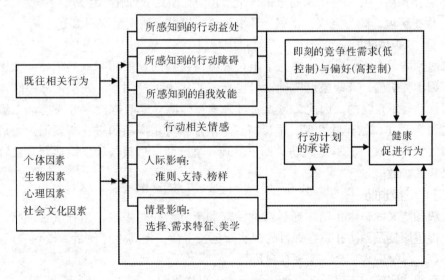

图 4 – 2　健康促进模式

Pender 健康促进模式的主要观点如下：

1. 既往行为对是否采取健康促进行为具有直接或间接影响。既往行为通过自我效能、益处认知、障碍认知及行动相关情感间接影响健康促进行为。

2. 个体因素（年龄、自尊、社会经济状况等）对认知、情感及健康行为具有影响。

3. 所感知到的行动益处可以直接激励行为，并通过对预期能够产生良好结果的行动计划的承诺来间接激励行为。

4. 所感知到的行动障碍可以直接阻碍或降低行动计划承诺而间接影响健康促进行为。

三、三级预防

（一）一级预防

一级预防又称病因预防，指在疾病未发生之前，针对存在致病因素或危险因素的高危人群，通过采取生活方式干预（合理膳食、戒烟限酒、规律运动等）和预防性干预（免疫接种、劳动保护等）措施，达到消除疾病危险因素的目的。常采用双向策略即全人群策略和高危策略相结合。全人群策略指通过健康促进降低整个人群的疾病危险因素的暴露水平；高危策略指通过健康保护消除具有某些疾病的危险因素人群的特殊暴露，突出高危人群的预防有利于提高一级预防的效率。具体措施有：

1. 健康教育 进行人群健康教育，增强自我保健意识，培养良好的生活方式和卫生习惯，合理营养，加强体育锻炼，注意心理健康和精神卫生。

2. 预防接种 开展预防接种，提高人群免疫水平，预防传染病的发生。

3. 婚前检查 开展婚前检查，做好优生优育工作，禁止近亲结婚，预防遗传性疾病。

4. 化学预防 对某些疾病高危个体给予预防性服药，即化学预防。

5. 保护环境 减少空气、土壤等环境污染，提供清洁安全饮用水等。

（二）二级预防

☞考点：二级预防重点做到早发现、早诊断、早治疗

二级预防是在疾病的潜伏期为了阻止或减缓疾病的发展而采取的措施。大多数慢性病病因不甚明确，有些虽已明确，但也存在一些不可控因素，完全依靠一级预防来控制慢性病是不现实的。因此，需要通过普查、筛检、定期体检等方式启动二级预防即"三早"预防，做到早发现、早诊断、早治疗，防止疾病的进一步发展。而对于传染病病人，应采取"五早"预防，即早发现、早诊断、早报告、早隔离及早治疗，防止传染病的扩散。

（三）三级预防

三级预防又称临床预防，通过对症治疗和康复治疗等手段，达到改善症状、防止伤残、促进康复及预防并发症等目的，从而延长寿命，提高生存质量，做到病而不残，残而不废，尽早融入社会，实现自我价值。

三级预防实施的策略及各级预防的工作重点详见图 4-3。

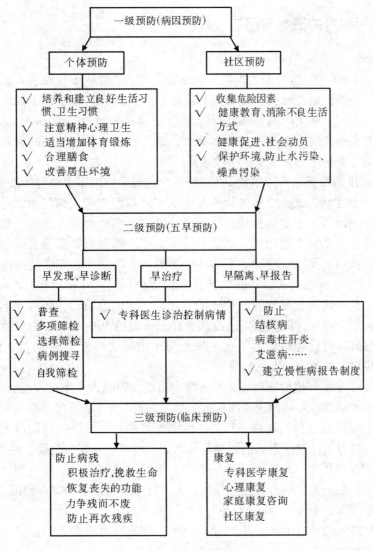

图4-3　三级预防图

第二节　健康教育

- -

　　李某，女性，50岁，文盲，直肠癌术后，右腹壁肠造口佩戴造口袋，在医院时由护士帮助更换，出院后由工作繁忙的女儿进行更换，患者不愿正视自己的造口，不愿学习造口袋更换术。

　　1. 请针对该患者情况，选择合适的健康教育形式帮助患者掌握造口袋更换术。

　　2. 请按照健康教育步骤，为该患者制定一份完整的健康教育计划并指导实施。

☞ 考点：
健康是躯体没有疾病、心理健康、社会适应能力良好及道德健康。

☞ 考点：
健康是相对的、动态的

一、健康教育的概念与目的

（一）健康

1. 健康　1989年，世界卫生组织将健康定义为："健康不仅是没有疾病，而且包括躯体健康、心理健康、社会适应良好和道德健康。只有具备了以上四个方面的良好状态，才是一个完全健康的人。"其内涵有：①健康是相对的、动态的，人的健康状态波动于健康与疾病之间；②健康是整体概念，是一种状态；③健康的判断须把主观和客观两方面结合在一起全面衡量；④健康是一种资源和能力。

2. 影响健康的因素　美国学者 Dever 归纳影响健康的因素主要包括以下四方面。

（1）行为和生活方式　个体的行为及生活方式均影响着人的健康，是当前人类健康的最主要影响因素，主要包括饮食、运动、睡眠习惯、娱乐方式等。快节奏的生活方式使得生活方式疾病大肆流行，如肥胖、高血压、糖尿病、部分恶性肿瘤等；不良的行为方式如吸烟、酗酒、吸毒、不洁性生活等。①吸烟：香烟燃烧时所产生的烟雾中至少含有2000余种有害成分，据世界卫生组织统计，每10秒就有1人死于吸烟。②酗酒：长期、大量饮酒会导致大脑神经细胞死亡、记忆力减退，还可引起脂肪肝、肝硬化等肝脏疾病。另外，世界卫生组织调查显示，大约50%～60%的交通事故与酒后驾驶有关，酒后驾驶已经被世界卫生组织列为车祸致死的首要原因。③不洁性生活：可感染各种疾病，如梅毒、艾滋病等。

（2）环境因素　环境健康问题是指环境中出现的影响人类生存和发展的各种现象，已经成为影响人类健康发展的重要问题。参见第一章。

（3）生物学因素　包括遗传、年龄、性别等因素。遗传性疾病约占人类各种疾病的五分之一，其对人体健康带来的影响是长期的、终身的。如白化病、色盲症等。

（4）卫生保健因素　良好的医疗服务和卫生保健系统、基本的药物供应、健全的疫苗供应系统、医务人员的合理配置等均是人类健康不可缺少的重要保证。

在上述影响因素中，可改变的有：行为和生活方式、自然环境、卫生保健等，其中对健康影响最大的是行为和生活方式。因此，行为和生活方式干预应作为社区工作人员的工作重点。

知识链接

健康标准

（1）充沛的精力，在日常生活和工作中不感到过分紧张和疲劳。

（2）处事乐观，态度积极，乐于承担责任，事无大小，不挑剔。

（3）善于休息，睡眠好。

（4）应变能力强，能适应外界环境中的各种变化。

（5）能够抵御一般感冒和传染病。

（6）体重适当，身体匀称，站立时头、肩位置协调。

（7）眼睛明亮，反应敏捷，眼睑不发炎。

（8）牙齿清洁，无龋齿，不疼痛，牙龈颜色正常，无出血现象。

（9）头发有光泽，无头屑。

（10）肌肉丰满，皮肤有弹性。

（二）健康教育的概念

1. 健康教育　指通过有计划、有组织、有系统的各种活动，使健康信息在教育者与被教育者之间传递和交流，让受教育者树立健康意识，自觉自愿地改变不良行为，建立有益于健康的行为和生活方式，消除或减轻影响健康的危险因素，从而达到维护和促进健康、预防疾病的目的，是健康促进的重要方法和手段。

2. 社区健康教育　社区健康教育是指以社区为单位，以社区人群为教育对象，以促进社区居民健康为目标，有组织、有计划的健康教育活动。其目的是发动和引导社区人民树立健康意识，关心自身、家庭和社区的健康问题，积极参与社区健康教育以及健康促进规划的制订和实施，养成良好的卫生行为和生活方式，以提高自我保健能力和群体健康水平。

（三）健康教育的目的

通过健康教育，可提高人群自我保健意识和技能，使公众了解和掌握自我保健知识，培养人们的健康责任感，促使他们建立良好的行为方式和生活习惯，使个体获得自我保健能力，降低发病率，提高生活质量。

二、健康教育理论与模式

（一）知－信－行模式

知信行是知识、信念和行为的简称，健康教育的知－信－行（knowledge, attitude, belief, and practice, KABP 或 KAP）模式实质上是认知理论在健康教育中的应用。知信行模式认为：卫生保健知识和信息是建立积极、正确的信念与态度，进而改变健康相关行为的基础；而信念和态度则是行为改变的动力。只有当人们了解了有关的健康知识，建立积极、正确的信念与态度，才有可能主动地形成有益于健康的行为，改变危害健康的行为（图4－4）。

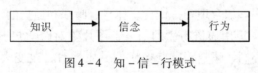

图4－4　知－信－行模式

知识转化为行为改变是一个漫长的过程，且受诸多因素影响。知识是行为改变的必要条件，但具备知识者却未必发生行为的改变，时常出现"知而不信，信而不行"的现象。

在健康教育过程中，教育者应帮助受教育者充分认识到行为改变带来的益处，帮助他们克服行为改变过程中可能遇到的障碍，创造有利环境，以达到改变行为的目的。

（二）行为转变理论

行为转变理论（transtheoretical model of behavior, TTM），又称行为转变阶段模式（stages of behavior change model）理论，是由 Prochaska 和 Diclemente 两位学者于1983年首次提出，它着眼于行为变化的过程及对象的需求，据此预测寻求健康的行为改变。该理论认为，人的行为改变可以划分为五个阶段：①准备转变前阶段：可能尚未发现自己的问题，没有改变行为的打算；②准备转变阶段：察觉到了自己的问题并考虑改变，但不会在近期行动；③准备行动阶段：已形成近期改变行为的坚定想法，并制定了计划；④行动阶段：已经做出了行动上的改变；⑤巩固阶段：巩固维持已有的改变，自觉抵制原有习惯的诱惑。该理论强调根据个人或群体的需求来确定行为干预的策略，不同阶段所采用的转化策略也不尽相同。

健康教育者应根据受教育者所处的阶段进行针对性的指导，才能让受教育者在行为转变的过程中达到事半功倍的效果。

三、健康教育的内容和形式

（一）健康教育的对象

社区健康教育的对象是社区人群，主要包括以下几类：

1. 健康人群 由各个年龄段的人群组成，在社区所占的比例最大。教育重点是帮助他们增进和保持健康。

2. 具有某些致病危险因素的高危人群 包括当前尚健康，但可能有某些疾病的遗传病史、家族史，或者个体有不良行为及生活习惯的人。教育重点是帮助他们纠正不良行为和生活习惯，积极消除隐患。

3. 患病人群 包括恢复期、慢性期及临终患者。恢复期患者教育重点是帮助他们进行康复锻炼，减少残障，促进康复；慢性病者教育重点是帮助他们阻止并发症的发生和疾病恶化；临终者教育重点是进行死亡教育。

4. 患者家属及照顾者 此类人群与患者接触时间最长，容易产生心理和生理的疲惫，教育重点在于：第一，提高他们对患者家庭照护的技能；第二，对他们本人进行及时有效的心理疏导。

（二）健康教育的内容

1. 卫生常识 包括人体卫生、健康生活方式、食品安全与营养、优生优育、防止意外伤害等方面的知识。如合理安排饮食、休息、睡眠和适当的活动等。

2. 医学科普知识 运用通俗易懂的语言、图片等对医学知识进行宣传普及，开展高血压、糖尿病、冠心病、哮喘等重点疾病的健康教育，改变大众卫生知识缺乏的状况，保持和维护身心健康。

3. 各种检查治疗知识 包括检查治疗的方法、禁忌证、适应证、配合要点及并发症的预防等。

4. 合理用药知识 包括各类药物的主要作用、禁忌证、适应证、剂量、服用方法、不良反应及保存方法等。

5. 心理卫生教育 包括各种心理保健知识，如控制情绪，正确对待疾病，保持良好的人际关系等。

6. 突发事件处置教育 开展应对突发公共卫生事件应急处置、防灾减灾、家庭急救等健康教育。

（三）健康教育的原则

1. 思想性 贯彻"以农村为重点，预防为主，中西医并重，依靠科技与教育，动员全社会参与，为人民健康服务，为社会主义现代化建设服务"的卫生工作基本方针。

2. 科学性　健康教育的任务是向人群传播卫生科学，普及医学知识，提高卫生知识水平。因此，健康教育的内容要正确、举例要真实、数据要可靠，尤其应注意在将医学科学知识通俗化、形象化时不违反其科学性。

3. 针对性　人们总是根据自己的需要、兴趣选择信息，且对与自己密切相关的信息接受更快，记忆更牢。另外，还需根据受教育对象的特点选择不同的方式和语言。

4. 群众性　健康教育的对象广泛，有儿童、青少年、妇女、老人；有文盲及不同文化程度者；有健康人群、亚健康人群及患者群。因此，应尽量采用群众喜闻乐见的形式和熟悉的语言，才能达到健康教育的目的。

5. 艺术性　可将健康教育的知识融在音乐、故事中进行阐述，使知识既简单明了又生动形象，让人印象深刻持久。如：当我们向孩子强调洗手对预防疾病的重要性时，可以将此观念融入卡通片中，帮助他们牢固地树立起"经常洗手的孩子健康活泼，而不愿洗手的孩子容易生病"的观念。

6. 目标明确性　健康教育要有明确、具体的目标，实行目标管理，不能让宣传流于形式。

（四）健康教育形式

健康教育形式多样，如①讲座：针对某一特定的内容由相关专家进行知识的讲解，是群体教育的形式之一；②俱乐部：为同种疾病者提供场所和机会，让他们相互学习和鼓励；③宣传单（册、板）：将群众所需知识印成宣传单（册），发放给需要的人，或者在社区宣传栏内进行知识宣教，此法不适用于不能识文断字的人；④多媒体：可通过广播、电视、电影等形式直观且真实地展现在受众面前，不受文化程度影响，覆盖面广，娱乐性强，是大众普遍能接受的教育形式；⑤示范：对于一些技能型的操作可采用示范形式对患者进行健康教育，如造口袋更换、血压和血糖监测及胰岛素注射等。

四、健康教育的步骤和技巧

（一）健康教育步骤

1. 评估　健康教育提供者可以通过观察、交谈、发放调查表等形式收集健康教育接受者生理、心理、生活方式及一般情况（年龄、性别、文化程度）等方面资料，确定存在的健康问题。主要评估内容有：

（1）学习需求　想学习的内容是什么？

（2）学习准备　是否有充分的时间学习？学习态度如何？身体状况是否允许？

（3）学习能力　本身的知识和能力水平、学习动机、支持系统等。

（4）学习资源　学习环境、教育资料及设备，可利用的卫生资源情况等。

2. 诊断　根据资料收集情况，确定健康教育接受者存在或潜在的健康问题，实施健康教育过程中可能存在的其他问题，并把健康问题分为可改变的健康问题和不可改变的健康问题。

3. 计划　针对可改变的健康问题，结合他们的学习能力及可利用的资源状况等，制定相应的健康教育计划。计划应涵盖以下内容：

☞ 考点：
健康教育有：评估、诊断、计划、实施、评价五步骤

（1）内容　应根据接受者的文化程度、接受水平选择合适的教育内容，内容本身应具有科学性、针对性、实用性和通俗性。

（2）形式　健康教育形式的选择应能被受众乐于接受，并遵循简便、经济、实效等原则。根据教育形式和内容，选择恰当的材料和设备。

（3）预期目标　制定目标时应注意：①以健康教育接受者为中心；②考虑学习需要、学习能力等；③应明确具体，可测量。应充分调动他们的主观能动性，才能更好地实现健康教育目标。

（4）实施的时间、地点　确定健康教育活动的时间和地点，各项工作的实施时间表，确保活动顺利开展。

（5）评价方式　确定健康教育的评价指标，短期效果评价如知识、信念、态度的变化与否；中期效果评价如是否形成健康行为及不健康行为的改变率等；远期效果评价如各种生理指标、心理指标是否有所改善，生活质量是否得到相应提高等。

4. 实施　严格按照计划实施，实施前应做好相应的宣传工作，获得领导和健康教育接受者的支持和肯定，同时，根据现场参与者的意见和建议，探讨更适合的教育方法、形式和内容。

5. 评价　对照计划进行总结和评价，是否完成预期目标、健康教育接受者对本次内容和形式是否满意；相关的健康知识是否得到了增长；后期还可对他们的态度及行为转变情况进行阶段及远期的效果评价（表4-1）。

表4-1　健康教育活动记录表

活动时间：2014.12.24	活动地点：×××社区卫生服务中心会议室
活动形式：专家讲座＋模拟实践	
活动主题：糖尿病患者食物交换份法换算，食物模型交换演练	
组织者：×××社区卫生服务中心健康教育小组	
接受健康教育人员类别：本社区糖尿病患者	接受健康教育人数：150 人
资料发放种类及数量：食物交换份小册 200 份	

活动内容：

1. 讲座

邀请糖尿病专家×××为社区糖尿病患者讲解应如何既吃出花样，又吃出健康，将血糖控制在理想范围，教会糖尿病患者进行食物交换份法换算。

2. 演练

糖尿病患者可在听完讲座后，利用食物模型进行模拟换算，并在专家的指导下搭配多种营养餐。

活动总结评价：

本社区内的糖尿病患者均踊跃参加讲座，听完讲座后表示有信心将自己的糖尿病饮食做得既营养又多样，控制热量摄入。对本次理论与实践相结合的健康教育形式表示赞赏。

存档材料请附后

□书面材料　√图片材料　√印刷材料　□影音材料　√签到表

□其他材料

填表人（签字）：×××　　　　　　　　　　　负责人（签字）：×××

参考：《国家基本公共卫生服务规范（2011 年版）》原卫生部 2011 年 5 月

（二）健康教育的技巧

1. 人际沟通技巧　健康教育的实质即各种健康信息的传播过程。作为健康教育者，如何让各种健康信息准确地传播给不同个体，是健康教育者面临的挑战。健康教育专家认为，健康教育者如具备以下沟通技巧将能使各种健康信息的传播更加顺畅：①微笑待人、穿着得体、互尊互重，使双方在平等的基础上进行信息交流；②交流过程中尽量少用专业术语，用最简单通俗的语言准确传递信息；③口齿清晰，语速适中，内容明确，重点突出；④注意倾听，把握提问时机，及时反馈。

2. 授课技巧　专题讲座与演讲具有容易组织、所需人力资源少、受众面广、信息传递直接迅速等特点，是最常用的健康教育形式之一。但无论是讲座或演讲，基本是单向传播，反馈有所欠缺，因此，授课者应在课前了解受众的情况，做到内容、形式等符合他们的接受能力，满足他们的心理需求。同时授课时应增加反馈次数，用富有激情和感染力的语言，吸引听众注意力。

3. 行为干预技巧　健康教育的核心是通过知识传播和行为干预，促进教育对象形成健康行为，其最终目的就是改变不良行为，采取健康行为。健康教育者应具备将复杂的操作和技能分解为简单技能总和的能力，并能准确指导与示范，便于健康教育接受者模仿和学习。

五、社区护士在健康教育中的角色与功能定位

社区护士在健康教育中集众多角色于一身，但更侧重于以下角色。

1. 健康教育者　护士根据接受教育者的特点进行健康教育，指导保健知识、疾病预防、康复知识和技能，以改善服务对象的健康状态和不良行为；在提供教育时并不需要特殊的环境，可在正式或非正式的场合，如家庭或社区进行。教育服务对象纠正存在的问题是解决问题的关键。

2. 积极改变代理人　每位被教育者有能力了解自身的需求，并有能力做出改变，护士作为积极改变代理人，对被教育者、家庭、社区和（或）群体实施全方位的评估，识别有利条件、不利条件和可利用的资源，加强有利条件，强化现存的可利用资源，建立支持系统从而加强被教育者改变行为的能力。社区护士对威胁社区健康的环境问题，需上报相关部门并与有关部门合作，根据有关政策和法规，积极采取措施进行处理，以保护居民的健康。

3. 健康顾问　在实施健康保健的过程中，护士需发挥顾问的作用，评估形势、收集信息、识别问题，运用沟通技巧，解答服务对象提出的问题，提供相关的医疗护理信息，给予情绪支持和健康指导，从而获得最佳、最适宜的方法解决健康问题。

4. 管理者　在开展健康教育项目时，需进行合理的组织、协调和控制，负责人员、物资和各种活动的安排等，除对活动形式进行组织管理外，还应对内容和质量进行监控和管理，保证健康教育的效果。

5. 观察与研究者　健康教育护士需有敏锐的观察能力，及时发现问题，开展相关研究，探索健康教育模式，提高健康教育质量。

目标检测

A1 型题

1. 我国健康促进的发展阶段在哪个时期将工作重点转向健康促进
   A. 第一次转型期　　　　B. 第二次转型期　　　　C. 第三次转型期
   D. 初建期　　　　　　　E. 发展期

2. 下列对健康的描述正确的是
   A. 健康是没有躯体疾病
   B. 健康是没有躯体疾病，同时心理要健康
   C. 健康不仅是没有躯体疾病、心理健康，还要有完好的社会适应能力
   D. 健康不仅是没有躯体疾病、心理健康，还要有完好的社会适应能力和道德健康
   E. 健康不仅是没有躯体疾病、心理健康，还有道德健康

3. 对糖尿病饮食控制不佳患者开展"营养均衡之食物交换份法"，遵循了健康教育的哪一项原则
   A. 思想性　　　　　　　B. 针对性　　　　　　　C. 科学性
   D. 艺术性　　　　　　　E. 群众性

A2 型题

4. 张奶奶刚被确诊为糖尿病，出院后，张奶奶要独立完成血糖监测和胰岛素注射任务，作为社区护士，应采用何种形式对她进行健康教育
   A. 讲座形式　　　　　　B. 宣传单（册、板）　　C. 俱乐部形式
   D. 示范形式　　　　　　E. 多媒体形式

5. 张某，45 岁，肥胖，目前尚体健，但父母和姐姐均是糖尿病患者，社区护士对他进行访谈时，表示希望他能调整自己的饮食结构，同时加强运动，但张某认为他是一个健康人，无需进行行为改变，请问，张某处于行为转变哪一阶段
   A. 准备转变前阶段　　　B. 准备转变阶段　　　　C. 准备行动阶段
   D. 行动阶段　　　　　　E. 巩固阶段

（李华萍）

第五章 | 家庭护理

要点导航

知识要点：
1. 掌握家庭概念及家庭类型。
2. 熟悉家庭功能及家庭评估。
3. 了解家庭访视的类型和内容及家庭访视程序。

技能要点：
1. 能够理解居家护理的目的、居家护理程序、家庭病床形式及社区日间照护特点。
2. 具备居家护理及社区日间照护的能力。

第一节 家庭与家庭评估

患者，男性，60岁，在家里突然晕倒，当时送入医院治疗，诊断为脑卒中。现已出院回家，伴有偏瘫失语、大小便失禁等症状，生活不能自理。社区护士小王出诊，为其进行家庭评估，制定护理措施。思考如下：

1. 家庭评估的内容包括哪些？
2. 家庭的主要健康问题有哪些？如何解决？

家庭是社会的基本组成单位，是个人生活的场所。家庭的类型、功能、规模随着社会发展在不断发生着变化，直接或间接地影响着家庭成员的价值观、生活习惯、卫生习惯、性格形成及解决问题的方式等，而且家庭与个人健康密切相关。同时，家庭是构成社区的基本单位，家庭是否健康影响到社区整体的健康。因此，家庭健康护理工作是社区护理工作的重要内容之一。

一、家庭的概念

随着社会的发展，家庭的定义不断发生着变化。受不同历史环境和文化的影响，不同时代、不同国家、不同民族对家庭的认识也不同。大体分为传统意义的家庭和现代意义的家庭。传统意义的家庭是指由血缘、领养、监护及法定婚姻关系的人组成的社会基本单位。现代意义的家庭除了强调婚姻关系、血缘关系和法定收养关系外，更强调情感关系，如同居家庭、同性恋家庭、群居家庭等就是靠情感关系联系在一起的。家庭是通过生物学关系、情感关系（主要）和法律关系连接在一起的一个群体，家庭成员通常共同享有义务、职责、种族繁衍、友爱及归属感。在我国，多数的家庭以婚姻为基础，以法律为保障，传统观念较强，家庭关系比较完整而稳定。

二、家庭的类型

根据家庭的主要关系——婚姻关系，将家庭大体分为 3 种类型，即婚姻家庭、单亲家庭和非婚姻家庭。

（一）婚姻家庭

婚姻家庭是指被法律承认的家庭。有常用和特殊 2 种分类法。

1. 常用分类法

（1）核心家庭　是指由父母及未婚子女（或无子女、收养关系的未婚子女）组成的家庭。其特点是：人数少，结构简单，关系单纯，比较稳定。对亲属的依赖性较少，但同时可利用的家庭资源也较少。核心家庭是现代社会家庭的主要类型。

（2）主干家庭　由一对夫妇及夫或妻的父母、未婚子女或无子女、或未婚兄弟姐妹组成的家庭。即纵向有 2 对或 2 对以上的夫妻。其特点是：由多代人组成，关系较核心家庭复杂，往往有一个权利活动中心，同时还存在一个次中心。

（3）联合家庭　指家庭中至少由 2 对或 2 对以上同代夫妇及其未婚子女或无子女或父母组成。其特点是：人口多，关系复杂，不太容易相处，不稳定。但这类家庭可利用的内外资源较多，当遇到危机时，有利于克服危机。

2. 特殊分类法　分为双职工家庭、夫妻分居家庭、丈夫或妻子离家家庭、继父母家庭、领养家庭、抚养家庭、丁克家庭等。此外，我国家庭发展有小规模和多样化的趋势，空巢家庭日趋增多。

（二）单亲家庭

单亲家庭包括父母离异有孩子的家庭、自愿单身领养孩子的家庭、非自愿单身有孩子的家庭（如离婚、鳏寡等）。

（三）非婚姻家庭

非婚姻家庭包括同居家庭、享用同一居室的人组成的家庭、非亲属关系的人组成的家庭、同性恋家庭等。

我国家庭发展趋于小规模和多样化，以核心家庭为主，老年人单独生活的家庭增多。由此带来的问题是年轻人育婴经验不足，老年人孤独无人照顾。此外，由于人口流动性增加，离婚率增加等原因，单身家庭、单亲家庭、同居家庭呈上升趋势。家庭关系不完整、不稳定或个人的孤独等影响家庭健康的因素导致的社会心理问题较普遍，更需要得到社区的关注和支持。

三、家庭的功能

家庭功能是指家庭本身所固有的性能和功用，家庭成员在生理、心理及社会各方面、各层次的要求能否得到满足取决于家庭功能的发挥。家庭的功能概括起来主要有：情感功能、经济功能、社会化功能、生殖功能、健康照顾功能等。

（一）情感功能

情感功能是形成和维持家庭的重要基础，它可以使家庭成员获得归属感、安全感和幸福感。家庭成员以血缘和情感为纽带，通过彼此的关爱和支持满足爱与被爱的需求。家庭情感包括夫妻情感、父母与子女情感、上辈与下辈情感、兄弟姐妹情感等。

（二）经济功能

维系家庭生活需要一定的经济基础（金钱、物质、空间等），用来提供和分配物质资源以满足家庭成员衣、食、住、行等方面的需求。

（三）社会化功能

社会化是指个人通过学习群体文化，承担社会角色，把自己融入群体中的过程。家庭是家庭成员社会化的主要场所。家庭必须依照社会的要求管理家庭成员的行为与表现，帮助子女完成社会化的进程，如为家庭成员提供文化素养教育，帮助其树立正确的人生观、价值观和信念，使家庭能在社会环境中更好地发挥其功能。

（四）生殖功能

家庭是生育子女、繁衍后代的基本单位。它体现了人类作为生物世代延续种群的本能和需要。

（五）健康照顾功能

健康照顾功能具体表现为家庭成员间的相互照顾如抚养子女、赡养老人、维护和促进家庭成员的健康。家庭健康照顾主要包括：提供适当的饮食、居住条件和衣物，维持有利于健康的居家环境，保证足够的维持个人卫生的资源，进行服务对象的照顾和康复锻炼，家庭成员的健康保健及配合社区整体工作。

家庭功能不是固定不变的，也不是脱离社会独立存在的，家庭发展的每一个阶段和社会变化与家庭本身功能的变化密切相关。

四、家庭的评估

家庭评估是实施完整家庭照顾的重要组成部分，其目的是了解家庭的结构与功能，掌握个人与家庭健康状况，分析家庭与个人健康之间的相互作用和相互关系，以便更好地实现家庭护理的目标。它包括对家庭及其成员基本材料的收集、对家庭结构的评估、对家庭生活周期阶段的判断、对家庭压力及危机的评估、对家庭资源的了解等。要求对服务对象及其家庭进行全面调查，描述尽量客观、真实，分析力求深入准确，建议的措施要切合实际、可操作性强。

（一）家庭基本情况评估

1. 家庭资料 了解家庭基本资料是评估的第一步，包括家庭成员的姓名、性别、年龄、家庭角色、职业、文化程度、婚姻状况、主要的健康问题、宗教信仰、地址及联系方式等。

2. 家庭经济情况 包括主要经济来源、年均收入与开支、人均收入、消费内容、年度积累、消费观念和经济目标等。

3. 家庭生活史 主要的家庭生活事件（结婚、生子等）、家庭生活周期（新婚期、育儿期、学龄前期、学龄期、青少年时期、空巢期等）、家庭问题、家庭成员的健康问题。

4. 家庭的健康信念和生活行为 包括：①生活方式、健康维护和健康促进，如运动、饮食、睡眠、休养、体重监测、烦恼消解方式等；②疾病预防；③自我保健能力；④对健康的关心程度，是否能及时做出求医决定，家庭是否能对个人的疾病做出适当的反应，家庭的照顾能力；⑤医疗保健服务的可用性、可及性、熟悉程度和利用程度，家庭与社会交往情况、宗教信仰、业余爱好、社会地位、特长、对健康促进活动影响因素及效果的认知等。

（二）家庭结构评估

1. 家庭内部结构 通过评估家庭角色结构、权力结构、沟通过程及价值系统，判断家庭关系。

2. 家庭外部结构 了解家庭的外部结构可以判断家庭的经济状况、社会地位、成就、生活方式、文化背景及价值观。包括居住环境、邻里关系、社区环境等。

（三）家庭资源评估

1. 家庭内资源 评估内容：①必要的生活、医疗保健、社交、陪护、休闲娱乐、学习教育等费用；②履行家庭赡养责任、家庭危机时的应对力等；③疾病照顾能力；④家庭教育文化环境、个性发展环境等。

2. 家庭外资源 评估社会、文化、教育、经济、环境、医疗、宗教等资源。

（四）家庭压力及危机评估

家庭压力主要来源于家庭生活发生重大改变时，造成家庭功能失衡的所有刺激性事件，如结婚、分居、丧偶、离婚、生产、流产、搬家、伤病、失业、退休、负债等。家庭危机泛指家庭所面临的各类压力事件以及为应付这些威胁，家庭所遭受到的某种对抗和损害。家庭对生活压力事件的认知程度及可用于应对压力事件的家庭资源，决定着家庭对压力的适应能力。家庭资源充足时可恢复到平衡状态，家庭资源不足或缺乏时易陷于危机。

通过上述评估可以发现家庭存在或潜在的健康问题及其自身优势，并针对这些问题和存在的优势制定完整的家庭护理计划，协助家庭采取适当措施，帮助其解决问题，摆脱困境。

知识链接

家庭健康的不同等级

Loveland – Cherry 在健康模式的基础上，提出了家庭健康的不同等级。临床模式认为家庭健康是家庭成员没有生理、社会、心理性疾病，家庭没有功能失调或衰竭的表现。角色执行模式认为家庭健康是家庭能有效地执行家庭功能和完成家庭发展任务。适应模式认为家庭健康是家庭有效地、灵活地与环境相互作用，完成家庭的发展，适应家庭的变化。幸福论模式认为家庭健康是家庭能持续地为家庭成员保持最佳的健康状况和发挥最大的健康潜能提供资源、指导和支持。这4个模式没有相互重叠，而是反映不同层次的家庭健康。其中幸福论模式定义的家庭健康为最高层次的家庭健康。

第二节 家庭护理

社区护士小张需进行家庭访视工作，今天访视对象有瘫痪卧床的老人、新生儿、产褥期的产妇、乙型肝炎患者。由于访视的对象多，任务重，小张访视前要做好充分准备工作，安排合适的访视路线。请思考：

1. 小张如何安排家庭访视的顺序？
2. 访视前需要准备哪些物品？
3. 家庭访视程序包括哪几个阶段？

一、家庭访视

随着社区卫生服务工作的发展，家庭访视成为社区护理工作的重要方法。通过家庭访视为社区家庭及成员提供健康教育、预防保健、护理照顾等服务，促进家庭及成员的健康。

（一）家庭访视的概念

家庭访视简称家访，是指为了促进和维护个人和家庭的健康，在服务对象家里为他们提供护理服务的活动。

（二）家庭访视的目的

社区护士通过家庭访视，可以了解社区居民家庭健康状况、建立家庭健康档案等，有针对性地提供护理服务，预防疾病，促进健康。具体如下：

1. 发现健康问题 通过收集有关个人、家庭和社区健康的相关资料，发现健康问题。

2. 建立支持系统 建立有效的支持系统，鼓励家庭充分利用各种资源。

3. 提供护理服务 为居家的服务对象或伤残者提供必要的保健和护理服务。

4. 开展预防保健 保证家庭成员的正常生长发育，并提供健康促进和疾病预防的健康知识。

5. 促进家庭功能 充分发挥家庭功能，促进家庭成员之间的相互关心和理解；提高家庭及成员自我健康管理的能力。

6. 消除不利因素 消除家庭环境中的不安全、致病因素，确保家庭环境的健康。

（三）家庭访视的类型

根据访视的目的，家庭访视分为 4 种类型。

1. 评估性家庭访视 通过评估个体和家庭的需求状况，制定具有针对性的护理计划。多用于年老体弱和有健康问题的家庭。

2. 预防保健性家庭访视 主要工作内容为预防疾病、促进健康。访视对象为产褥期的产妇及新生儿等。

☞ 考点：
家庭访视的目的

☞ 考点：
家庭访视的类型

3. 急诊性家庭访视 针对临时性、紧急情况或问题提供护理。主要访视对象为外伤、中毒者等。

4. 连续照护性家庭访视 又称为家庭病床或居家护理。适用于慢性病者、需要康复护理者、临终者等。

（四）家庭访视的内容

家庭访视的内容包括评估家庭、判断家庭存在的健康问题、制定援助计划、进行家庭成员的健康管理、提供直接护理、健康教育、提供有效利用各种社会健康福利资源的咨询指导并进行协调、合作服务。

（五）家庭访视的程序

家庭访视的程序分为访视前、访视中和访视后3个阶段。

1. 访视前阶段 访视前准备工作是决定访视成功与否的关键环节。社区护士应做好充分准备，主要包括以下几个方面。

（1）确定家庭访视的对象 包括新生儿、婴幼儿、孕产妇、高危人群、接受直接护理的慢性病患者、行动不便者、临终者及其家属等。

（2）确定访视顺序 当访视的家庭较多时，在有限的时间、人力、物力情况下，应安排好访视的优先顺序。一般来讲，健康问题影响人数多，致死率高、可能留下后遗症及卫生资源能控制的疾病应优先访视。优先访视原则：群体、传染性疾病、急性病、生活贫困及教育程度低者、有时间限制的应优先访视。如果一天内需访视多个家庭，则访视的优先顺序为：先访视无传染性疾病的儿童、慢性病者，最后访视有传染性疾病者。

☞ 考点：优先访视的原则

（3）明确访视目的、时间和内容 社区护士应先查阅欲访视家庭的档案，了解家庭成员的健康情况，明确访视目的，制定家庭访视计划，与被访视家庭取得联系，确定访视日期及具体时间。

（4）准备家庭访视的用品 由于被访视的对象各异，访视的目的不同，护士应根据实际情况准备物品。访视物品分基本物品、当次使用的物品及家中可利用的物品3种类型。

1）基本物品 包括体温计、血压计、听诊器、手电筒、量尺、乙醇、棉球、纱布、压舌板、剪刀、止血带、无菌手套、口罩、帽子、工作衣、常用药物、注射器、家庭护理手册、地图等。

2）当次使用的物品 根据访视对象及目的增加的物品。如访视新生儿时需要测量体重、指导母乳喂养、预防接种等，社区护士需准备体重秤、母乳喂养及预防接种的宣传资料等。

3）家中可利用物品 根据访视目的，选择利用家中现有物品或进行现场制作，如浴巾制作家庭洗头器、训练开发婴儿智力的各种玩具等。

（5）安排访视路线 社区护士参照优先访视原则安排一天的访视路线。出发前填好2份路线单，一份留在办公室告知行踪，方便紧急情况下联络；另一份由访视护士随身携带，以便随时查询访视路线。

2. 访视阶段 按计划实施家庭访视，注意和访视对象建立良好、融洽的关系。

（1）确定关系 向访视对象做自我介绍，解释访视的目的及所需时间，确认访视对象基本信息，尊重访视对象，在自愿的前提下提供护理服务。

（2）评估和计划 通过交谈、测量等方式，评估访视对象身心状况，发现问题，并根据评估结果与访视对象共同制定或调整护理计划。

（3）实施护理措施 如护理技术操作、健康教育、康复指导等。

（4）记录和答疑 耐心解答访视对象提出的问题并简要记录访视情况。

（5）结束访视 整理用物，结束访视。必要时预约下次访视时间。

3. 访视后阶段 家庭访视结束后，及时完整记录内容，核实并更新护理计划，评价访视活动；与社区其他工作人员沟通，介绍访视过程、活动、服务对象情况等，制定下次访视计划。

（六）家庭访视的沟通技巧

社区护士应掌握沟通技巧，与访视对象建立良好关系，取得信任，达成共识，便于顺利开展访视工作。

1. 说话技巧 语言要生动形象，通俗易懂，简单明了。注意语速、语调，适当重复，注重双向交流，鼓励提问。

2. 提问技巧 注意提问的时间、方式和间隔，避免诱导和暗示对方。

3. 聆听技巧 耐心倾听，忌打断对方，聆听过程中注意引导，恰当反应，注意姿势和距离，让对方感受到尊重，最后进行小结，确认主要问题。

4. 观察技巧 在交流过程中，仔细观察对方的表情、动作等，正确判断并及时反馈。

二、居家护理

（一）居家护理的概念

居家护理是指在居家环境中，对需要照顾的个人及其家庭提供定期的专业健康照顾和护理服务，以达到促进健康、维护健康及预防疾病的目的。居家护理的直接对象是指各年龄层需要专业健康照顾的人，间接对象则包括家属、主要照顾者、亲朋乃至整个社区。居家护理的内容不只局限于技术性的护理措施，也包含疾病的一级、二级、三级预防保健；可以是专业人员提供的专业性服务，也可以是非专业人员提供的日常生活服务；可以是家庭健康护理，也可以是家庭病床护理。

（二）居家护理的目的和作用

1. 保持护理连续性 患者出院后仍能获得连续性治疗和护理，增加患者及家属的安全感。

2. 改变服务环境 服务对象可在熟悉的环境中获得基本需求的满足，提高了生活质量，是服务对象乐于接受的护理形式。

3. 降低费用 相对住院治疗，居家护理费用低，可减轻家庭经济负担。

4. 提高家庭成员的护理技能 居家护理可使家庭成员更多地参与服务对象的照顾，提高了他们的居家护理知识和技能。

5. 缩短住院日 居家护理可以缩短患者住院时间，增加医院病床利用率，促进医

☞ 考点：
居家护理的目的和作用

疗卫生资源合理使用。

6. 扩展护理专业领域　居家护理丰富了护理专业内涵，扩大了工作范围，促进了护理专业的发展。

（三）居家护理的对象

居家护理的对象包括无需住院治疗的慢性病者，如罹患糖尿病、高血压等疾病者；经医院治疗后病情已经稳定，但还需继续治疗或康复者，如术后患者；精神障碍者；临终者；需要康复训练者。

（四）居家护理程序

1. 评估

（1）评估内容

1）病史：包括现病史、既往史、预防接种史、用药情况及申请居家护理的主要原因，主要临床症状和体征，实验室检查结果，并发症，有无感知觉障碍等。

2）日常生活情况及心理社会史：包括生活史，如饮食、睡眠、运动等；日常生活能力，如进食、穿脱衣裤鞋袜、个人卫生、床椅转移、洗澡等；性格、兴趣及爱好；个人信仰；认知判断能力；工作性质及内容；疾病对工作的影响程度等。

3）家庭环境情况：家庭成员的构成和数量、年龄、性别、健康状况、成员间的关系等；家庭成员的护理能力；单身居住者，有无其他支持系统；家庭居住条件及居住环境有无进一步危害服务对象身心健康的因素。

4）社会经济情况：所在社区卫生医疗组织的医疗护理服务是否完善，邻里关系情况，是否有经济困难，能否持续接受居家护理服务等。

5）资源使用情况：包括所在社区资源（如卫生、福利、人力等）和家庭资源（如人力、物力、支持系统等）的使用情况。

6）对疾病和居家护理的认识情况：服务对象及家属对疾病的认识；对居家护理及医务人员的看法等。

（2）评估方法　交谈法，包括与服务对象、家属、亲友、其他医务人员及居家服务人员交谈；查阅法，查阅服务对象的医疗护理记录、体检及其他仪器和实验室检查的结果等。

2. 确定健康问题　健康问题是服务对象生命历程所经历的，能在护理范围内得到解决的生理、心理、精神、社会文化等方面的问题。健康问题可能是现存的，也可能是潜在的，但必须是通过护理手段能解决的。可以从以下几方面考虑解决健康问题的先后顺序。

（1）服务对象感到最困难、最需要援助的问题。

（2）家庭中感到最困难的问题。

（3）服务对象和家属观点有差异的问题。

（4）从护理专业角度考虑到的护理问题。

（5）护士提供的护理与家属和本人需要相一致的问题。

3. 制定居家护理计划

（1）决定居家护理活动的先后顺序　护士收集服务对象资料，认真归纳、整理、分析后，确定服务对象的护理需要，但这些需要不可能在同一时间内被满足，因此，护士应根据人的基本需要，结合服务对象具体情况及意愿等，按先后顺序逐一满足。

（2）制定预期目标 护理目标是对希望达到的护理效果进行准确描述，通常分为近期目标和远期目标。近期目标是针对某一护理问题、服务对象分阶段所能达到的目标；远期目标是对服务对象所能达成的最佳护理效果的描述。制定居家护理目标时，要注意近期目标与远期目标相结合。

（3）选择护理措施 护士应科学地、有针对性地选择护理措施，护理措施要具体、有指导性和可行性，护士和居家服务对象均能正确执行。

4. 居家护理计划的实施 居家护理实施内容如下：

（1）保持良好的体位及预防压疮 促进服务对象保持良好的体位及姿势，维持关节的功能位；定时翻身，勤按摩，必要时使用气垫床等预防压疮。

（2）促进心理健康 居家护理人员服务应热情周到，鼓励安慰服务对象，增强其战胜疾病的信心，促进心理健康。

（3）加强营养 注意食物的色、香、味俱全，促进服务对象摄入足够且平衡的营养，长期卧床者还应特别注意钙平衡，防止骨质疏松。

（4）对生活自理有障碍者，鼓励他们在力所能及的范围内适当锻炼，增强生活自理能力。

（5）对畸形和残障者应实施功能康复训练 对畸形和残障者，应在康复医师指导和协助下进行康复训练，促进康复，恢复功能，防止畸形和残障进一步加重。

（6）健康教育 通过健康教育进行家庭环境适应性改变的指导。

（7）指导医疗护理器械的使用。

（8）发生紧急情况的处理方法 指导服务对象和家属在病情突然变化时可采取的应对措施。

（9）建立完善的居家护理记录及档案 一般一式三份，社区卫生服务机构、服务对象、病案主要负责人各保留一份。

5. 居家护理评价

（1）随时评价 随时评价是每次居家护理时进行的评价。

（2）定期随访性评价 对接受居家护理者每隔 1~2 个月进行一次全面评价，主要评价接受居家护理后的效果。

（3）年度总结性评价 对长期接受居家护理者，至少每年进行一次回顾性总结评价，评价内容包括服务对象的病情总结性评价、身心全面回顾与总结及其他情况的总结评价。

知识链接

居家护理需具备的知识和技能

居家护理主要以社区护理人员为主，需其他医疗专业人员（如全科医师、营养师、康复师）协助。护理人员必须具备执行居家护理照顾的基本护理知识与技能，包括身体评估、家庭健康管理、急症护理、康复护理、护理指导、心理咨询等，以便为患者提供有效的、完整的身心照顾。

三、家庭病床

家庭病床是以家庭为护理场所，选择适宜在家庭环境下进行医疗或康复的病种，让患者在熟悉的环境中接受治疗和护理，既有利于促进病员的康复，又可减轻家庭经济和人力负担。家庭病床是顺应社会发展而出现的一种新的医疗护理形式，是我国常用的居家护理形式。家庭病床出现于20世纪50年代，首先出现的是专科家庭病床，随后很快扩展到各类疾病的家庭病床。家庭病床的建立促进了医疗资源的有效利用和重新分配，加快了医院病床的周转率，最大限度地满足社会医疗护理要求；服务的项目日益增多，包括疾病普查、健康教育与咨询、预防和控制疾病发生发展；服务的范围也日渐扩大，从治疗扩大到预防，从医院扩展到社区，形成了一个综合的医疗护理体系。护士在家庭病床中承担着预防、护理、康复及健康教育的重任。

（一）家庭病床的机构设置

家庭病床以往多设置在综合医院负责的地段，近年来设置在社区卫生服务机构的家庭病床开始增多。

（二）家庭病床的工作人员

工作人员不固定，主要由医院或社区卫生服务机构派遣医师和护士到服务对象家中进行诊疗和护理。

（三）家庭病床的服务方式

建立家庭病床的方式主要有：①就诊或住院患者经医师判断建立家庭病床；②可向指定的医院提出申请，医师到家中进行评估后，经医保部门审批，办理登记手续后建立家庭病床。一般每周护理2次，3个月为一个疗程。其服务内容如下：

☞ 考点：
家庭病床
服务内容

1. 建立家庭病床、病历，制定具体治疗、护理方案。

2. 做好基础护理。

3. 做好各种管道的护理。

4. 指导有关消毒隔离措施。

5. 做好健康教育工作，指导服务对象形成合理的生活、营养、运动方式，指导他们及家属掌握急救知识、康复训练方法，正确使用家庭医疗器械。

6. 根据服务对象情况，帮助其联系医院检查或住院治疗。

四、社区照顾

社区日间照护机构多由社区组织建立，介于专业机构和家庭照料之间的新型养老机构，是社区照顾的形式之一，但还处于发展阶段。在国外及港澳台地区，日间照护已形成较完备的服务体系。

（一）社区照顾的概念

社区照顾是动员社区资源，运用非正规支援网络，联合正规服务所提供的支援服务与设施，让有需要照顾者在家里或社区环境下得到照顾，过着正常的生活，加强在社区内的生活能力，达到与社区的融合，并建立一个具有关怀性的社区。

社区照顾可以看作是一个社会服务网络，由非正式网络与各种正式的社会服务机构相配合构成。

（二）社区照顾的社会背景

1. 养老需求的增长 通常一个国家或者地区的经济越发达，城市化水平越高，人口老龄化程度就越高，养老需求也随之增长。在我国，多数老人倾向于居家养老，但常因子女工作繁忙无暇顾及，此时，日间照护养老服务方式正好满足了这种需要。

2. 居民需求的提高 随着物质生活的改善、精神服务需求的增加、自尊意识的增强，人们要求社会服务应更加全面、周到和人性化。社区日间照护机构的建立，为社区养老事业搭建了新的平台，使老年人切身受益，减轻了政府的压力，并为构建和谐社会做出贡献。

（三）社区照顾的特点

1. 协助融入社区 协助服务对象融入社区，在服务对象熟悉的环境中向其提供照顾。

2. 正式和非正式照顾相结合 强调非正式照顾的作用，注重利用社区中存在的非正式和正式网络的结合，向服务对象提供帮助和服务。

3. 发挥正向效应 强调社区责任，发挥社会支持网络中正向社会资本的作用，政府志愿组织、社区、家庭、个人等多方面共同承担服务责任。

4. 发扬社区互助精神 发扬互助精神，提倡相互关怀，建设互尊互爱的社区。

（四）社区照顾的实施策略

英国学者沃克（A. Walker）指出，社区照顾的主要实施策略有 3 种：在社区内照顾、由社区来照顾和与社区一起照顾。

1. 在社区内照顾 是指将需要及依赖外来照顾的弱势人群留在社区，由政府或非政府机构在社区建立的小型的、专业的服务机构提供服务。社区照顾的服务形式主要有以下几种：

☞ 考点：社区照顾策略

（1）将被照顾者迁回家庭，并辅以社区支援性服务如家务助理。

（2）将社区内的大型机构按照服务对象的特点改造为各类小型机构，如老人庇护所、小型儿童之家等。

（3）将远离市区的机构迁回社区内，使服务对象能在社区就近获得照顾，方便亲友探访见面。

2. 由社区照顾 是指由家庭、亲友、邻里及社区内的志愿者等提供的照顾和服务。由社区照顾的核心是强调动员社区内的资源，发动在社区内的亲戚朋友和居民协助提供照顾，它是实行社区照顾的一个核心策略。

3. 与社区一起照顾 要成功地进行社区照顾，单靠社区及家人的力量是不够的，还需要充足的支援性社区服务辅助，才能使社区照顾持续下去。与社区一起照顾主要包括日间医院、日间护理中心、家务护理、康复护理、多元化的老人社区服务中心、暂托服务、关怀访问及定期的电话慰问等。与社区一起照顾强调正规照顾和非正规照顾相辅相成、互为补充。

目标检测

A1 型题

1. 不受家庭影响的因素是
   A. 个人的身心发展　　　B. 个人的性格形成　　　C. 个人的经济收入
   D. 个人的疾病恢复　　　E. 个人的生活方式

2. 不属于家庭生活史评估内容的是
   A. 家庭生活事件
   B. 家庭生活周期
   C. 家庭生活主要问题
   D. 家庭保健功能
   E. 家庭成员的健康问题

3. 下列关于联合家庭，叙述正确的是
   A. 结构相对松散，家庭难以做出一致决定
   B. 家庭仅有一个权力和活动中心
   C. 是由其父母及其未婚子女组成的家庭
   D. 又称直系家庭或扩展家庭
   E. 可由一对已婚子女同其父母、未婚子女构成的家庭

4. 核心家庭的特点是
   A. 家庭内部有一个权力和活动中心
   B. 家庭内部有一个权力和活动中心，还有一个次中心存在
   C. 家庭内部同时存在几个权力和活动中心
   D. 家庭内部有一个权力中心，几个次权力中心
   E. 家庭内部有一个权力中心，几个活动中心

5. 属于家庭内资源的是
   A. 亲朋提供的经济支持　　B. 疾病照顾能力　　　C. 社会提供的物质支持
   D. 文化资源　　　　　　　E. 环境资源

A2 型题

6. 小亮，男，9 岁，同他一起居住的家庭成员有爸爸、妈妈、奶奶和未婚的姑姑。小亮的家庭类型是
   A. 核心家庭　　　　　　　B. 主干家庭　　　　　C. 联合家庭
   D. 单亲家庭　　　　　　　E. 单身家庭

7. 某夫妇，婚后无子女，一年前收养一男孩，8 岁，现在他们组成的家庭类型属于
   A. 核心家庭　　　　　　　B. 主干家庭　　　　　C. 联合家庭
   D. 扩展家庭　　　　　　　E. 单亲家庭

8. 某社区护士小张出诊做家庭访视，家庭访视中<u>不正确</u>的是
   A. 为了围绕访视目的进行家访，事前应做好访视项目准备
   B. 访视前进行了电话联络，并与被访视者预约了访视时间
   C. 由于被访视者不让进入家中，站在门口交谈也能收集到需要的资料
   D. 如果被访视对象不愿意接受访视，可以以测量血压和脉搏为理由与被访视者建立信赖关系
   E. 因事不能按时访视，提前通知了被访视者

9. 某社区护士小王为服务对象进行居家护理，居家护理评价中<u>错误</u>的说法是
   A. 每次进行居家护理时的评价——随时评价
   B. 每隔半年对居家护理的服务对象进行一次全面评价——定期随访性评价
   C. 每年要进行一次回顾性总结评价——年度总结性评价
   D. 随时评价可随时发现问题，及时修改护理计划
   E. 年度总结性评价是对服务对象身心的全面回顾与总结

（尹红梅）

第六章 | 社区重点人群的保健与护理

要点导航

知识要点：

1. 掌握中年人、老年人、儿童及妇女各期的保健内容。

2. 熟悉儿童各期生长发育的特点，妇女不同时期的界定及特点，中年人及老年人的身心特点。

3. 了解社区儿童、妇女、中年人及老年人保健护理的意义。

技能要点：

1. 能合理安排新生儿及产后家庭访视的时间和访视内容并正确开展产后访视。

2. 具备对中、老年人进行保健指导的能力。

第一节 社区儿童的保健与护理

李某，男，3岁，吃东西时不慎将花生米掉入气道，立即出现剧烈阵咳、气促、呼吸困难等症状，患儿意识清醒，拼命挣扎。

1. 如果你在现场，将采取的紧急处置措施是什么？

2. 应如何给孩子的母亲进行保健指导？

一、概述

（一）社区儿童保健的概念

社区儿童保健是指社区卫生工作人员根据儿童不同时期的生长发育特点，以满足其健康需求为目的，以解决社区儿童的健康问题为核心，为社区儿童提供系统化服务。根据《国家基本公共卫生服务规范（2011年版）》的规定，现阶段我国儿童保健的重点是0~6岁的学龄前儿童。社区儿童按照年龄主要分为新生儿期、婴幼儿期、学龄前期及学龄期。

（二）社区儿童保健的基本任务

为了更好地保障社区儿童的健康，儿童保健工作应采取整体、连续、主动且系统的管理方式。其基本任务包括：

1. 儿童保健系统管理　以新生儿为重点，对新生儿、婴幼儿及体弱儿建立系统管理档案和访视制度。

2. 儿童常见病、多发病防治　对影响婴幼儿健康最常见的四种疾病（维生素 D 缺乏性佝偻病、营养性缺铁性贫血、小儿肺炎及婴幼儿腹泻）制定防治措施，加强健康教育，普及科学育儿知识，减少儿童疾病的发生。

3. 儿童计划免疫　按照儿童计划免疫程序进行预防接种，保持较强的免疫能力，从而达到预防、控制相应传染病的目的。

4. 儿童保健统计　做好新生儿访视、儿童生长发育监测、儿童定期健康检查及预防接种等记录和统计工作，为开展儿童保健工作提供科学依据。

（三）社区儿童保健的意义

1. 促进生长发育　通过提供新生儿家庭访视、定期健康体检、生长发育检测、预防接种等服务，积极引导儿童及家长提高自我保健的意识和能力，早期发现问题，并给予及时有效的干预。

2. 降低发病率和死亡率　通过推行儿童计划免疫、宣传科学育儿知识、加强安全教育等措施，降低儿童期各种疾病及意外伤害的发生率和死亡率。

3. 依法保障儿童权益　依据相关法律法规，积极协调配合有关部门，及时发现并有效制止社区内侵害儿童权利的事件，依法保障儿童的生存、发展、受保护等权益。

二、不同时期儿童的特点

（一）新生儿期的特点

新生儿期是指胎儿从母体娩出、脐带结扎到满 28 天，是小儿脱离母体后生理功能进行调整以逐渐适应外界环境的独立生活时期。新生儿呼吸浅表，频率 40～45 次/分，节律不规则，腹式呼吸为主；心率快，维持在 120～140 次/分，血压 70/50mmHg。还会出现生理性体重下降、生理性黄疸、"马牙"或"板牙"、乳腺肿大及新生儿期假月经。各器官的功能发育尚不成熟，抵抗力弱、生理调节能力和对外界变化的适应性差，易患各种疾病（如缺氧、窒息、黄疸、感染、寒冷损伤综合征等），且病情变化快，特别是生后一周内的新生儿发病率和死亡率较高。

（二）婴幼儿期的特点

婴幼儿期包括婴儿期和幼儿期。婴儿期是指出生至未满 1 周岁；幼儿期是指从 1 周岁到未满 3 周岁。婴幼儿期是儿童生长发育旺盛的时期，能量和营养素尤其是蛋白质的需要量相对较多，但消化系统功能发育尚未完善，如喂养不当，易出现消化系统功能紊乱和营养不良等疾病。同时，从母体获得的免疫物质逐渐减少，而自身的免疫功能仍不健全，容易患肺炎等感染性和传染性疾病。婴幼儿心理、行为发育迅速，对周围环境产生好奇，逐渐能爬、站、握持和行走，但平衡能力较差且识别危险事物的能力不足，容易出现意外。

（三）学龄前期的特点

学龄前期是指 3 周岁至入学前（6、7 岁）。学龄前期儿童体格发育速度开始减慢，主要受遗传、内分泌因素的影响。此期眼功能发育基本完成，但还有一定可塑性；5 ~ 6 岁时乳牙开始脱落，恒牙长出。因此，眼保健和口腔卫生是保健重点。学龄前期虽然机体抵抗力逐渐增强、免疫系统发育很快，但尚不成熟，易患急性肾炎、风湿病等免疫性疾病；独立活动范围扩大，求知欲强，善模仿，易发生意外事故。此外，学龄前期儿童脑发育接近成人，动作协调，语言、思维、想象力成熟，是个性形成的关键时期。

（四）学龄期的特点

学龄期是指从 6 ~ 7 岁入小学起至 12 ~ 13 岁进入青春期前。学龄期儿童体格发育稳步增长，在学龄期末已接近成人水平；智能发育进一步成熟，求知能力增强，理解、分析、综合能力逐步完善，是增长知识、接受科学文化教育的重要时期，也是培养优良品质、社会交往能力的关键时期。此期感染性疾病的发病率显著降低，但因学习负担较重，易出现身体发育及精神行为等方面的问题。

三、不同时期的儿童保健与护理

（一）新生儿期保健

新生儿期是婴儿期的特殊阶段，重点是预防出生时缺氧、窒息、低体温、寒冷损伤综合征和感染，并积极开展新生儿筛查。

1. 新生儿居家保健

（1）保暖与衣着　新生儿体温调节中枢发育不完善，体温常受环境影响，居室应阳光充足，空气新鲜，温度以 22 ~ 24℃、湿度以 55% ~ 65% 为宜。预防发生新生儿硬肿症，体温应保持在 36 ~ 37℃。夏季应避免室内温度过高，防止发生脱水热。新生儿衣被不宜过厚，尿布须选用清洁、柔软、吸水性好、浅颜色的布料。注意包裹不宜过紧，以便四肢自由屈伸。

（2）营养与喂养　尽早吸吮母乳，指导正确母乳喂养方法，维持乳汁的良好分泌；对母乳不足或无法进行母乳喂养的婴儿，指导人工喂养。根据季节和新生儿状况增加户外活动，获得天然维生素 D；纯母乳喂养新生儿 2 周后补充维生素 D，适当补充维生素 K_1，避免发生维生素 K_1 缺乏性出血性疾病。

（3）皮肤护理　①新生儿皮肤娇嫩，且排泄次数多，每次排便后用温水清洗臀部，勤换尿布，保持臀部干燥，必要时可使用氧化锌或 5% 鞣酸油膏涂抹局部，积极预防和及时治疗尿布疹；②为保持皮肤清洁，减少病菌的繁殖，应每日沐浴，时间勿选择喂奶后 1 小时之内，沐浴时室温最好在 26 ~ 28℃ 之间，特别注意清洗皮肤褶皱处，如颈下、腋下和腹股沟；③脐带脱落前要保持脐带残端清洁干燥，使用尿布时应注意勿使其超过脐部，以免摩擦或尿、粪污染，每天用 75% 酒精棉签由内向外消毒脐带残端及脐轮周围 1 ~ 2 次；④新生儿痤疮、马牙、乳房肿大、假月经、红斑、粟粒疹等属生理现象，可暂不处理。

☞ 考点：新生儿家庭访视内容　**2. 新生儿家庭访视**　这是降低新生儿发病率、死亡率的一个重要保健措施。由社区妇幼保健人员于新生儿出生 28 天内家访 3 ~ 4 次，高危儿应适当增加家访次数。目的是早期发现问题，包括病理性黄疸、感染、神经系统损伤、先天畸形等，及时指导处理。家访的内容有：

（1）问　①新生儿出生情况；②生后生活状态；③预防接种情况；④喂养与护理情况。

（2）看　①新生儿一般情况；②重点注意有无产伤、黄疸、畸形、皮肤与脐部感染；③环境。

（3）查　①全身体格检查：包括身高、体重测量，头颅、前囟、四肢等检查；②视、听觉检查。

（4）讲　指导家属正确喂养方法及科学育儿知识。

（5）记　访视后，应认真填写访视卡，录入系统。

3. 早期教育　新生儿的视、听、触觉已初步发展，具备接受环境刺激的基础。家长在教养中起着重要作用，应鼓励家长通过眼神交流、抚触、颜色鲜艳的玩具等方式刺激其视听觉，同时增进家长与新生儿之间的情感交流，促进神经心理发育和智力发育。

4. 常见健康问题及意外的预防与护理

（1）**交叉感染**　新生儿机体免疫力低下，抵抗力弱，容易发生交叉感染。应避免接触感染者，家人感冒时必须戴口罩才能接触新生儿，尽量减少亲友探视；母亲在哺乳和护理前应清洁双手；新生儿的用具要专用，食具在每次用后要及时清洁消毒；保持室内空气流通和环境整洁。

（2）**新生儿黄疸和新生儿硬肿症**　尽早喂哺，增加喂水次数，促进胎粪排出，有利于预防或减轻新生儿黄疸。预防新生儿硬肿症应在新生儿出生后及时保暖，鼓励母乳喂养，及时补充热能，调节合适的室温。此外，还应预防早产、感染等新生儿硬肿症的高危因素。

☞ **考点：**
新生儿常见健康问题及意外的预防

（3）**新生儿窒息**　窒息是新生儿最常见的意外伤害。应指导母亲在哺乳时保持正确的姿势，避免乳房堵塞新生儿口鼻；每次哺乳后要将新生儿竖立抱起，轻拍后背，待胃内空气排出后再让新生儿保持右侧卧位，防止发生呛咳，导致窒息。

（二）婴幼儿期保健

1. 婴幼儿期居家保健

（1）**衣着**　婴儿衣着应简单、宽松，避免摩擦皮肤，便于穿脱及四肢活动；因其颈短，上衣不宜有领；不用松紧腰裤，最好穿连衣裤或背带裤，以利胸廓发育。3岁左右应学习穿脱衣服，整理自己的用物，家长应为其创造自理条件，如穿不用系带式鞋子。

（2）**营养与喂养**　婴儿4个月内提倡母乳喂养，4个月左右开始添加辅食，不论采取何种喂养方法，添加辅食的原则为：由少到多、由稀到稠、由细到粗、由一种到多种。一般母乳喂养10～12个月可断奶，且最好选择在小儿身体健康、天气较凉爽时进行。此后应合理安排膳食，以"三餐二点制"为宜，保证充足的营养，食物应多样化，制作要细、烂、软，且经常变换口味，以增进食欲。

（3）**口腔保健**　4～10个月乳牙开始长出，婴儿会有一些不舒服的表现，家长可用软布帮助其清洁口腔，并提供一些较硬的饼干、馒头片等食物咀嚼，使其感到舒适。

2～3岁时，父母可指导幼儿刷牙，早晚各一次，并做到饭后漱口。为保护牙齿应少吃易致龋齿的食物，如糖果、甜点等，并定期进行口腔检查。

2. 体格锻炼 婴幼儿要多到户外活动，进行空气、日光、水"三浴"锻炼。户外活动的时间可由最初的5～10分钟，逐渐延长到1～2小时，户外锻炼时应避免阳光直射面部。

3. 定期健康体检 婴幼儿生长发育迅速，定期到社区服务中心进行健康体检，可以早期发现问题，早期干预。一般<6个月的婴儿每1～2月检查一次；>6个月，每2～3月检查一次。教会家长绘制生长曲线，主动配合医生，检测婴幼儿体格生长，避免发生营养不良、肥胖。

4. 早期教育

（1）大小便训练 1～2岁幼儿开始能够控制肛门和尿道括约肌，而且随着认知的发展使他们能够表示便意，家长应采用赞赏和鼓励的方式，训练其自主排便，养成良好的卫生习惯。

（2）动作训练 家长应为婴幼儿提供活动的空间和机会，从旁引导或帮助其玩耍，鼓励幼儿独自活动，以发展其动作的协调性。玩具可促进动作的发展，应根据不同年龄选择合适的玩具。1～2岁幼儿要选择能发展走、跳、投掷、攀登和肌肉活动的玩具，如球类、滑梯等；2～3岁要选择能发展动作、注意、想象、思维等能力的玩具，如形象玩具（积木、布娃娃等）、可拆卸玩具等。

（3）语言训练 语言的发展是一个连续有序的过程。最先是练习发音，然后是感受或理解语言，最后才是用语言表达，即说话。利用日常接触的人和物，引导婴儿把语言同人和物及动作联系起来，有意识地培养其发音。幼儿有强烈的好奇心，喜欢问问题、唱简单的歌谣、翻看故事书等，家长应满足其欲望，经常与其交谈，鼓励其多说话，并可借助动画片等电视节目扩大词汇量，纠正发音。

（4）培养良好的生活习惯 家长应有意识地为幼儿安排规律的生活，包括睡眠、进食、沐浴、游戏和户外活动等，培养独立生活能力，养成良好的生活习惯，为适应幼儿园生活做准备。此期孩子的注意力集中时间短，学习活动一般为15分钟左右，不宜过长。

5. 常见健康问题及意外的预防与护理

（1）识别和预防常见病 加强"小儿四病"和龋齿的早期预防，通过加强营养、增强体格锻炼、培养良好卫生习惯、加强护理等，增强体质，提高防病能力。

（2）预防意外 婴幼儿运动能力逐渐增强，常用触觉和味觉探索周围环境，易发生中毒、灼烫伤、跌倒、坠落、气管异物及溺水等意外事故。家长要加强照看，防止意外事故发生。

（3）常见意外的院前急救 包括：①气管异物：当发现气管异物时，家长应保持镇静，如婴幼儿可以呼吸，鼓励其用力咳嗽，争取将异物咳出。如不能自行咳出异物，应及时拨打专业医疗机构电话，寻求帮助。②灼烫伤：发生热液烫伤时，应立即脱去衣物，将受伤部位浸入冷水中降温。如衣物与皮肤粘着，切勿强行撕拉，可将未粘着部位的衣物剪去，不要将水泡刺破，保护好创面，及早送医院治疗。

（三）学龄前期保健

1. 营养与饮食　学龄前期儿童的消化功能已较完善，可与成人共进主餐，通常只需另加 1 餐点心。膳食结构安排应多样化、粗细搭配，保证能量和蛋白质的摄入，提供生长发育所需的营养，避免摄入过于油腻、辛辣、刺激性较大的食品。注意培养儿童健康的饮食习惯和良好的进餐礼仪。适时给予营养知识、食品卫生健康教育。

2. 定期健康体检　每 3~6 个月进行一次体格检查，告知家长保存儿童生长资料的重要性，并让其继续配合医生进行相关检查。

3. 早期教育　包括：①安全教育：学龄前儿童活泼好动、善模仿，但机体发育尚不完善，动作协调性差，安全意识薄弱，易发生意外。因此，要适时进行安全教育。②学前教育：养成规律的生活习惯，注意用眼及口腔卫生。安排动静结合的活动内容，使儿童在游戏（时间以 20~25 分钟为宜）中增加学习兴趣、开发智力，学习关心集体、团结协作、遵守纪律及如何与人交往。培养分辨是非、想象和思维能力。在日常生活中锻炼他们的毅力和独立生活能力，培养自尊、自强、自立、自信的品格，养成良好的心理素质，提高社会适应能力。

4. 常见健康问题及意外伤害的预防与护理

（1）龋齿、弱视　应指导家长多让儿童参加户外活动，教育儿童在读书、写字、看电视时要保持良好的姿势，预防弱视的发生。如果发现弱视，应在 6 岁之前尽早治疗，把握治疗最佳时机。同时，应指导家长培养儿童保持良好的口腔卫生习惯，防止龋齿的发生，每年进行 1~2 次检查，发现龋齿及时纠正或治疗。预防龋齿应做到以下几点：①鼓励儿童多吃纤维性食物，增强咀嚼功能；②睡前刷牙后不再进食；③儿童学习刷牙，家长应帮助和监督；④帮助孩子尽早戒除口腔不良习惯；⑤提倡学龄前儿童每 6 个月接受一次口腔健康检查；⑥早期矫治前牙反咬合畸形（地包天）；⑦局部用氟预防乳牙龋病；⑧乳牙龋病及外伤应及时治疗。

（2）小儿肥胖症　指体重超出同性别、同身高参照人群均值的 20%。肥胖不仅影响儿童健康，且其中的 10%~30% 还可发展为成年肥胖症。应指导家长防止小儿摄入过多高脂肪、高热量食物，增加小儿活动量，多与小儿沟通交流，避免不良情绪等因素导致肥胖。对小儿生长发育定期监测，早期发现体重增长过快的趋势，及时采取干预措施。

（3）意外伤害　学龄前儿童活动范围逐渐扩大，应注意预防儿童被宠物、毒虫等咬伤。①犬咬伤：被咬伤后，应立即用大量清水、肥皂水反复冲洗伤口，然后去医院注射狂犬疫苗。回家后至少观察 7 周，如出现发热、头痛、恶心、呕吐、吞咽困难、对光、声、风、水有恐惧感须立即复诊。②毒虫咬伤：仔细检查被毒虫咬伤部位有无毒刺并予以拔除或刮除，并注意观察儿童的生命体征。如果被蜜蜂、毒蝎蜇伤或蜈蚣咬伤也可用弱碱性溶液如肥皂水清洗伤口；被黄蜂蜇伤可用弱酸性溶液如食醋清洗伤口。剧痛者可用冰块冷敷或激素软膏外涂。抬高患肢，以减少肿胀和疼痛。对有过敏反应者可口服抗组胺药。继续观察伤口和全身反应，如局部疼痛加剧、继发感染或出现呼吸困难、哮喘、荨麻疹等应立即就医。

（4）心理行为问题　学龄前儿童常见的心理行为问题包括吮拇指和咬指甲、遗尿、手淫、攻击性或破坏性行为等，家长应针对原因采取有效措施。

（四）学龄期保健

1. 营养与饮食　该期儿童的膳食要求营养充分而均衡，要注意保证早餐的质和量，以满足生长发育、心理和智力发展等需求。加强户外运动，摄入含钙高的食物，从促进骨骼发育。减少含糖饮料和零食的摄入，避免肥胖。同时，要特别重视补充富含铁的食品，以降低贫血发病率。进行营养卫生宣教，纠正挑食、偏食、暴饮暴食等不良习惯。

2. 体格锻炼　系统的体育锻炼，如体操、跑步、球类运动、游泳等均能促进儿童体力、耐力的发展。课间活动还可清醒头脑，缓解疲劳。劳动也可增强体质，促进生长发育，而且可以养成儿童爱学习爱劳动的习惯，促进其全面发展。

3. 教育

（1）品德教育　学龄期儿童对事物认识水平比较低，只能够了解比较直接的、简单的是非标准，可培养一些待人接物的初步行为习惯，如礼貌、善良、诚实等。有意识地培养儿童克服困难的意志，增强其自觉、坚持、果断和自制的能力。同时，培养其积极向上、助人为乐的品德。

（2）法制教育　学龄期儿童易受外界不健康因素的影响，做出一些缺乏理智的事。因此，有必要增加他们的法律知识，增强法律意识，让其认识到遵纪守法的重要性。

（3）安全教育　学龄期儿童由于好奇心、好胜心强，又喜欢探险和刺激，易发生车祸、溺水及运动外伤等意外损伤。因此，应提供安全的环境及安全的运动器材，训练其预防和处理意外事故的能力。

（4）健康教育　重视健康的生活方式和行为的培养，如眼、口腔、饮食卫生及青春期的性生理与性道德健康教育。同时，应加强儿童对吸烟、吸毒的警示教育，远离毒品。

4. 常见健康问题的预防　学龄期要加强疾病防治，预防龋齿、近视、沙眼等。近视的发生和发展不仅与遗传因素有关，还与环境因素和儿童的用眼卫生密切相关。这个时期儿童应每半年进行一次视力检查，尽早发现视力异常，及时矫正。

（1）预防龋齿　见本节学龄前期保健。

（2）预防近视、弱视　预防措施：①减轻学习负担，避免做作业的时间过长。②合理安排作息时间，劳逸结合。③桌椅高度适宜，室内光线要充足，看书写字姿势要正确。④加强关于保护视力的宣传教育，定期视力检查。

（3）心理卫生问题　学龄期儿童容易出现学习困难、自控能力差、自闭症、多动症、孤僻、抑郁、过分任性、逃学等各种心理卫生问题。应加强这个时期儿童的健康教育，适时进行性知识教育，指导家长采取正确的教育方式，做子女的知心朋友，尊重儿童，加强与儿童的沟通，注意倾听他们的诉说，并热情提供建议和意见，使他们改变不良的行为，身心得到健康发展。

四、计划免疫

我国《传染病防治法》明确指出，国家对儿童实行预防接种制度，国家免疫规划项目的预防接种实行免费。医疗机构、疾病预防控制机构与儿童的监护人应当相互配合，保证儿童及时接受预防接种。

1. 疫苗分类　根据《疫苗流通和预防接种管理条例》疫苗分为两类：①第一类疫苗：是指政府免费向公民提供，公民应当依照政府规定受种的疫苗，如卡介苗、麻疹疫苗、乙肝疫苗等。②第二类疫苗：是指公民自费并且自愿受种的其他疫苗。例如水痘疫苗、轮状病毒疫苗、狂犬疫苗、流感疫苗等。推荐免疫程序可根据各地传染病的流行病学特点、居民的经济水平及保健需求参照实施。

2. 计划免疫接种建证、建卡　新生儿出生后1个月内及时到居住地的接种单位建立儿童免疫预防接种证和免疫预防接种卡。

3. 计划免疫程序　见表6-1。

☞ 考点：疫苗的计划免疫程序

表6-1　儿童计划免疫程序

疫苗名称	接种对象月（年）龄	接种剂次	间隔时间
乙肝疫苗	0、1、6月龄	3	出生后24小时内接种第1剂次，第1、2剂次间隔≥28天
卡介苗	出生时	1	卡介苗接种不得超过2个月
脊灰	2、3、4月龄，4周岁	4	第1、2剂次，第2、3剂次间隔≥28天
百白破	3、4、5月龄，18~24月龄	4	第1、2剂次，第2、3剂次间隔≥28天
白破	6周岁	1	
麻风（麻疹）	8月龄	1	
麻腮风	18~24月龄	1	
乙脑减毒活	8月龄，2周岁	2	
A群流脑	6~18月龄	2	第1、2剂次间隔3个月
A+C流脑	3周岁，6周岁	2	第2剂次间隔≥3年；第1剂次与A群流脑第2剂次间隔≥12个月
甲肝减毒	18月龄	1	
乙脑灭活	8月龄（2剂次），2周岁，6周岁	4	第1、2剂次间隔7~10天
甲肝灭活	18月龄，24~30月龄	2	两剂次间隔≥6个月

知识链接

用眼卫生

①读写姿势要端正，注意4个"1"。读写时，眼与书的距离保持1尺（33 cm）左右，胸距桌边1拳远，手指距笔尖1寸（约3cm），连续看书1小时左右休息片刻，做些轻松的全身活动或做眼保健操以缓解视觉疲劳。②看电视时应每0.5~1小时休息5~10分钟，眼与电视机屏幕的距离应为电视屏幕对角线的5~7倍，屏幕高度应略低于眼睛，画面有良好的对比度和亮度，室内保持一定照明。③不要在暗弱光或强光下看书写字，不要躺在床上、走路或乘车时看书。

第二节　社区妇女的保健与护理

陈××，女，25岁，因停经42天来社区卫生服务中心妇科门诊就诊。患者半年前曾经做过药物流产一次。此次检查早孕试验阳性，宫颈糜烂Ⅱ度。

1. 护士应为这位患者提供哪些服务？

2. 是否需要终止妊娠？为什么？

一、概述

（一）社区妇女保健的概念

社区妇女保健（community women health）是指以社区妇女为对象，维护和促进妇女健康为目的，预防为主，以保健为中心，基层为重点，防治结合，开展以生殖健康为核心的保健工作。它是在预防医学和临床医学的基础上，运用心理学、社会医学、预防医学、营养学等多学科的知识和技术，使社区妇女在生命各阶段的体质、精神和社会适应能力保持完好状态，以维护妇女的身心健康和提高妇女的自我保健意识为目标，不断提高社区妇女的健康水平。

（二）社区妇女保健的基本任务

1. 做好计划生育技术指导，普及优生优育知识　定期开展计划生育知识宣传讲座，做好计划生育技术咨询，让育龄夫妇知情并选择安全有效的节育方法，共同承担计划生育的责任。开展围产期系统管理，降低孕产妇和围生儿的死亡率。

2. 做好妇女各期心理保健　社区妇女青春期、围婚期、孕期、产褥期、围绝经期等时期生理、心理常发生明显变化，应做好特殊时期保健，提供科学、专业的指导，帮助她们顺利度过特殊阶段。

3. 妇女常见病、多发病的防治　定期开展社区妇女常见病及恶性肿瘤的普查工作，一般每1～2年普查一次。根据普查结果制定预防及治疗措施和定期体检计划，宣传具有针对性的预防保健措施，降低发病率，提高治愈率，做到早发现、早诊断、早治疗，保障妇女健康。

4. 做好妇女劳动保护　职业环境中不少因素会影响妇女的生殖功能，甚至会间接影响胎儿和婴儿的健康。因此要根据《女职工劳动保护规定》（见附录四）等法规依法做好妇女劳动保护工作。

（三）社区妇女保健的意义

社区妇女保健是社区卫生服务工作的重要组成部分。通过积极的普查、预防保健、监护和治疗措施，开展以维护生殖健康为核心的贯穿妇女各个特殊时期的各项保健工作，降低孕产妇及围生儿死亡率，减少患病率和伤残率，控制某些疾病及遗传病的发生，控制性传播疾病，从而促进妇女身心健康。

二、不同时期妇女的特点

女性从胎儿形成到衰老，是一个渐进的生理过程，也是下丘脑－垂体－卵巢轴功能发育、成熟和衰退的过程，受遗传、环境、营养等因素影响，存在着个体差异。按年龄及其生理特点主要划分为青春期、围婚期、孕期、产褥期和围绝经期等几个阶段，但并无明显的界限。

（一）青春期的特点

青春期是由儿童期发育到成年期的过渡时期，是个体生长发育的第二个高峰，此阶段生殖器官、内分泌、体格逐渐发育至成熟。WHO 规定青春期为 10～19 岁。进入青春期的年龄因人而异，女性青春期在 10～14 岁开始，至 17～18 岁结束。进入青春期后，出现的主要变化有：

1. 第一性征的变化（生殖器官发育） 在促性腺激素作用下，卵巢增大，卵泡开始发育和分泌雌激素，生殖器从幼稚型变为成人型。阴阜隆起，大、小阴唇变肥厚并有色素沉着；阴道长度及宽度增加，阴道黏膜变厚并出现皱襞；子宫增大，尤其宫体明显增大，子宫体与子宫颈的比例为 2:1，输卵管变粗，弯曲度减小，黏膜出现许多皱襞及纤毛；卵巢增大，皮质内有不同发育阶段的卵泡，致使卵泡表面稍呈凹凸不平。此时虽已初步具有生育能力，但整个生殖系统的功能尚未完善。

2. 第二性征的出现 在性激素的作用下，女性开始出现第二性征。最早出现的女性特征是乳房发育，一般在 10～11 岁乳房开始发育，乳头下出现硬结并有轻度胀痛感，乳头增大，周围出现乳晕并有色素沉着；腋毛、阴毛出现；皮下脂肪增多，主要分布于肩、胸、臀部，出现女性特有的体征，呈现女性特有的三围曲线；音调开始变高。

3. 体格发育 在激素作用下，体格迅速生长发育，体重和身高迅速增加，各系统和内脏发育也很快，生理功能增强。

4. 月经来潮 女性第一次月经来潮称为月经初潮，月经初潮是青春期开始的一个重要标志。月经初潮平均晚于乳房发育 2.5 年时间。月经来潮提示卵巢分泌的雌激素足以使子宫内膜增殖，雌激素达到一定水平且有明显波动时，引起子宫内膜脱落即出现月经。由于此时中枢对雌激素的正常反馈机制尚未成熟，即使卵泡发育成熟也不能排卵，故月经周期常不规律，经 5～7 年建立规律的周期性排卵后，月经才逐渐正常。

5. 心理特点 此期处于半幼稚、半成熟、独立性和依赖性并存、变化多端的时期，青春期女性发生较大心理变化，出现性意识，情绪发生明显变化，容易出现情感多变、情绪不稳定或易激动等特点。

6. 营养需求 此期生长发育迅速，充分合理的营养是生长发育的物质基础，对各种营养素的需求高，每日需摄入足够的碳水化合物。需要摄入丰富的钙，如每天摄入一定量的奶类和豆类食品以满足骨骼发育。女性缺铁性贫血比较普遍，还要注意摄入含铁丰富的食物，增加维生素 C 的摄入，以促进铁的吸收。

（二）围婚期的特点

围婚期指女性从婚前择偶、确定婚姻对象到婚后受孕为止的一段时期，包括婚前、新婚以及孕前 3 个阶段。围婚期保健是指围绕结婚前后，为保障结婚双方及其后代健康所进行的一系列保健服务措施，包括婚前医学检查、婚前保健指导及生育保健指导。

1. 生理特点 此期女性的内生殖器官已经发育成熟，建立规律的月经并有周期性排卵，生殖器官及乳房在卵巢分泌的性激素作用下发生周期性变化。

2. 心理特点 此期心理发育趋向定型化，形成独特的人格特征。伴随青年女性步入社会，要经历择偶、恋爱、预备结婚的过程，对婚姻和家庭的向往，婚后夫妻双方要承担婚姻和家庭的责任，使得围婚期女性存在特殊的生理、心理和社会问题。

3. 营养需求特点 在经历生长发育旺盛的青春期后，食欲和食量都有所减少，活动量也有所减少，热量的需求相对降低。可根据劳动强度供给热能及营养素，以保证身体所需营养素的充足。

（三）孕期的特点

妊娠指胎儿在母体内发育成长的过程，从卵子受精开始至胎儿自母体娩出为止，共 40 周。孕期就是女性从怀孕到生产前的一段时期。孕期虽然相对短暂但女性却要经历早期、中期、晚期妊娠 3 个重要阶段，是女性生理、心理变化较大的时期。

1. 生理变化 此期女性全身各系统发生重要的变化。特别是生殖系统的变化最大，子宫体积逐渐增大，容量由非妊娠时约 10 ml 或更少，增加至妊娠足月子宫内容物约 5000 ml 或更多，增加数百倍；循环系统平均增加 1450ml，出现血液稀释，导致生理性贫血；乳腺增大，充血明显；其他如呼吸、消化、内分泌系统也都发生重要变化。

2. 营养需求特点 孕期能量及各类营养素的供给是否充足，直接影响胎儿的正常生长发育及母亲健康。由于胎儿各阶段的生长速度不同，妊娠各期所需能量及营养素也不同，胎儿所需的各种营养素均由母体提供，孕妇对大多数营养素需要都增加。孕妇饮食原则以高蛋白、高维生素、含矿物质丰富的食物为主。膳食中应注意在肉类食品中选用肝、瘦肉、蛋黄以增加铁的摄入量，同时多食用含维生素 C 的食物，以促进铁的吸收，选用奶类及奶制品补充钙的需要。

3. 心理反应特点 孕期常见的心理反应主要有：惊讶和震惊、矛盾心理、接受心理（胎儿逐渐长大，孕妇开始感觉胎动，接受孩子的存在）、情绪不稳定、内省（喜欢关注自己的穿着、体重、三餐等，作好迎接生命到来的准备）。孕晚期的孕妇对初为人母、胎儿能否顺利分娩、孩子的健康等问题的担忧，使孕妇表现出一定程度的焦虑和恐惧。

（四）产褥期的特点

1. 生理变化

（1）生殖系统的变化 产褥期母体的变化以生殖系统最为显著，尤以子宫变化最大。子宫复旧是在胎盘娩出后子宫逐渐恢复至未孕的全过程，一般为 6 周。其主要变化为宫体肌纤维缩复和子宫内膜的再生，同时还有子宫血管变化、子宫下段和宫颈的复原等。

（2）乳房的变化 产后乳房的主要变化是泌乳。妊娠期孕妇体内雌激素、孕激素、胎盘生乳素升高，使乳腺发育及初乳形成。胎盘娩出后，进入以自身乳汁哺育婴儿的哺乳期。母乳喂养对母儿均有益处。初乳及成熟乳均含大量免疫抗体，有助于新生儿抵抗疾病的侵袭。母乳中还含有矿物质、维生素和各种酶,对新生儿生长发育有重要作用。鉴于多数药物代谢后可进入乳汁,故哺乳期产妇用药时,须考虑该药物对新生儿有无不良影响。

(3)循环系统及血液的变化 子宫胎盘血循环终止且子宫缩复,大量血液从子宫涌入产妇体循环,加之妊娠期潴留的组织间液回吸收,产后 72 小时内,产妇循环血量增加 15%~25%,应注意预防心衰的发生。循环血量于产后 2~3 周恢复至未孕状态。

(4)消化系统的变化 妊娠期胃肠蠕动及肌张力均减弱,胃液中盐酸分泌量减少,产后需 1~2 周逐渐恢复。产褥期活动减少,肠蠕动减弱,加之腹肌及盆底肌松弛,容易便秘。

(5)泌尿系统的变化 妊娠期体内潴留的大量水分主要经肾排出,产后 1 周内尿量增多。妊娠期发生的肾盂及输尿管扩张,产后需 2~8 周恢复正常。在产褥期,尤其在产后 24 小时内,由于膀胱肌张力及对膀胱内压的敏感性降低,加之外阴切口疼痛、不习惯卧床排尿、器械助产、区域阻滞麻醉等,均可能导致尿潴留的发生。

(6)内分泌系统的变化 产后雌激素及孕激素水平急剧下降,至产后 1 周时已降至未孕时水平。胎盘生乳素于产后 6 小时已不能测出。催乳素水平因是否哺乳而异,吸吮乳汁时催乳素明显增高。月经复潮及排卵时间受哺乳影响。哺乳产妇的月经复潮延迟,有的在哺乳期间月经一直不来潮,平均在产后 4~6 个月恢复排卵。

(7)腹壁的变化 妊娠期出现的下腹正中线色素沉着,在产褥期逐渐消退。初产妇腹壁紫红色妊娠纹变成银白色陈旧妊娠纹。腹壁皮肤受增大的妊娠子宫影响,部分弹力纤维断裂,腹直肌出现不同程度分离,产后腹壁明显松弛,腹壁紧张度需在产后 6~8 周恢复。

2. 营养需求 产妇在产褥期及哺乳期所需的热量和营养成分较孕期高,乳汁中的蛋白质、脂肪酸、维生素和各种无机盐如钙、铁、硒、碘等主要靠母亲摄入来维持。但应注意产妇营养过剩也可造成产后肥胖。产妇营养供给原则:①每天摄入的总热量不低于 12 550 kJ;②提供足够的蔬菜、水果及谷类;③控制总脂肪摄入,脂肪提供的热量占总热量的 25%,每天胆固醇的摄入量应低于 300mg;④补充足够钙、铁、硒、碘等必需的无机盐类,多食肉汤、鱼汤等。

3. 心理变化 产褥期妇女的心理感受各有不同,有的产妇精力充沛、情绪高涨、兴奋、充满幸福满足感,有的产妇则表现出不同程度的焦虑、抑郁、悲观等不稳定情绪。产后要经历一个从妊娠、分娩期到新生儿诞生、接纳新成员、新家庭的心理调适过程。此过程可分为 3 个时期,即依赖期、依赖-独立期、独立期。在依赖期,产妇渴望得到丈夫及家人的关心和专业人员的指导;在依赖-独立期,产妇表现出较多独立行为,在此期间也容易产生压抑,渴望他人的关心、指导和交流,应更多地给予信息、情感和物质支持,帮助其尽快进入独立期,完成心理调适的过程。近年来,产后抑郁症的发生率在不断增加,应引起重视。产后抑郁症是分娩后常见的一种心理障碍,一般在产后第 1 天至第 6 周之间发生,而产后第 1~10 天被认为是发生产后抑郁症的危险期。其特征包括:注意力无法集中、健忘、心情不平静、时常哭泣或掉泪、依赖、焦虑、疲倦、易怒暴躁、无法忍受挫折、负向思考方式等。

（五）围绝经期的特点

WHO将卵巢功能衰退直至绝经后1年内的时期称为围绝经期。

1. 内分泌改变 由于卵巢功能的减退，雌激素的分泌量逐渐减少，不足以对下丘脑发挥负反馈作用，垂体分泌大量促性腺激素，血液中促性腺激素水平增加，使正常的下丘脑－垂体－卵巢轴之间平衡失调，从而出现一系列自主神经功能失调的症状。同时垂体促性腺激素及促肾上腺皮质激素也相应增多，可导致甲状腺、肾上腺皮质功能亢进。

2. 生殖系统变化 主要为子宫缩小、子宫内膜萎缩、阴道缩窄变短等。外生殖器的变化主要表现为阴毛稀疏、脱落，阴阜及大小阴唇呈萎缩状。

3. 月经改变 开始表现为无排卵性月经。整个月经周期受雌激素水平下降的影响，月经周期不规则、经期持续时间长、月经量时多时少。当雌激素的量不足以刺激子宫内膜生长以致脱落时，月经即停止来潮。当月经自然停止1年以上时，即为绝经。

4. 血管舒缩症状 潮热、心悸、头昏、手足发麻、冷，每月数次或数十次，发作多在午后、黄昏或夜间，还可伴有头晕、耳鸣等。其中，潮热、出汗为雌激素降低的典型症状。其特点为反复出现的短暂的面部、颈部及胸部皮肤发红，伴有潮热，继之出汗，持续时间长短不一，严重者可影响妇女的工作、生活和睡眠。

5. 营养需求特点 女性营养需要控制总热能，保证优质蛋白质的摄入，限制脂肪摄入，特别是动物脂肪，防止发生高脂血症和动脉粥样硬化。

6. 精神状态和心理状态的改变 围绝经期女性随着内分泌环境的改变，会出现一系列自主神经功能紊乱的症状，常表现为精神状态和心理状态的改变。在情绪改变及神经衰弱症状方面有两种类型。①兴奋型：情绪烦躁、易激动、注意力不集中、失眠、多疑、情绪波动较大；②抑郁型：烦躁、焦虑、内心不安、记忆力减退、缺乏自信、自我封闭、内心有挫败感和自罪感，严重者甚至发展为抑郁性神经官能症。

7. 其他改变 由于雌激素水平的下降，围绝经期女性还可因骨质吸收增加，骨量快速丢失而出现骨质疏松。

三、不同时期的妇女保健与护理

☞ 考点：
青春期保
健指导

（一）青春期保健

1. 合理的饮食指导

（1）合理搭配膳食 食物应多样化，营养素的供给必须满足青春期少女的生长发育需求，主副食、荤素、粗细搭配，使食物营养达到互补作用的最佳效果。

（2）注意三餐热量的合理搭配 早、中、晚的热量分配3：4：3较为合理。

（3）养成良好的饮食习惯 避免养成挑食、偏食、少食、暴饮暴食等不良习惯，反对过分节食，保证体格的健康发育。

2. 做好经期卫生 经期应勤洗会阴部，勤换卫生巾，不宜盆浴、坐浴、游泳、阴道冲洗等，不宜做妇科检查。经期禁止性交，以防上行感染。避免重体力劳动，注意保暖，不宜洗冷水浴。不食用刺激性食物。记录月经量、颜色，以便及时发现异常情况。

3. 建立健康的生活方式　培养良好的生活习惯，起居规律，早睡早起，保证充足的睡眠。合理安排工作、学习和生活，加强体育锻炼，增强体质。不吸烟、不饮酒。

4. 做好青春期性教育，养成心理卫生与健康行为　青春期是对性的迷茫时期，也是个体观念形成的关键时期和快速发展期。家长、教师与学生要保持良好的沟通，并创造良好的家庭、学校、社会氛围，形成正确的性观念。解除对性发育的神秘感和对月经来潮的恐惧，指导其与异性正确交往，增强其对心理卫生和健康行为的正确引导和教育，培养自尊、自强、自爱、自信的优良品质。

5. 培养学习能力、完善人格　青春期是自我意识完善，独立人格形成的时期。家庭和学校要让青春期少女与社会有适度的接触，逐渐形成良好的道德标准和价值判断体系。

（二）围婚期保健

1. 配偶的选择　择偶除考虑感情基础外，还应以科学的态度对待，要考虑遗传因素、健康因素和适宜年龄等其他因素的影响。《婚姻法》明确规定：直系亲属和三代以内的旁系血亲（三代以内有共同祖先）禁止结婚。

2. 婚前检查　通过婚前检查了解男女双方的生理条件、个人患病史、家族史及一些全身和专项检查，以确定有无影响结婚和生育的疾病，以避免不适当的婚配，防止遗传性疾病在后代中延续。婚前检查时，应注意对未婚女性的检查须取得受检者的同意，给予保密，对已怀孕者应根据对象的年龄、健康等具体情况区别对待，发现有影响婚育的疾病时应慎重处理等。婚前检查的内容主要有以下几个方面：

（1）询问健康史　包括与婚育密切相关的遗传性疾病、生殖器官感染性疾病、精神疾病、智力发育障碍、双方的患病史、近亲婚配史、女方月经史等。

（2）体格检查　包括全身一般检查、第二性征及生殖器检查。

（3）实验室检查　包括胸部 X 线片、血细胞和尿液分析、肝功能、肝炎抗原抗体、阴道滴虫和真菌等检查。

3. 选择最佳生育年龄和适宜的受孕时机　生理学研究表明，女性生殖器官一般在 20 岁以后逐渐发育成熟。从医学角度，女性最佳生育年龄在 25～29 周岁，男性最佳生育年龄在 25～30 周岁。指导夫妻双方选择最佳的受孕时期，如适宜年龄、最佳的状态、良好的社会环境等，减少高危妊娠和高危儿的发生，确保优生优育。最佳的受孕时机一般选择在夫妻双方身体状况良好的前提下，考虑家庭的经济状况，注意怀孕前工作与生活的环境，避免接触有害物质，如放射线、化学物质、致畸或致突变的药物等。如有接触，应与有害物质隔离一段时间再受孕；服用避孕药物者，应先停服药物，改用工具避孕半年后再受孕为宜。此外，孕前保持愉悦的心理和情感状态，也有利于受孕和胎儿的健康发育。

4. 计划生育的咨询与指导　计划生育是控制人口数量，提高人口素质，使人口增长与经济、资源和社会发展相适应的有效措施。计划生育措施主要包括避孕、绝育及避孕失败的补救措施。社区护士须根据夫妇对避孕及生育的要求，在知情同意的前提下，指导夫妻双方采取合适、简单且不影响生育能力的避孕、节育措施；发放计划生育药具；对已经施行避孕、节育手术者应提供相关咨询并随访。

（1）常用的节育技术　①输卵管结扎：是一种比较安全且永久的节育措施。该技术不影响机体的生理功能，但具有创伤及不可逆性。②输精管结扎：是一种通过切断精子向体外运行通道，从而达到避孕目的的手术。③放置宫内节育器：宫内节育器是一种放置在子宫内的避孕工具，通常以不锈钢、塑料或硅橡胶等材料制成，一次放置可连续使用 5～10 年，甚至更长时间，避孕有效率较高。其缺点包括月经量增多，经期延长或不规则出血等。

（2）常用的避孕技术　①避孕药：大部分避孕药可靠性较高，短效口服避孕药的避孕有效率甚至可达到 99% 以上。服药初期，少数人可能出现胃肠道副作用，如恶心、呕吐等，随着时间的推移，症状可消失。避孕药宜保存在儿童不易拿到的地方，并置于阴凉干燥处。避孕药必须按规定服用，否则，会导致避孕失败。口服紧急避孕药是在没有采取避孕措施的性行为之后的 72 小时之内服用，可防止排卵和受精卵着床，其有效率可达 75% 以上。②皮下埋植剂：是一种安全、可靠的长效避孕剂，一次植入可避孕 5 年。皮下埋植剂是在局部麻醉下，将软管植入手臂皮下，让其缓慢地释放出合成孕酮的一种避孕方法。③外用避孕工具与外用避孕药：有外用避孕药膜、避孕药膏、避孕栓等，其优点是简便、安全、有效、经济，不影响双方性快感，不干扰内分泌功能。④安全期避孕：是指在每个月经周期中的"能孕期"内避免性生活，从而达到避孕的一种手段。⑤男用避孕套：又称阴茎套，是一种男用的避孕工具。避孕套的避孕有效率较高，只要坚持使用，并掌握正确的使用方法，其避孕有效率可达 93% 以上。⑥女用避孕套：简称阴道套，是一种新型屏障避孕用具，比男用避孕套稍大，是由一个带有 2 个环的宽松袋状物构成，其外环固定在开口处，内环放置于套内，均有少许硅油润滑剂。这种避孕方法可由女方掌握，使用时较主动，避孕效果同男用避孕套，也可预防性传播疾病。

☞ 考点：
常用的节
育及避孕
技术

（三）孕期保健

1. 建立孕妇保健手册，做好孕期管理　社区护士要对早孕妇女建立围产保健手册，了解孕妇的基本健康状况和生育状况，为孕产妇及其家庭提供卫生、营养、心理等方面的指导与咨询；孕妇入院分娩时将围生保健手册交妇产科，出院时应将分娩及产后母婴情况记录在册，以便安排产后访视并建立新生儿管理卡片。

2. 孕期保健　目的是加强母婴监护，预防和减少孕产期并发症，确保孕妇和胎儿在妊娠期间的安全和健康。

（1）孕早期保健　孕早期是胚胎、胎儿分化发育最关键阶段，易受外界因素及孕妇本身疾病的影响，是胎儿畸形或流产的高发期。此期应初检筛查高危妊娠，避免接触有害化学物质、放射线等。保健内容包括：①在准备怀孕前 3 个月至停经后 3 个月内，作好产前筛查。服用叶酸片，停经后 3 个月内要到医院做孕期检查，建立孕产妇保健手册。②有不良生育史、遗传病家族史、严重内外科疾病史、年龄≥35 岁者，应到医院咨询，做好产前诊断。

（2）孕中期保健　应加强胎儿 B 超监测，监测胎儿生长发育各项指标（双顶径、股骨、胎心及胎盘功能等）。注意加强营养，适量补充铁、锌、钙以及维生素等营养物质。保健内容包括：①定期做产前检查，每 4 周一次。②参加孕妇学校，增加孕期相关知识。③衣着宽大舒适，乳房要用宽松的乳罩托起，不宜束胸、束腹或穿高跟鞋。④性生活应节制，动作宜轻。有流产、早产史及宫颈松弛症者禁忌性生活。⑤预防贫血和缺钙，从孕20周起，在医生指导下服用铁剂和钙剂。⑥适当户外活动，保证有足够的休息和睡眠，避免进行蹲式活动和攀高，防止冲击腹部。

（3）孕晚期保健 孕晚期是营养补充的关键时期，此期胎儿发育最快、体重明显增加，应适当增加高热量、高蛋白、维生素、矿物质（钙、铁、锌、硒）的食物。保健内容包括：①产前检查，孕28～36周每2周1次，36周后每周一次。如发现异常情况，应及时去医疗保健机构检查。②保证充足的睡眠，每天8 9小时，采取左侧卧位，以增加子宫的血流量，有利于胎儿生长发育。③注意个人卫生，勤换衣裤，勤洗澡，避免盆浴。④禁止性生活，以免发生早产和感染。⑤监测胎儿情况，每天定时数胎动，每周测量体重。⑥出现以下情况应立即去医院检查：严重头痛、浮肿、视力模糊；严重而持续的下腹痛；阴道流血、流水；血压≥140/90mmHg；胎动减少、消失或异常频繁。

☞考点：孕晚期的保健指导

3. 分娩期保健 分娩期保健目的：确保分娩顺利，母儿安全，给予母亲生理上、心理上和精神上的帮助和支持，缓解疼痛和焦虑。此期应评估产妇的潜在危险因素，缓解产妇的紧张情绪和精神负担，保证正常进食、喝水及休息，顺利度过分娩期。经评估为高危产妇的应提前联系医院，保障安全。

4. 哺乳期保健 哺乳期指产妇用自己的乳汁喂养婴儿的时期，纯母乳喂养6个月，加辅食后继续母乳喂养到1岁。近年来，国际上将保护、促进和支持母乳喂养作为妇幼保健工作的重要内容，因此，哺乳期保健的主要目的是促进和支持母乳喂养。哺乳期应注意评估：①定期访视，评估母亲身心康复情况及母婴关系。②评估母乳喂养，重点了解哺乳次数、是否按需哺乳、观察哺乳的姿势、并给予正确指导。③评估婴儿生长发育情况如婴儿体重增长、大小便次数及性状、婴儿睡眠等。④评估家庭支持系统，完善家庭功能。

（四）产褥期保健

产褥期保健的重点是预防产后出血、感染等并发症的发生，促进产妇产后生理功能的恢复。

1. 产褥期保健内容

（1）环境 室内环境要整洁、安静、舒适，保持空气流通，冬天室内温度应保持在18～22℃，夏天室内温度保持在25～28℃。亲朋好友不宜过多探视，以免造成室内空气混浊，病毒传播，影响母婴健康；同时需保证环境安静，利于产妇休息。

（2）适当活动 提倡产后早期活动，自然分娩的产妇生产当天即可下床活动；剖宫产产妇术后6小时可翻身，活动应循序渐进。产褥期应避免负重、下蹲、提重物及长久站立等动作，防止子宫脱垂。

☞考点：产褥期保健内容

（3）个人卫生 保持外阴部清洁，每天温热水清洗外阴2次，经常更换卫生巾；勤换内衣裤及被褥；坚持早晚刷牙，进餐后漱口，保持口腔清洁；饭前便后和喂奶前要洗手。

（4）合理营养 产后1～2天内以清淡、质软饮食为主，以后逐渐过渡到正常饮食；主食应多样化，粗细搭配，多吃新鲜蔬菜和水果；增加动物蛋白的摄入，如禽、肉、鱼、蛋等；尽量少吃易活血的食物，如桂圆、人参等；哺乳期间少食含麦芽等易回奶的食物，如麦乳精、麦片等。

（5）乳房护理　保持乳头清洁，每天用清水轻轻擦洗乳头和乳晕，切忌用肥皂或酒精擦洗；要佩戴合适的乳罩以托起胀大的乳房，改善乳房的血液循环。

（6）性生活和产后检查指导　产褥期应禁止性生活；产后42天母婴应去医院进行检查，产后检查包括产后访视及产后健康检查。应于产妇出院后3天内完成初次产后访视，并于产后14天和28天进行后续访视，如有必要可酌情增加访视次数，了解产妇子宫复旧、会阴切口或剖宫产切口愈合情况，检查乳房及母乳喂养情况及孕产妇的饮食、休息、婴儿的健康状况等，及时给予正确指导和处理。健康检查包括全身检查和妇科检查，同时给予计划生育指导，使夫妇双方知情、选择适宜的避孕措施。

2. 母乳喂养指导　①告知孕产妇及家人母乳喂养可促进母婴健康，母乳对母婴的好处。②将母乳喂养的好处及有关问题的处理方法告诉孕妇。③帮助产妇在产后半小时内哺乳，指导如何喂奶，以及在与婴儿分开的情况下如何保持泌乳。喂奶时采用舒适的体位，让孩子把整个乳头和大部分乳晕含进嘴中；每次哺乳需两侧乳房交替喂哺。④除母乳外，禁止给新生儿喂任何食物和饮料，除非有医学指征。⑤实行母婴同室，使母亲与婴儿一天24小时在一起。⑥鼓励按需哺乳。⑦不给母乳喂养的婴儿吸吮橡皮乳头或使用奶头做安慰物。

☞考点：
母乳喂养
指导

（五）围绝经期保健

1. 加强健康教育　①对围绝经期妇女提供健康教育：通过各种形式的健康教育使其了解到此期是一个正常的生理阶段，正确认识由于卵巢功能衰退而产生的生理、心理变化以及常见症状，做好自我调节。同时加强对常见病早期症状的识别，普及防治知识。②对家属提供健康教育：社区护士应让围绝经期妇女家属也具备有关围绝经期的知识，使其了解女性围绝经期内分泌改变带来的不适。谅解其出现急躁、发怒、焦虑、忧郁等消极情绪，避免发生冲突，并提供精神心理支持。

2. 提倡科学健康的生活方式　如注意合理营养、养成良好的饮食习惯；参加力所能及的体力和脑力劳动、坚持适当的体育锻炼及娱乐活动，保持工作生活规律有序、劳逸结合；注意个人卫生，保持皮肤及外阴的清洁，预防泌尿生殖道感染，培养良好的生活行为习惯。

3. 营养与饮食健康　围绝经期妇女应控制热能摄入，限制高脂肪、高胆固醇食物；多食水果、蔬菜以及富含钙、维生素D和蛋白质的食物，适量补充钙剂；每天食盐控制在3~5g。

4. 指导正确用药　社区护士要让需要使用雌激素治疗的围绝经期妇女了解用药目的、剂量、用法及可能出现的副作用，保证科学合理使用。对长期使用雌激素治疗者进行监督，以防不良反应发生。

5. 避孕指导　该期妇女仍有可能排卵，必须坚持避孕。可选简单、安全的避孕措施如安全套、外用避孕药膜等，对已放置宫内节育器者可继续使用，于绝经后1年取出，45岁以后禁用或慎用口服避孕药。

6. 预防围绝经期妇女常见疾病　围绝经期妇女心理、生理发生较大变化，易发生泌尿生殖系统、心血管系统、骨骼系统等多系统疾病，同时此期也是女性常见恶性肿瘤的好发时期，应定期体检，每年至少一次妇科检查，有选择地进行宫颈细胞学检查、超声检查及血、尿或内分泌检查等，以便早期发现疾病。应学会自我监测如自查乳房，至少每月一次，如发现肿块，应及时就诊。定期测量体重，超过标准体重时应注意合理饮食、增加运动量，不明原因的消瘦亦应引起重视。

第三节　社区中年人的保健与护理

一、概述

（一）社区中年人保健的概念

2000 年联合国世界卫生组织经过对全球人体素质和平均寿命的测定，确定中年人的标准为 45～59 岁。我国根据民族、地域、社会状况、人的身体状况及人口年龄构成现状将中年期定为 35～59 岁。社区中年人保健是以社区中年人为对象，维护和促进中年人健康为目的，以保健为中心，预防为主、防治结合，开展以中年人健康为核心的保健工作。

（二）社区中年人保健的基本任务

1. 实行中年人健康管理　普及中年人生理、心理保健知识，实行系统管理，防治并发症，组织开展健康体检活动。

2. 常见病、多发病的普查防治　定期进行社区中年人常见病、多发病的普查防治，调查分析发病原因，制定预防保健措施。

3. 开展保健咨询　开展中年人保健咨询工作，帮助中年人正确认识和对待自身的生理、心理问题，促进身心健康发展。

4. 开展健康教育　指导中年人树立正确的健康的价值观，改变不良生活行为，倡导科学、健康的生活方式。

（三）社区中年人保健的意义

1. 引导中年人重视心身健康　中年期是青年期向老年期的过渡时期。此期他们既要抚养和教育后代，还要赡养和照顾父母，是人生最繁忙、负荷最重的时期，也是人体过渡到逐渐衰老的转折期。然而，很多中年人不重视或不了解中年时期身心的变化，他们的健康也很容易被忽视，因此需要全社会，特别是社区护理工作者担负起中年人群的社区保健任务。

2. 对社会经济发展的影响　从社会学的角度来看，中年人需要承担重要的社会角色，他们在经济、政治、教育、军事等方面都占有一定的比例且参与相当一部分的决策，对整个社会的经济发展起着至关重要的作用。这个时期的心身变化非常重要，可影响整个社会群体。

3. 满足中年人对生活质量提高的需要　中年期是健康保健的关键时期，影响着年老后的生活质量。中年人生活质量的提高需要调整自己的生活以满足各种生理的需要，调整自己的心态，接受社会地位及角色的改变，稳固和完善各种社会关系，灵活地处理各种矛盾及冲突，适应家庭生活、工作和人际关系的变化等。

二、中年人的特点

（一）中年人的生理特点

人到中年后，一方面是稳定而健全的时期，另一方面又进入了生理的衰退期，会逐渐出现一系列形态结构和生理功能方面的退行性改变，主要表现为人体器官和组织的萎缩、实质细胞总数减少及各种生理功能减退等，导致相应的功能下降。主要的变化具体如下。

1. 形态方面的变化 中年以后，身体外形的改变最为明显。①骨密度降低、肌力减弱及关节软骨再生能力缺乏，出现驼背和身高降低；②中年人活动和运动量不足，过剩的热量积聚于体内，常导致发胖、脂肪堆积；③皮肤失水、弹性组织减少、皮下脂肪萎缩，面部最早出现皱纹；④易出现脱发、白发，甚至秃顶。

2. 神经系统 随着年龄的增长，中年人脑组织会出现一系列的变化，主要表现为脑组织各种营养的含量减少及运输功能下降，脑组织代谢产物增多，发生脑萎缩和脑动脉硬化。由于脑组织的退行性变化，神经传导减慢，反应速度和能力减退。中枢抑制作用逐渐减弱，睡眠时间逐渐减少并且易醒。

3. 心血管系统 中年期血管壁弹性下降，外周血管阻力增加，心脏负荷增大，血液中胆固醇含量增加，对血压的反射性调节能力减退，易出现高血压、冠心病、脑血管病等。过重的体力负荷或高度的精神紧张，易致心肌耗氧量过度增加，冠状动脉供血不足，可能出现心律失常甚至猝死。

4. 呼吸系统 随着年龄的增长，人体肺泡和小支气管的口径逐渐扩大，肺扩张能力和肺组织弹性下降，肺活量明显减少，呼吸肌肌力下降，呼吸运动功能降低。因此中年人活动后会出现气促、气喘等现象，且易患慢性支气管炎、支气管扩张、肺气肿等疾病。

5. 消化系统 步入中年后，消化功能明显减退，胃酸、胰液等消化液的分泌明显减少，其所含消化酶的有效成分也减少，且由于工作繁忙、饮食不规律及各种应酬，容易患胃炎、胆囊炎、胰腺炎等各种消化系统疾病。同时，活动量不足、基础代谢率下降及胰岛功能减退，胰岛素分泌减少，导致血糖易升高，糖尿病的发病率明显增高。

6. 泌尿系统 进入中年期后，肾单位数目减少，肾血管硬化，肾小球滤过率下降，肾小管的浓缩和稀释功能减退，导致尿液稀释及夜尿增多。肌肉张力减低及膀胱容量减少使膀胱排空能力下降，残余尿增加，尿路感染机会增加。中年人对尿道括约肌的控制力减退，尿失禁现象增加。

7. 生殖系统 女性从 45～50 岁卵巢开始萎缩，月经逐渐失调，出现围绝经期的表现。此后，月经完全停止，生育能力丧失。男性 40 岁以后睾丸功能开始衰退，生殖能力相应下降，在 55～65 岁时也可能出现男性更年期的表现，但症状较轻，发生率较低。

8. 其他感官 中年人各种感觉器官的功能均可发生退行性变化，如视力、听力、嗅觉等均有不同程度的改变。①40 岁以后，视力逐渐减弱，可出现远视眼、青光眼和早期白内障；②听觉、嗅觉及触觉功能在中年早期仍能维持较好水平，敏感性逐渐降低。听觉、嗅觉在 50 岁以后开始下降，皮肤触觉在 55 岁以后明显迟钝。

（二）中年人的心理特点

中年期是一个人个性心理最成熟的阶段，但也是心理压力最大、负荷最重的阶段。每个人的心理状况因人而异，中年期的心理变化主要具有以下特点。

1. 成熟和稳重　中年时期，智力的发展和知识的积累都达到了较高的水平，思维更具逻辑性、深刻性，有独立思考和解决问题的能力。情绪趋于稳定状态，行为成熟，遇事冷静、稳重，善于控制自己的情绪，是发挥创造力、事业上多出成果的阶段。

2. 个性稳定和意志坚定　人到中年，其稳定的个性表现出每个人有自己的风格，自我意识明确、信念坚定，能以自己独特的方式建立稳定的社会关系；了解自己的能力和所处社会地位，善于决定自己的言行，在调节个人活动方面更为自觉和妥当，有利于困难的克服和目标的实现。

3. 心理冲突和困扰频发　中年期由于体力的逐渐衰退及智力的持续增长，往往会出现一系列的心理变化，如高度社会责任感与心有余而力不足的无奈，希望健康与忽视疾病的困扰，随波逐流与渴望保持独立个性等诸多矛盾。中年期处于矛盾的中心，会遇到工作、家庭生活等方面的诸多问题。若不能正确处理这些矛盾，便会导致多种心理冲突及困扰的发生，表现出精神紧张、焦虑、烦躁、忧郁、睡眠差等。

三、中年人的保健与护理

（一）膳食营养保健

1. 适当的热量摄取　中年人由于代谢的降低及活动量的减少，摄入的热量也应适当地减少。一般从 25 岁开始，人的基础代谢率每 10 年减少 2%，到 40～50 岁时，热量的摄入应逐渐减少 6% 左右。糖类是易吸收的高热量食物，要严格限制糖类的摄入；脂肪的摄取应占总热量的 20%～25%，限制在 50g/天左右为宜，动物性脂肪与植物性脂肪摄入之比应为 1:1～2。糖类和脂肪摄取过多，运动不足易产生心脑血管病。

2. 合理搭配，注意酸碱平衡　保证各种营养素包括碳水化合物、脂肪、蛋白质、纤维素、矿物质等的摄入平衡，做到荤素搭配、品种多样化，达到合理的营养。此外，饮食宜适当偏碱，常吃蔬菜、水果、豆类、奶制品等，保持体内酸碱平衡，对于维持健康减少疾病是非常重要的。

☞ 考点：中年人膳食营养保健

3. 注意各种微量元素的摄入　中年人的一些常见病与缺乏微量元素有关，如钙、磷、镁等是骨骼和牙齿的重要成分，摄入不足可引起中年期的骨质疏松症。应注意补充含钙、磷、铁、锌、硒等丰富的食物。

4. 保持良好的饮食习惯　中年人由于工作繁忙，生活节奏快，三餐往往没能做到定时定量，导致营养失调。因此，应尽可能保证一日三餐平衡，避免暴饮暴食。此外，注意尽量低盐饮食，限制在 5～6g/天，有高血压家族史的人，最好限制在 2g/天左右。

（二）坚持体育锻炼

1. 中年人体育锻炼的原则　中年人运动应以有氧运动为主，运动时应注意：①逐渐增加运动量，速度和力量要适宜，坚持不懈；②避免运动过量，以不感到疲倦为宜；③心血管疾病者，应在医生指导下根据运动处方来进行锻炼。

2. 几种常用的锻炼方法　①步行：是最基本和简单有效的运动，可以舒缓身心，消除疲劳，加强血液循环，增强消化功能，延缓退化。②跑步：持久性长跑运动，特别适合中年人。跑步对提高心肺功能和加强胆固醇代谢有显著效果，是防治冠心病、高血压病的有效手段之一。慢跑的频率一般在 90～100 步/分钟以内；快跑则在 120～130 步/分钟以上。跑步持续时间以 10～15 分钟/天为宜，以后可逐渐增加到 30～60 分钟/天。跑步距离开始时可为 1～2 km，以后逐渐增加到 5 km、10 km，甚至更长，直到有轻度疲劳感为止。最佳运动强度：每分钟心率 = 170 － 年龄。③太极拳：太极拳的动作柔缓均匀，连贯圆活，是全身性运动，有助于防治神经衰弱和高血压，特别适合有慢性疾患的中年人。此外，适合中年人的运动项目还包括游泳、划船、球类运动、爬山、远足旅行等。

☞ 考点：
中年人常
用的锻炼
方法

（三）纠正不良行为习惯

1. 戒烟、限酒　中年人是吸烟与过量饮酒的主要人群。社区护士在指导戒烟时，可从吸烟的危害着手进行健康教育，使其产生并逐渐强化戒烟动机，动员其家人进行帮助、监督和鼓励。此外，社区护士应指导中年人科学饮酒，说明少量饮酒可增加血液中高密度脂蛋白，减少冠心病的发生。但是过度饮酒，会造成对身体肝、肾、心血管等不利影响。尤其是肝脏，容易引起酒精性肝硬化。

2. 规律生活、劳逸结合　规律的生活，对于中年人来说特别重要，如高血压、神经衰弱、失眠等都与生活不规律有关。长时间工作、处于不良体位、强度过大以及工作中人际关系紧张等都是工作疲劳的原因。社区护士应对中年人进行工作保健指导，强调充分的睡眠与休息是保证健康的重要因素，可通过睡眠消除机体疲劳，调整生理功能，恢复精力和体力。社区护士还应指导中年人养成定时起居，早睡早起，睡前 1 小时左右停止脑力和体力活动，避免饮用浓茶、咖啡和兴奋性药物，保持情绪平静等良好睡眠习惯。

（四）重视定期健康体检

中年人处于各器官及功能衰退的时期，定期进行健康体检，有助于早期发现身体的疾病，及时进行治疗和保健。社区护士应向中年人宣传定期健康体检的重要性，使其充分了解自身的健康状况，做到早预防、早发现、早治疗。

1. 中年人定期健康检查的主要项目　应包括血压测量、眼底检查、血脂检测、尿液化验、心电图、胸部 X 线透视、腹部 B 超、大便潜血检查、肛门指检、防癌检查等。中年女性还应做妇科检查。

2. 中年人自我健康检查须警惕的疾病信号　中年人应当学会对自身健康状况进行监护，及早发现身体状况变化的各种信号，当出现原因不明的疼痛、突然消瘦、长期低热、无原因的出血、突然改变的自我感觉、心脉异常等信号时，应予重视。中年妇女应每月自我检查乳房一次，可早期发现可疑肿块。

（五）更年期保健

无论男女，在中年后期都会进入更年期。女性围绝经期综合征的表现比较明显，男性相对较轻。

1. 妇女围绝经期 见本章第二节详述。

2. 男性更年期 男性一般在55~65岁之间进入更年期，大多数人没有不适感。部分人可出现综合症状，表现为体力、精力不足，思维能力和记忆力减退；对事物缺乏兴趣；还可能出现失眠多梦、抑郁孤僻、不爱活动、容易发怒等症状。更年期应加强自我保健，控制情绪波动，保持乐观，避免过劳。做到起居、饮食有规律，多从事一些自己感兴趣的有益活动，争取家人的关怀。经过一段时间症状大多会逐渐减轻或消失，也可在医生指导下服用一些药物进行调理。

（六）心理保健

1. 正视现实，量力而行 中年是向老年过渡的时期，在生理、心理、运动能力上表现为逐步衰退。在制定生活工作目标时，应将自己的目标同客观现实联系起来，做到合理务实恰当，尽量适应生活中的各种变化。

2. 科学用脑，应对压力 合理用脑会促进大脑思维灵活，但是如果过度用脑易致疲劳，应注意劳逸结合，保持旺盛精力。工作之余，应合理安排时间，根据自己的爱好选择并进行有益健康的活动，以避免持续紧张或过劳。长期持续的压力可使人的血压升高，机体免疫力低下。中年人承受着较多的压力，应学会正确积极应对压力，用正确的思维方法解决社会工作中的各种矛盾，改变生活方式，培养广泛的兴趣，加强自身修养，防止身心疾病。

3. 乐观开朗，控制情感 人到中年，心理已经成熟，性格也已定型，但仍有一定的可塑性。中年人应保持积极的心态，学会疏导不良情绪；重视自身心理素养的不断提高，建立和谐人际关系，以积极、豁达的胸怀面对各种现实状况的改变，尽快适应社会角色的转变；主动参与社会活动，注意接受新知识和新事物，保持心理上的年轻、乐观、开朗和积极。在理智与情感有冲突时，要善于做到通情达理、顺理适情、知情入理，学会调节情理之间的平衡，保持良好的心理状态，做到知足常乐。

知识链接

中年人养生二十诀

测体重；不抽烟；少喝酒；控脂肪；多果蔬；多纤维；多进钙；重淀粉；常吃鱼；少吃盐；少咖啡；少吃糖；多运动；忌乱性；淡名利；择居处；选职业；避车祸；勿自扰；应结婚。

第四节　社区老年人的保健与护理

史女士，70岁，最常做的事就是坐在小公园，望着满园景色发呆，"家里冷清，老伴耳聋。跟他说话也听不清楚。"家里虽有5个孩子，但是只有在周末时间会过来看看。"孩子都忙，我不能拖累他们。"

1. 这位老人存在的护理问题是什么？
2. 社区护士应提供哪些护理措施？

一、概述

（一）老年人的概念

联合国对老年人的划分标准是：发达国家65岁以上者、发展中国家60岁以上者。WHO提出老年期的新标准是：60~74岁为年轻老年人，75~89岁为老老年人，90岁以上为长寿老人或非常老的老年人。我国划分老年期的标准是：60~69岁为低龄老人，70~79岁为中龄老人，80~89岁为高龄老人，90~99岁为长寿老人，100岁以上者为百岁老人。

（二）人口老龄化

人口老龄化简称人口老化，是人口年龄结构的老龄化。它是指老年人口系数（老年人口占社会总人口的比例）不断上升的一种动态过程。导致世界人口趋向老龄化的主要原因有：出生率和死亡率的下降、平均预期寿命的延长。

（三）老龄化社会

联合国对老龄化社会的规定有2种标准：

1. 发达国家标准　65岁及65岁以上人口占社会总人口的7%以上定义为老龄化社会（老龄化国家或地区）。

2. 发展中国家标准　60岁及60岁以上人口占社会总人口的10%以上定义为老龄化社会（老龄化国家或地区）。

按照发展中国家标准，我国已于1999年10月正式宣布进入老龄化社会。《中国人口老龄化发展趋势预测研究报告》指出，我国是世界上老年人口最多的国家，占全球老年人口总量的1/5；重度人口老龄化和高龄化日益突出；且有未富先老等特点。社会人口老龄化也带来了一系列社会问题，如对医疗保健、生活服务的需求增大；社会文化福利事业的发展与老龄化不适应等。

☞考点：
老龄化社会划分标准

二、老年人的生理及心理特点

（一）老年人的生理特点

1. 体表外形变化　皮肤干燥、皱纹多、弹性差、没有光泽，常有老年色素斑及白斑形成；须发变白，脱落稀疏；牙龈萎缩，牙齿松脱；眼睑下垂，眼球凹陷；身高下降，体重减轻等。

2. 各系统功能变化

（1）心血管系统　随着年龄增大，血管壁弹性降低，动脉粥样硬化程度逐渐加重。心脏的改变有4个特点：①心房增大；②心室容积减少；③瓣环扩大；④瓣尖增厚。老年人的心脏功能、血管功能、心血管活动调节功能都有所减退。

（2）泌尿生殖系统　随着年龄增大，肾血管硬化，肾血流量减少，肾小球滤过率下降，肾小管的浓缩与稀释功能减退；膀胱括约肌弛缩无力、膀胱容积变小，因而老年人常出现尿液稀释、尿频或尿失禁现象。老年女性出现阴道变窄、湿润性、弹性及酸性降低，易致感染；子宫颈变小，子宫及卵巢缩小。老年男性由于睾丸萎缩及纤维化，前列腺增生，常出现排尿困难或尿潴留。

（3）神经系统　老年人大脑体积缩小，脑沟增大，脑膜增厚。神经细胞和神经递质减少。因而易出现自主神经功能紊乱，记忆力减退，注意力不集中，甚至发生老年性精神症状和老年性痴呆。

（4）感官系统　老年人视力下降，视野缩小，出现老花眼；眼底血管硬化、视网膜变薄，晶体浑浊，易患白内障、青光眼等眼科疾病。由于听力下降，对高音量或噪音易产生焦虑，常有耳鸣。味蕾的退化和唾液的减少使得味觉敏感性降低。触觉、痛觉、温觉的敏感性均降低。

（5）消化系统　老年人唾液、胃液分泌减少，食欲减退；胆汁、胰液分泌减少，对脂肪的消化能力明显减退；胃肠活动减弱，排空时间延缓，小肠吸收功能减退，肛门括约肌松弛，故易发生消化不良、便秘、大便失禁等。

（6）呼吸系统　老年人呼吸功能减退。肺的弹性降低、肺活量减少、残气量增多；气管黏膜纤毛运动减少，气管分泌物不易排出，易发生肺部感染。

（7）内分泌系统　甲状腺功能、肾上腺皮质功能下降，对胰岛素敏感性降低和葡萄糖耐量减低，下丘脑－腺垂体－性腺系统的活动减弱，性激素分泌减少、性功能失调等。

（8）运动系统　老年人脊柱缩短、椎间盘变薄，故身高变矮；骨密度减小、骨脆性增加，易发生骨质疏松症、骨刺、骨折及骨软；由于骨骼肌萎缩，肌力减退，使功能减退而加速废用；关节腔变窄，滑膜变薄，活动范围缩小，易出现软骨损伤。

（9）免疫系统　老年人的免疫系统功能逐渐减退，免疫监护系统失调，防御能力低下。老年人胸腺萎缩，细胞免疫效应减弱。

（二）老年人的心理特点

随着生理功能的减退，老年人的心理也发生着微妙的变化，表现为某些心理功能或心理功能的某些方面出现衰退。主要表现在以下几个方面。

1. 智力衰退　表现为在限定时间内加快学习速度比年轻人难；学习新东西、新事物不如年轻人，学习易受干扰。

2. 记忆力减退　随着年龄的增长，老年人记忆能力下降且变慢，呈现出有意识记忆为主，无意识记忆为辅；再认能力尚好，回忆能力差；意义记忆完好，但机械记忆差；速度记忆衰退等特征。

3. 思维退化 随着老年人由于记忆力的减退，他们在概念形成、解决问题的思维过程、创造性思维和逻辑推理等方面均有所退化。

4. 人格改变 老年人的人格特征一般稳定多于变化。人格的改变主要表现为过于固执、谨慎、多疑、保守、怀旧、孤独感和焦虑不安等。

5. 情感与意志趋向稳定 老年人的情感和意志过程因社会地位、生活环境、文化素质不同而存在较大差异，老年人的情感活动相对稳定，即使有所改变也不受年龄影响。

老年人的心理变化受诸多因素的影响，主要有：生理功能减退、社会地位的变化、家庭人际关系、疾病等。最常见的老年人心理问题有抑郁、焦虑、孤独、自卑、失落、多疑、空巢综合征及离退休综合征等。

知识链接

老年人心理健康标准界定

老年人心理健康的标准可从以下 6 方面进行界定：

1. 认知正常　是人正常生活最基本的心理条件，是心理健康的首要标准。
2. 情绪健康　愉快而稳定的情绪是情绪健康的标志。
3. 关系融洽　融洽和谐的人际关系有利于老年人心理健康。
4. 环境适应　能调整自己的行为以适应社会、环境和新生活。
5. 行为正常　行为符合年龄特征及各种场合的身份和角色。
6. 人格健全　积极的人生观、坚强的意志、客观的评价事物和自己、各心理特征和谐统一。

（三）老年人的患病特点

☞考点：
老年人患病特点

1. 临床表现不典型 老年人对异常刺激的反应性减弱，感受性降低，往往疾病发展到严重程度时也无明显症状和体征。如肺炎患者的典型表现为咳嗽、咳痰、发热等，而老年患者却没有此类症状，有的仅表现为食欲不振、精神萎靡，感染严重时也常常仅有低热表现。因此，容易造成误诊和漏诊而延误治疗时机。

2. 多种疾病集于一身 老年人由于机体调节及应激能力逐年下降，体内防御和代偿功能减退，易同时患 2 种或 2 种以上疾病；而且常发生一种疾病掩盖另一种疾病的现象；各种症状的累积效应随着年龄增大而增加。老年人这种患病特点，增加了诊断和治疗的困难。

3. 病情难控，恶化迅速 老年人各种器官功能减退，储备和代偿能力差，急性病或慢性病急性发作时，容易出现器官或系统的功能衰竭、病情危重，恶化迅速。

4. 意识障碍，诊断困难 老年人患病时，常易发生嗜睡、昏迷、躁动或精神错乱等意识障碍和精神症状，增加了早期诊断的困难。

5. 病程长，并发症多 由于老年患者免疫力低下，抗病能力与修复能力弱，常导致病程长。随着病情的变化，容易并发各种疾病。

三、老年人的保健与护理

（一）老年人的保健策略

1. 老有所医 大多数老年人的健康状况随着年龄的增长而下降，健康问题和疾病也相应增多，要改善老年人口的健康状况，就必须解决医疗保健问题。

2. 老有所养 独生子女政策实行30多年以来，家庭养老功能逐渐被弱化，养老问题日益凸显。完善社会养老体制，促使老年人的基本生活和服务有所保障，安度晚年。

3. 老有所乐 积极引导老年人正确和科学的参与社会文化生活，提高老年人的身心健康水平和文化修养。

4. 老有所学 老年人可根据自己的兴趣爱好，选择学习内容如绘画、烹饪、摄影等，丰富生活和社会交往。

5. 老有所为 老年人在人生岁月中积累了丰富的经验和广博的知识，可通过代教学生、技术顾问等活动将这些经验和知识传授给后辈，同时可让他们感受到自身的价值。

（二）老年人保健的基本要点

1. 建立科学、健康、文明的生活方式 老年人应建立和保持健康的生活方式，维持正常、健康的老化过程，预防残障，减少生活依赖。

2. 加强自我保健和自我护理 危害健康的各种因素都可以加速老化。可通过健康教育提高老年人对预防有害因素的认识，从而在生活中能自觉维护健康，增强自我保健意识，加强自我护理能力。

3. 延缓对护理的依赖 老年人群通过保健活动能增强机体功能，提高生活质量，从而延缓对他人护理的依赖。

（三）老年人的保健措施

1. 心理保健措施 ①要有积极的生活目标，热心参与社区公益活动，老有所为，保持良好精神状态；②保持轻松、稳定的情绪，老年人应避免情绪大喜大悲，避免各种心理刺激因素，坚持"三乐"，即自得其乐、助人为乐、知足常乐；③培养兴趣、坚持脑力活动，老年人应利用各种学习机会学习自己感兴趣的知识，培养各种爱好，坚持用脑，增添生活情趣，丰富精神生活，有益心理健康；④保持友好的人际交往，聊天、倾听可以缓解或消除不良情绪，邻居、亲戚、新老朋友、同事、同学、战友等都是人际交往的有益对象；⑤充实而有规律地生活，老年人应合理安排时间，有张有弛，有劳有逸，使生活充实而不紧张，丰富而不忙乱；⑥接受心理健康教育和心理咨询，社区应开展老年心理健康教育，使老年人学会控制情绪，调节心理，发生心理问题或心理障碍时，能及时通过心理咨询得到疏导。

2. 日常生活保健措施 老年人因机体老化、各种慢性疾病高发等，导致他们日常生活照顾能力有所欠缺。社区护士应帮助老年人维护和恢复基本的生活能力，使他们能独立生活。

（1）调整环境 ①室内环境：室温22～24℃，湿度50%～60%，采光适宜，保证夜间照明如安装地灯等。②室内设备：室内陈设尽量简洁，床、桌、椅、柜即可，床

☞ 考点：
老年人日
常生活保
健措施

铺及座椅高度以离地面 50 cm 为宜。尤其不可在老人房间内放置炉灶或炊具等可能造成安全隐患的物品。③厨房与卫生间：厨房注意防滑，灶台高度适宜老人身高；卫生间与卧室的通道应无台阶及其他障碍物，坐式马桶的两侧安装扶手（包括浴室），防止老人跌倒。

（2）衣着与卫生　老年人服装的选择，首先应考虑是否有利于健康及方便穿脱，如使用魔术贴或拉链替代纽扣；裙子、裤子不宜过长以免绊倒；鞋子大小合适，少用鞋带式等。卫生方面，老年人尽管牙齿少甚至有些安装了义齿，但也要注意口腔清洁，每日应常规刷牙、漱口；饭前便后洗手，防止病从口入；洗澡次数不宜过频，一般夏季每天 1 次，其他季节每周 1~2 次，沐浴时水温不宜过高，以 42~45℃ 为宜，时间控制在 30 分钟，不要紧闭门窗或上锁，清洁卫生时也应考虑沐浴安全问题。

（3）生活起居　应科学合理安排生活起居，养成规律的生活习惯；避免过量饮酒，最好戒烟；保证充足的睡眠；坚持日常持续的、适当的体育锻炼；适当喝水。

3. 膳食与营养　俗话说"民以食为天"，合理膳食，不仅能起到维持生命，维护和促进健康的作用，同时饮食的制作和摄入过程也可给老年人带来精神上的满足和愉悦。

（1）老年人的饮食原则　①平衡膳食：保持营养平衡，适当限制热量摄入，保证足够的优质蛋白质、低盐、低脂、低糖、高维生素及富含铁钙的食物。②饮食易于消化吸收：老年人消化功能弱，同时因为牙齿松动和脱落，影响咀嚼，故而食物应细、软、松。③食物温度适宜：饮食不可过冷过热，宜温偏热。④良好的饮食习惯：不宜暴饮暴食，宜少食多餐，晚餐不宜过饱，膳食种类的调整不宜过于频繁。

（2）老年人的营养需求　①碳水化合物：热能的摄入应较年轻时减少 20%~30%，防止过剩能量导致超重和肥胖。②蛋白质：蛋白质占总热量需求的 15%，其中优质蛋白质的摄入应占蛋白质总量 50%。③脂肪：脂肪供给能量占总热量的 20%~30%，尽量减少饱和脂肪酸和胆固醇的摄入。④无机盐：老年人应适当增加钙、铁的摄入，防止钠摄入过多和钾摄入不足。⑤维生素：鼓励老人多食富含维生素的食物，可起到增加机体抵抗力，促进食欲的作用。⑥膳食纤维：不被人体吸收，但在帮助通便、促进胆固醇代谢等方面起着重要作用。⑦水分：每日饮水量以 1500 ml 左右为宜（不包含食物中的水分）。

（3）老年人的饮食护理　①对咀嚼、消化功能低下者，可采用煮或炖加工方式，使食物变软而易消化。②对吞咽功能低下者，宜选择黏稠度较高的食物，进食时取坐位或半坐位。③对味觉、嗅觉等感觉功能低下者，可用醋、蒜、姜等调味品增加食物的色香味以刺激食欲。④进食时保证室内空气清新，必要时协助喂食。⑤对上肢残障者，可根据老人情况选择合适的特殊餐具，详见第八章第二节（图 8-1）。⑥对视力障碍者，尤其注意先跟老年人说明食物的种类和位置，并协助其用手触摸确认。

☞ 考点：
老年人的
运动指导

4. 适量体力活动　生命在于运动，保持适当的体力活动，可防止老年性疾病，延缓衰老的过程。老年人参加运动前要先做健康检查，并在医生指导下按运动处方进行。运动处方主要内容有：运动目的、运动项目、运动强度、运动密度、持续时间、注意事项。作为社区护士，应做好老年人的运动指导。

（1）正确选择，控制强度 根据自己的年龄、体质、场地条件，选择适当的运动项目，还应注意控制运动的强度，见第七章第二节。

（2）循序渐进，持之以恒 选择项目时应从易到难，逐渐增加运动的难度、量、时间和频率，适时评估老年人的耐受性。坚持锻炼，保持效果。

（3）运动时间和频率 频率以每天1~2次，每次半小时，每天不超过2小时；宜选择下午或黄昏时，避免饭后立即运动。

（4）运动场地和气候 宜选择空气清新、安静清幽、场地空旷且宽敞的公园、庭院等地；冬季运动时防感冒和跌倒，夏季则应防止中暑。

5. 安全用药指导 随着老年人各脏器组织结构和生理功能的退行性改变，机体对药物的吸收、分布、代谢和排泄也发生着改变。因此，老年人用药具有特殊性，应进行合理指导，保证老年人用药安全。

（1）用药量不宜过大 老年人用药量为成人量3/4，并从小剂量开始，逐步达到适宜个体的最佳剂量。用药剂量确定还需根据年龄、健康状况、治疗反应而定。

（2）用药种类不宜过多 由于多种药物相互作用引起的不良反应难以预测，所以老年人用药种类应尽可能少而精。

（3）遵医嘱服药 老年人不可滥用药物，不得随意更改用药剂量和时间。需终身服药者应在家中备足药物，按医嘱服用，以防中断治疗。

（4）观察和预防药物不良反应 老年慢性病者在家庭自我护理中有必要了解常用药物的不良反应。对有些不可避免的不良反应，应做好心理准备和应对准备。按规定的用药时间和用药间隔服药，避免因药物蓄积而发生不良反应。出现严重不良反应时，应立即与医务人员联系，避免意外发生。

（5）药物保管指导 家中存放药物不宜过多，并定期检查，以免失效或变质；分类保管，内服药和外用药分开放置，以免拿错；根据药物性质采用不同方法保存，如避光、密封、低温等；认知功能损害者药物应由照顾者保管，必要时上锁管理。

6. 预防意外受伤 老年人随着年龄增长，身体协调能力也在不断下降，容易出现跌倒、外伤等安全问题，尤其是高龄老人更要注意这些方面的预防。高龄老人外出要有人陪伴，记忆力减退的老人外出应携带能证明其身份的证件，以保证安全。改善家庭设施以保证老年人家庭生活安全；为行动困难的老人提供生活的辅助工具，如轮椅、拐杖等。

7. 定期健康检查 高血压、冠心病、糖尿病、恶性肿瘤以及慢性呼吸道疾病等是老年人的常见病，并且由于老年人各脏器功能减退，对躯体疼痛、发热等症状反应迟钝，极易因延误治疗而损伤脏器功能。老年人应定期体检，一般每年1~2次，常规性检验项目最好每季度查一次，要注意保管好体检记录和化验单，以使进行比较。

8. 性生活保健指导 老年人需要适度的、和谐的性生活，它可使老年人生活更充实、愉快，增强自信心和生命力。社区护士要指导老年人树立科学健康的性观念，提醒老年人注意性安全，如患有高血压、心脏病的老年人在性生活前，可服用降压药或硝酸甘油等；同时环境应有适当的温度、湿度，以及隐私性等。

知识链接

老年人保健八原则

1. 养老生活要有目的　退休后可以写个计划，使暮年生活依然有鲜活的动力。

2. 躯体锻炼　每天要活动每一块肌肉和每一个关节，要成为常规和习惯。

3. 脑力活动　读书，学新课，探讨新的观念。

4. 精神支持　回忆过去或幻想将来，把自己带到多彩的世界。

5. 娱乐玩游戏　像孩子一样或与孩子一起痛痛快快地玩，自我享受，开心畅笑。

6. 睡眠适度、休息放松　睡眠的多少，以个人的感觉良好为准。

7. 足够的氧气　要使日常生活环境充满氧气，注意通风换气，不吸烟。

8. 合理营养　提倡平衡营养餐，种类宜多而杂。

目标检测

A1 型题

1. 关于孕早期保健指导中错误的是

　　A. 保证足够营养、饮食和睡眠

　　B. 在准备怀孕前 3 个月至停经后 3 个月内，作好产前筛查

　　C. 避免接触有害化学物质、放射线

　　D. 坚持服用叶酸片，停经后 5 个月内要到医院做孕期检查，建立孕产妇保健手册

　　E. 有不良生育史、遗传病家族史、严重内外科疾病史、年龄≥35 岁者，应到医院咨询，做好产前诊断

2. 在围绝经期妇女的健康教育中错误的是

　　A. 通过家庭访视与妇女交谈的机会，建立互相信赖的护患关系

　　B. 指导其参加力所能及的体力和脑力劳动，保持良好的生活习惯

　　C. 让其家属也具备有关围绝经期的知识

　　D. 指导正确用药

　　E. 围绝经期妇女易出现骨质疏松症，为防止骨折应减少户外活动

3. 产前检查应在

　　A. 孕 28 周后每周 1 次　　B. 孕 36 周后每周 1 次　　C. 孕 36 周后每 4 周 1 次

　　D. 孕 12 周后每 2 周 1 次　　E. 孕 36 周后每 2 周 1 次

4. 新生儿期特有现象中错误的是

　　A. 吸吮反射　　　　　　　B. 生理性体重下降

　　C. 新生儿黄疸　　　　　　D. 呼吸 16～20 次/min；心率 60～90 次/min

　　E. 握持反射

5. 下列关于婴幼儿喂养错误的是

    A. 婴儿 4 个月内提倡母乳喂养

    B. 辅食添加原则为：由少到多、由稀到稠、由细到粗、由一种到多种

    C. 一般母乳喂养 4~6 个月可断奶

    D. 断奶宜选择小儿身体健康，天气凉爽时进行

    E. 食物制作的要细、烂、软，且经常变换口味，以增进幼儿的食欲

6. 进行老人用药指导时<u>错误</u>的做法是

    A. 小剂量开始，逐步达到适宜个体的最佳剂量

    B. 应选择对肝肾毒性小的药物

    C. 用药种类尽可能少而精

    D. 长期用药应定期检查肝、肾功能，以便及时减量或停用

    E. 由于肝肾功能减退，症状缓解后即可停药

7. 关于老年人患病特点<u>错误</u>的是

    A. 临床表现不典型   B. 病情难控，恶化迅速   C. 多种疾病集于一身

    D. 意识障碍，诊断困难   E. 并发症少

（连剑娟）

第七章 社区慢性病的管理与护理

要点导航

知识要点：

    1. 掌握高血压的诊断标准与分级。

    2. 熟悉慢性病的概念、危险因素及管理原则。

    3. 了解高血压的危险分层，高血压、脑卒中、糖尿病、恶性肿瘤的护理与管理。

技能要点：

    1. 能够对社区冠心病患者进行相应护理与指导。

    2. 具备对常见慢性病如高血压、糖尿病、脑卒中作出评价和对高危人群开展健康教育的能力。

第一节 概 述

慢性病是慢性非传染性疾病（noninfectious chronic disease，NCD）的简称，是对一类起病隐匿、病程长且病情迁延不愈、缺乏明确的传染性生物病因证据、病因复杂或病因未完全确认的疾病的概括性总称（《全国慢性病预防控制工作规范（试行）》）。伴随工业化、城镇化、老龄化进程加快，我国慢性病患者数快速上升，现有确诊患者 2.6 亿人，是重大的公共卫生问题。慢性病导致的死亡占我国总死亡的 85%，导致的疾病负担已占总疾病负担的 70%。

一、流行病学特点和危险因素

（一）流行病学特点

1. 病因复杂 与急性传染病不同，慢性病是在多种致病因素的长期作用下，相互影响而逐渐形成的，常与遗传、环境、生活行为和卫生服务等因素有关。

2. 病程较长 慢性病发展缓慢，早期常没有明显的自觉症状，当危险因素的侵害超过机体本身代偿能力时，造成组织器官器质性和/或实质性改变从而引起疾病。

3. 并发症多 慢性病难以根治，加之疾病本身特点或长期卧床等原因，患者可出现不同程度功能障碍甚至功能丧失，最终导致多器官的损害，产生多种并发症，给个人、家庭及社会造成沉重的负担。

4. 患病率和死亡率高 2004 年卫生部公布的《中国居民营养与健康状况调查》结果显示，我国 15～64 岁的劳动人口中，慢性病的发生率达 52%。中国疾病预防控制中心发布的《2012年全国死因监测报告》显示，中国慢性病死亡率为512.31/10万，占总死亡的86.03%；心脑血管疾病、恶性肿瘤仍占据死因排名的前2位。

（二）慢性病的危险因素

慢性病的主要危险因素是已知的，且在不同国家之间相似。长期不合理的膳食结构、吸烟、过度饮酒和缺乏体力活动等是慢性病的主要危险因素。据调查2010年中国至少有5.8亿人具有1种或1种以上与慢性病有关的危险因素，其中70%～85%发生在65岁以下的人群。

1. 不合理的膳食结构 全球14%的胃肠癌、11%的缺血性心脏病以及9%的脑卒中死亡归因于蔬菜和水果摄入不足。第三次全国居民营养与健康状况调查结果表明，我国居民平均每日烹调用盐摄入量高达12g以上，是中国居民膳食指南推荐量（6g）的2倍。据估计，如果能从目前全球盐摄入量每人9～12g/d减少到推荐标准（6g/d），将显著减少高血压和心血管疾病的发生。除去社会成本，由膳食失调导致生产力损失和直接医疗费用占全球国内生产总值（GDP）支出的5%，高达3.5万亿美元。

2. 吸烟 烟草对健康的危害不仅针对直接吸烟者，也包括二手烟暴露者。每年大约有600万吸烟者死于烟草使用和暴露，全球大约71%的肺癌、42%的慢性呼吸系统疾病、10%的心血管疾病归因于吸烟。每天超过10亿人吸烟，大约有1.5万人死于与吸烟有关的疾病。

3. 过度饮酒 近年来，由饮酒导致的酒精依赖发生率和各种危险随之增加，并逐渐成为社会公共卫生问题。虽然少量饮酒能够减少冠心病、中风和糖尿病的风险，但过度饮酒能导致60多种疾病和伤害。2004年全世界有250万人死于与酒精有关的疾病。据估计，过度饮酒造成的死亡人数占世界总死亡人数的3.8%，并且占全球疾病负担的4.5%。

4. 缺乏体力活动 这是引起死亡的第4大危险因素，每年大约有300万人的死亡归因于体力活动不足，占慢性病死亡人数的8%。许多国家运动缺乏的情况在不断加重。据估计，大约21%～25%的乳腺癌和直肠癌、27%的糖尿病和30%的缺血性心脏病都可能与运动缺乏有关。

5. 超重与肥胖 超重与肥胖可以引起很多疾病，如冠心病、高血压、脑卒中、糖尿病等。在超重者中，高血压的患病率是正常体重者的4倍。在癌症中，与超重密切相关的有停经后的乳腺癌、子宫内膜癌、膀胱癌与肾癌。

6. 社会心理因素 心理、精神和社会因素对慢性病的发生也有很大影响。长期精神紧张、情绪消极常易产生焦虑、烦躁、惊恐、敌意和易怒等不良情绪，引起神经内分泌功能失调，血液黏度增加及小动脉痉挛，导致血压升高，心脑血管疾病的发病率也随之增加。

7. 遗传因素 几乎所有的慢性病都有遗传因素的参与，多项研究证实：家族病史是癌症、心脑血管病、糖尿病、慢性阻塞性肺疾病、精神疾病的重要危险因素。

二、健康问题评估

慢性病健康问题评估内容主要是针对慢性病的危险因素和高危人群，是开展慢性病预防和社区护理干预的基础。评估内容及方法详见第一章第三节。

三、预防和社区护理干预

1. 慢性病的管理原则　1998 年发表的《WHO 慢性非传染性疾病行动框架》强调个人在慢性病防治中的责任、建立伙伴关系等。任何地区和国家在制订慢性病的防治策略和选择防治措施时，应考虑以下原则。

（1）强调在社区及家庭水平上降低最常见慢性病的共同危险因素（吸烟、不合理膳食结构、静坐生活方式），进行生命全程预防。

（2）三级预防并重，采取以健康教育、健康促进为主要手段的综合措施，把慢性非传染性疾病作为一类疾病进行共同防治。

（3）全人群策略和高危人群策略并重。

（4）传统的卫生服务内容、方式向新型慢性非传染性疾病保健模式发展，新模式包括鼓励患者共同参与、促进和支持患者自我管理、加强患者定期随访、加强与社区和家庭合作等内容。

（5）加强社区慢性病防治的行动。

（6）改变行为危险因素。预防慢性病时，应以生态健康促进模式及科学的行为改变理论为指导，建立以政策及环境改变为主要策略的综合性社区行为危险因素干预项目。

2. 社区慢性病的三级预防
为做好社区慢性病的预防，WHO 和我国制定了一系列规范性技术文件，如高血压、糖尿病等慢性病的防治指南、管理手册等，形成相对一致的规范和要求。可概括为以下 3 个方面：

（1）一级预防　①形式多样的健康教育活动；②创建无烟单位、家庭、学校，设立无烟日、高血压日、世界精神病日、爱牙日等健康促进制度；③针对高危人群的运动、心理、膳食等方面的健康指导和行为干预；④规定公共场所禁止吸烟、禁止向未成年人售烟等法律法规；⑤实施慢性病危险因素的监测制度；⑥定期对居民健康状况进行监测。

（2）二级预防　①定期对各类高危人群进行慢性病筛查；②为居民提供及时、方便的健康咨询、医疗和转诊服务。

（3）三级预防　①提倡慢性病患者的自我管理；②建立社区卫生服务中心与医院之间的双向转诊制度；③使患者在急性期得到有效、规范的治疗；④病情稳定后，通过在社区实施合理的治疗方案，获得方便、持续、经济、有效、规范的治疗与康复；⑤晚期患者能够得到规范的康复指导、医疗照顾和临终关怀等。

3. 慢性病的社区护理干预

（1）干预类别　为了适应医学模式的转变，社区护理干预类别应包括：①疾病治疗，如高血糖管理；②生理干预，如酸碱平衡；③心理干预，如减轻焦虑；④预防干预，如防止摔倒；⑤健康促进，如身体锻炼。从这 5 个方面进行干预，综合描述干预对象的健康情况，避免遗漏。这 5 种干预类别包括基本生理情况、复杂生理变化、健康行为、健康安全、家庭健康、社区健康和健康系统 7 个领域。

（2）干预方式　社区护理干预方式包括 14 种，分为 5 个方面：包括社区健康评估和监测（监督、对疾病的调查研究、延伸服务、监测）；实施护理（转诊和随访、个案管理）；教育、支持（健康教育、咨询、顾问、激励）；社区发展（合作，建立联盟）；政策行为（政策制定和发展）。

第二节　常见慢性病患者的护理和管理

患者，男，65 岁，昨日打麻将至凌晨 2 点，早上 8 点起床时，突然出现头晕、头痛，手脚麻木等不适，并栽倒在地。急测血压 180/100mmHg。

1. 请问该患者的初步诊断是什么？

2. 如何做好该病的护理？

慢性病正在严重威胁我国人民的健康和生命，并给个人、家庭和社会带来巨大的经济负担。高血压、糖尿病、冠心病、脑卒中、恶性肿瘤和慢性阻塞性肺疾病是目前严重危害我国人民健康的主要慢性病。

一、高血压

高血压是最常见的慢性病，也是心脑血管疾病最主要的危险因素，脑卒中、心肌梗死、心力衰竭及慢性肾脏病等是高血压的主要并发症，不仅致残、致死率高，而且严重消耗医疗和社会资源，给家庭和国家造成沉重的负担。国内外的实践证明，高血压是可预防、可控制的疾病，降低高血压患者的血压水平可明显减少脑卒中及心脏病事件，改善患者的生存质量，减轻疾病负担。

（一）危险因素

高血压的危险因素主要有：

1. 体力活动过少。

2. 超重：BMI $\geqslant$ 24kg/m^2 和（或）腰围男 $\geqslant$ 85 cm，女 $\geqslant$ 80 cm。

3. 高血压家族史（一、二级亲属）。

4. 长期过量饮酒（每日饮白酒 $\geqslant$ 100 ml，且每周饮酒 4 次以上）。

5. 长期高盐饮食。

6. 精神高度紧张。

（二）临床特征

起病缓慢，早期多无症状，最常见的高血压症状有头痛、头晕、心悸、烦躁、易怒、失眠、乏力等；偶于体检时发现血压升高。

（三）高血压的诊断标准与分级

《中国高血压防治指南》（2005 年修订版）将高血压定义为：在未服用抗高血压药情况下，收缩压 $\geqslant$ 140mmHg（18.7kPa）和（或）舒张压 $\geqslant$ 90mmHg（12.0kPa）。该指南基本采用世界卫生组织诊断高血压的标准，将 18 岁以上成人的血压按不同水平进行分级（表 7-1），将高血压分为 1、2、3 级；将收缩压 $\geqslant$ 140mmHg 而舒张压 < 90mmHg

的单列为单纯性收缩期高血压；将 120~139/80~89mmHg 列为正常高值，血压处于此范围内者，应积极改变生活方式，及早预防，以免发展为高血压。

表 7-1　血压水平的定义与分级

类别	收缩压（mmHg）	舒张压（mmHg）
正常血压	<130	<85
正常高值	120~139	80~89
高血压	≥140	≥90
1 级高血压（轻度）	140~159	90~99
2 级高血压（中度）	160~179	100~109
3 级高血压（重度）	≥180	≥110
单纯收缩期高血压	≥140	<90

☞ 考点：
高血压的诊断标准与分级

注：若收缩压与舒张压分属不同级别时，则以较高的分级为准。

（四）高血压的危险分层

根据高血压患者的血压分级，结合危险因素、靶器官损害以及并存的临床情况等影响预后的因素确定危险分层（表 7-2）。

表 7-2　高血压患者心血管风险水平分层

其他危险因素和病史	血压分级（mmHg）		
	1 级 收缩压 140~159 或舒张压 90~99	2 级 收缩压 160~179 或舒张压 100~109	3 级 收缩压 ≥180 或舒张压 ≥110
Ⅰ　无其他危险因素	低危	中危	高危
Ⅱ　1~2 个危险因素	中危	中危	很高危
Ⅲ　≥3 个危险因素或靶器官损害或糖尿病	高危	高危	很高危
Ⅳ　并存临床情况	很高危	很高危	很高危

（五）护理与管理措施

1. 一般护理　①合理安排休息和活动，劳逸结合，避免过度劳累，早睡不熬夜，每日保证 7~9 小时的睡眠时间。注意避免突然改变体位，沐浴时水温不宜过高。②改善饮食结构，保持平衡膳食，每餐进食不可过饱，每天钠盐的摄入量应少于 6g，控制热量和体重，宜低盐、低脂、低胆固醇饮食，多吃富含维生素的蔬菜和水果，避免刺激性的食物。③戒烟、限酒。

2. 心理护理　高血压病者易烦躁、焦虑，任何精神刺激都可引起血压升高，指导他们适量参加社交活动，不要在嘈杂的环境中长时间停留，尽量减少情绪波动，保持血压相对稳定。

3. 用药护理　①遵医嘱准确服药，不自行增减和撤换药物，坚持长期用药，即使血压已降至正常，也应服用维持量；②告知患者某些降压药物可能导致体位性低血压，改变体位时动作要缓慢，以免发生意外；③注意观察药物的副作用。

4. 高血压急症的护理　①绝对卧床休息，取半卧位或抬高床头 30°；②观察生命体征；③保持呼吸道通畅，吸氧 4 ~ 5L/min；④及时就医。

知识链接

高血压病小常识

1. 每年 5 月的第二个周末为世界高血压日，每年 10 月 8 日为我国高血压日。

2. 高血压"三高"指高患病率、高致残率、高死亡率；"三低"指低知晓率、低控制率、低治愈率。

二、冠心病

冠状动脉粥样硬化性心脏病简称冠心病，是指冠状动脉粥样硬化使管腔狭窄甚至阻塞，导致心肌缺血、缺氧而引起的心脏病，称为缺血性心脏病。冠心病有心绞痛和心肌梗死等表现。

（一）危险因素

动脉粥样硬化的病因尚不十分清楚，大量的研究表明本病是多因素作用的结果，这些因素称为危险因素，它们主要有：①血脂异常；②吸烟；③高血压；④糖尿病；⑤肥胖；⑥缺少活动；⑦遗传；⑧其他：年龄在 40 岁以上、A 型性格者等。

（二）临床特征

心绞痛的临床表现为胸骨中上部压榨痛，可放射至肩，休息或含服硝酸甘油可缓解，还可伴有胸闷、气短等不典型症状。心肌梗死表现为胸痛症状持久而严重，休息和含服硝酸甘油不能缓解。

（三）护理与管理措施

1. 膳食指导 限制总热量、脂肪特别是动物性脂肪、胆固醇的摄入。提倡清淡饮食，多食富含维生素 C、维生素 E 的新鲜蔬菜和水果。多饮水，特别是晨起饮一杯水，避免因血液黏稠引发冠状血管血栓形成。定时定量进食，避免暴饮暴食，禁烟、酒、咖啡等。

2. 适当活动 视患者的情况决定活动量和时间，如做力所能及的家务活、骑自行车、散步、游泳等。

3. 用药指导 冠心病者要按时服药并定期到医院检查，同时积极治疗原发疾病如高血压、高血脂等，随身携带硝酸甘油和急救卡，有心绞痛或心肌梗死发作时，就地休息、服药、及时就医。

4. 病情观察指导 教会患者及家属识别一些心绞痛和心肌梗死的非典型症状，如腹部疼痛和不适。对老年人或有高血压、糖尿病、心脏病家族史者，若出现不寻常的严重消化不良症状且持续 20 ~ 30 分钟，应怀疑是心脏病发作，及时就医。

5. 预防呼吸道感染 冠心病患者的居家环境应舒适安静，空气新鲜，保持适宜的温湿度，根据天气变化增减衣物。

6. 调整生活方式 保持大便通畅，避免用力排便，最好使用坐式马桶，夜间起床时，动作不宜过猛，以免诱发心绞痛；洗澡水温不宜过高或过低，时间不超过半小时，以免加重心脏负担。

7. 心理行为干预 通过暗示、说服、解释、教育等给患者带来良好的心理影响，教会患者处理应激的技巧和自我放松的方法，弱化 A 型行为，保持心理平衡。

三、糖尿病

糖尿病是由于不同原因引起体内胰岛素相对或绝对不足，以血中葡萄糖水平升高为特征的代谢紊乱疾病群，包括糖、脂肪、蛋白质代谢紊乱及由此产生的组织器官的功能障碍。

（一）危险因素

糖尿病的危险因素分为可控制危险因素和不可控制危险因素两大类。可控制危险因素包括体重超重、吸烟、缺乏体力活动、高血压与高血脂，其中超重是 2 型糖尿病的一个主要危险因素。不可控制危险因素包括遗传、年龄、妊娠糖尿病等，2 型糖尿病有家族性发病的特点。

（二）临床特征

1. "三多一少" 即多尿、多饮、多食、体力及体重下降。儿童可出现生长发育受阻。

2. 急性物质代谢紊乱 可因严重物质代谢紊乱而出现酮症酸中毒或非酮症高渗综合征。

3. 器官功能障碍 如视网膜病变引起视力下降，神经病变引起感知觉异常、糖尿病足等，肾脏微血管病变导致蛋白尿。

4. 感染 因为高血糖刺激和局部刺激易导致皮肤瘙痒及感染。

5. 餐前低血糖 常表现为餐前饥饿难忍，此为胰岛素分泌迟缓所致，通过糖耐量检查等手段可以确诊糖尿病。

（三）护理与管理措施

国际糖尿病联盟（IDF）提出糖尿病现代综合治疗的五个要点，即饮食、运动、药物、监测和糖尿病教育，总称为糖尿病治疗的五驾马车。

1. 饮食护理 严格按照饮食治疗原则，指导患者掌握食物种类的选择、计算方法和食品交换份的应用，三餐按总热量 1/5、2/5、2/5 或 1/3、1/3、1/3 的分配比例进食。

2. 运动护理 ①运动项目的选择：糖尿病者最好选择持续、规律、适量的有氧运动，尤其是中低强度有氧运动，如散步、骑自行车等，不宜选择爆发用力、静止用力的项目。②运动计划和实施方案的制订：应在医生指导下，结合个人兴趣、病情、体力、并发症、既往运动史等进行合理安排。③运动频率：通常运动频率为每周 3～5 次，每次 15～30 分钟。④运动强度：通过自测脉搏、计算靶心率确定运动量（运动中能获得较好运动效果并能确保安全的心率（靶心率 = 170 - 年龄（岁）或为 70%～80% 的最大心率）。如果运动中的心率接近靶心率，则运动强度适度；若明显快于靶心率，应减少运动强度，反之应增加。⑤运动时间的选择：早餐或晚餐后半小时或 1 小时后开始锻炼较为适宜。运动前后要加强血糖监测，运动量大或激烈运动时应建议患者临时调整饮食及药物治疗方案以免发生低血糖。若发生低血糖应立即停止运动，口服含糖饮料或食品，若不能缓解应立即就医。养成健康的生活习惯，如增加日常身体活动、减少静坐时间，将有益的体育运动融入日常生活中。

3. 药物护理 指导患者掌握所用药物的作用、剂量和用法，并正确服药；教会患者胰岛素注射技术；观察药物的不良反应如胰岛素过敏、低血糖反应及注射部位皮下脂肪萎缩或增生等。此外，需注意未开封的胰岛素应放在冰箱冷藏室内（温度在 2～

8℃）储存，使用中的胰岛素可放在室温下，避免阳光直射，使用时间不超过 30 天。

4. 预防感染 保持皮肤、口腔、泌尿道清洁卫生。指导患者日常穿衣要宽松、勤更换；室内经常通风，预防感冒、呼吸道感染；饭后及时漱口；每日温水清洁会阴，经常更换内裤。

5. 足部护理 指导患者每日检查足部，观察颜色及温度改变；鞋袜舒适，经常更换；适量运动、防止外伤；经常温水泡脚，局部按摩促进血液循环；一旦发现有小的外伤和感染，应及时治疗处理，不可忽视。

6. 血糖监测 血糖自我监测对保证治疗的安全性和质量是必需的。测血糖也是防治低血糖的重要措施。血糖自我监测的注意事项：①注射胰岛素或使用促胰岛素分泌剂的患者应每日至少监测血糖 1～4 次；②1 型糖尿病患者应每日至少监测血糖 3～4 次；③生病时或剧烈运动之前应增加监测次数。血糖 >20mmol/L（>360mg/dl）时，应同时测定血酮或尿酮体，血糖监测时间：三餐前，餐后 2 小时，睡前；如有空腹高血糖，应监测夜间的血糖。血糖控制良好或稳定的患者应每周监测一天或 2 天；血糖控制良好并稳定者监测的次数可更少；血糖控制差/不稳定的患者或患有其他急性病者应每日监测直到血糖得到控制。

7. 健康教育 健康教育方法为群体教育、小组讨论、个别辅导、咨询答疑、现身说法的经验交流等。要求每个患者必须做自我行为记录，每次活动时交流，发现问题并及时指导解决。

四、脑卒中

脑卒中又称为脑血管意外，是由各种原因使脑血管发生病变而导致脑功能缺损的一组疾病的总称。临床分为缺血性脑血管疾病和出血性脑血管疾病，前者包括短暂性脑缺血发作、脑血栓形成和脑梗死，后者包括脑出血、蛛网膜下腔出血。

（一）危险因素

脑血管病的危险因素分为可控制与不可控制两种。年龄和性别是两个不可控制的危险因素，随着年龄的增长，脑卒中的危险性持续增加，55 岁以后每 10 年卒中的危险性增加 1 倍。世界各国普遍存在性别之间的明显差异，从总体看，卒中的发病率男性高于女性，男女之比约为 1.1～1.5:1。此外，不可控制的危险因素还有种族和家族遗传性。可控制的一些主要危险因素包括高血压、心脏病、糖尿病、吸烟、酗酒、血脂异常、颈动脉狭窄、缺乏体育活动、饮食营养不合理、口服避孕药等。

（二）症状表现及体征

1. 全脑受损害症状 头痛、恶心、呕吐，严重者有不同程度的神志不清，如意识迷糊或昏迷不醒。

2. 局部脑损害症状 脑出血或梗死发生的部位不同，出现的症状复杂多样，常见的主要有：①偏瘫，即一侧肢体无力，有时表现为没有先兆的突然跌倒；②偏身感觉障碍，即一侧面部或肢体突然麻木，感觉不舒服；③偏盲，即双眼的同一侧看不见东西；④失语，即说不出话，或听不懂别人及自己说的话，不理解也写不出以前会读、会写的字句；⑤眩晕伴恶心、呕吐；⑥复视，即看东西成双影；⑦发音、吞咽困难，说话舌头发笨，饮水呛咳；⑧共济失调，即走路不稳，左右摇晃不定，动作不协调。

（三）护理与管理措施

1. 病情观察 密切观察生命体征、瞳孔变化、头痛的性质，呕吐物的性状和量，预防消化道出血和脑疝发生。如发现患者有剧烈头痛、喷射状呕吐、烦躁不安、血压升高、脉搏减慢、呼吸不规则、双侧瞳孔不等大、意识障碍加重等脑疝先兆表现，应及时向医师报告并处理。

2. 基础护理 ①卧床休息：脑出血者床头抬高 15°~30°，急性期卧床休息，蛛网膜下腔出血者卧床 4~6 周，复发者延长至 8 周。尽量避免移动头部和不必要的操作。②生活护理：生活上给予全面照顾，保持床单整洁、舒适、安全；病情稳定后指导患者尽可能独立完成日常活动，协助洗漱、进食、如厕、穿脱衣服，并保持口腔、皮肤、会阴部清洁，对不能进食者应每日做口腔护理。③安置功能位：对肢体活动障碍者，注意功能位的摆放，避免压迫患肢，保证患侧肢体血液循环。④压疮预防：每 2~4 小时翻身、拍背 1 次，并按摩骨突受压部位。⑤防止坠床：对躁动患者注意加床档保护，防止坠床。

3. 心理护理 尊重患者并为其提供相关疾病信息，指导他们正确面对疾病，克服烦躁情绪和心理障碍，增强恢复自我照顾能力的信心，主动接受治疗和康复训练。语言障碍者，家人、朋友应多关心和体贴，主动与他们交流，耐心倾听，对主动配合治疗的行为及时给予鼓励。

4. 安全护理 运动障碍者要注意安全，防止跌倒，助行器等辅助工具配置要合适。注意床边、日常活动区域应设有护栏，居室家具要简单，摆放应避开通道，地面保持干燥、清洁、防滑、无障碍物。避免突然大声呼唤患者，以免分散注意力而发生意外。

5. 用药护理 按医嘱指导正确用药，掌握药物的不良反应和注意事项。应用抗凝药时，注意严格掌握药物剂量并观察皮肤变化（有无牙龈出血）；甘露醇易产生结晶，使用时应注意观察尿量的变化；使用糖皮质激素时，易继发感染和消化道出血，应注意观察有无黑便；使用扩张血管药时，滴速要缓慢并注意血压变化；定期检查血、尿、粪常规。

6. 饮食护理 鼓励患者低盐低脂饮食，保证充足的营养和水分摄入。吞咽困难者宜选用半流食、流食，避免粗糙、干硬、刺激性食物，尽量自行进食、少量多餐、充分咀嚼，进食时不要讲话，应采取坐位或半坐卧位，头稍前倾，以免呛咳、误吸等；不能吞咽者使用鼻饲饮食，选用高蛋白、高维生素、无刺激性流食，供给足够的热量，教会照顾者鼻饲饮食的方法和注意事项。

7. 康复护理 早期进行康复训练，教会照顾者和患者正确摆放体位，让其认识到发病后 3 个月是功能恢复的关键期，90% 的功能恢复发生在此阶段。指导肢体主动运动和被动运动的方法，鼓励患者进行作业练习。具体方法：按摩和被动活动瘫痪肢体，以促进血液循环，预防和减轻肌肉挛缩，维持关节及韧带活动度。按摩痉挛性肢体时手法要轻，以降低神经肌肉的兴奋性，使痉挛的肌肉放松。弛缓性瘫痪按摩力度应适当加大，以刺激神经活动兴奋性。每次按摩 5~10 分钟，每日 2 次。按关节活动的方向和范围做肢体的被动运动，一般先活动大关节，再活动小关节，幅度从小到大。痉挛性瘫痪肢体活动要缓慢，弛缓性瘫痪肢体勿过度牵拉，以防肌肉和关节损伤。

8. 综合预防 脑卒中的预防要以"健康四大基石"为主要内容，以改变不良生活方式为基础，应做到以下几点：控制高血压；防治糖尿病；戒烟、少酒；保持情绪平稳；饮水要充足，防止大便秘结；坚持体育锻炼；饮食清淡；注意气候变化；定期进行健康体检。

知识链接

日常生活活动能力（ADL）量表（Barthel 指数）

姓名　　性别　年龄　　床号　诊断　　住院号

项目	评分	标准	评估日期		
大便	0	失禁或昏迷			
	5	偶有失禁（每周 <1 次）			
	10	控制			
小便	0	失禁或昏迷或需由他人导尿			
	5	偶有失禁（每24h <1 次）			
	10	控制			
修饰	0	需要帮助			
	5	自理（洗脸、梳头、刷牙、剃须）			
用厕	0	依赖他人			
	5	需部分帮助			
	10	自理（去和离开厕所、使用厕纸、穿脱裤子）			
进食	0	较大或完全依赖			
	5	需部分帮助（切面包、抹黄油、夹菜、盛饭）			
	10	全面自理（能进各种食物，但不包括取饭、做饭）			
转移	0	完全依赖他人，无坐位平衡			
	5	需大量帮助（1~2 人，身体帮助），能坐			
	10	需少量帮助（言语或身体帮助）			
	15	自理			
活动	0	不能步行			
	5	在轮椅上能独立行动			
	10	需1 人帮助步行（言语或身体帮助）			
	15	独立步行（可用辅助器，在家及附近）			
穿衣	0	依赖他人			
	5	需一半帮助			
	10	自理（自己解开纽扣，关、开拉锁和穿鞋）			
上下楼梯	0	不能			
	5	需帮助（言语、身体、手杖帮助）			
	10	独立上下楼梯			
洗澡	0	依赖			
	5	自理（无指导能进出浴池并自理洗澡）			
总得分					
评估人					

评分结果：满分 100 分。

　　　　<20 分为极严重功能缺陷，生活完全需要依赖；

　　　　20~40 分为生活需要很大帮助；

　　　　40~60 分为生活需要帮助；

　　　　>60 分为生活基本自理。

Barthel 指数得分 40 分以上者康复治疗的效益最大。

五、恶性肿瘤

肿瘤是机体细胞在不同始动与促进因素长期作用下产生过度增殖或异常分化所形成的新生物。根据肿瘤的形态学和生物学行为，将肿瘤分为良性和恶性两大类。其中恶性肿瘤细胞分化不成熟，生长较快，呈浸润性生长，手术切除等治疗后常易复发，甚至可出现转移。世界卫生组织发表的《全球癌症报告2014》显示，2012年全球肿瘤患者和死亡病例都在不断地增加，而首当其冲的是中国。在肝癌、食管癌、胃癌和肺癌等四种恶性肿瘤中，中国新增病例和死亡人数均居世界首位。报告显示，2012年全世界有820万人死于癌症，其中，中国约220万人（26.8%）；同年新增的1400万癌症患者，中国有307万（21.9%）。

（一）危险因素

恶性肿瘤的病因尚未明确，长期的流行病学调查、实验室和临床研究发现，肿瘤的发生与多种因素有关。

1. 化学致癌因素 现已证明有1000多种化学物质可致癌，包括烷化剂、多环芳烃化合物、芳香胺类化合物、氨基偶氮染料、亚氨基化合物、植物毒素及金属致癌物等。

2. 物理致癌因素 电离辐射、热辐射、紫外线都能直接损伤人体细胞的DNA结构，使DNA断裂、多基因突变、激活原癌基因、灭活抑癌基因等，引起细胞代谢方式和细胞性质的改变，诱发肿瘤。

3. 生物致癌因素 病毒、细菌和寄生虫等生物感染，能直接损伤细胞膜结构，刺激人体防御系统引起特异免疫反应和急性炎症。若病原体长期不能消除，或消除后又反复感染，将转成慢性炎症。炎性细胞在病原体和自由基的刺激下，长期过度增殖、变性、坏死，逐步形成炎性结节、肿块、息肉、白斑、溃疡等癌前病变。

4. 遗传因素 某些肿瘤有明显的家族聚集现象或明显的种族差异，表明遗传因素在肿瘤的发生中起着不可忽视的作用。肿瘤遗传的是肿瘤的易感性，具有某些肿瘤易感性的人在外界致癌因素的作用下，容易发生肿瘤。

5. 不良生活方式 长期吸烟、酗酒、不良饮食习惯、心理压抑、频繁的心理应激等都与恶性肿瘤的发生有密切关系。

（二）临床特征

1. 肿块 浅部肿瘤常以局部无痛性肿块为第一表现；深部肿瘤表面症状不明显，可出现周围组织、器官及空腔脏器的压迫和梗阻现象。

2. 疼痛 恶性肿瘤早期一般不痛，易被忽视。肿块增大时，可使脏器包膜张力增加而产生胀痛；肿瘤压迫或侵犯周围神经干时可产生剧烈疼痛。

3. 溃疡 恶性肿瘤可因生长过快、血供不足等，使肿瘤表面组织坏死，形成溃疡，并产生病理性分泌物或排泄物。

4. 出血 体表或与体外相通的肿瘤破溃或侵及血管时可有出血。

5. 转移症状 恶性肿瘤经淋巴转移可出现区域淋巴结肿大、变硬，晚期会粘连、固定；经血行转移可出现远处转移灶的相应表现。

6. 全身症状 恶性肿瘤晚期可出现贫血、低热、消瘦、乏力等恶病质表现。

（三）护理与管理措施

1. 心理护理 不同阶段的肿瘤患者有不同的心理反应，根据每个阶段的特点采用情感支持、行为干预等心理治疗方法，给予不同的疏导和心理支持。

2. 营养护理 鼓励患者进食高蛋白、高维生素、高热量、易消化的饮食，加强营养。食欲较差、进食困难者宜少量多餐、少渣饮食，必要时给予静脉高营养支持。放疗期间忌服辛辣香燥等刺激性食物，如胡椒、葱、蒜等。

3. 疼痛护理 评估疼痛的部位、程度和性质，注意观察患者的生理、情绪及行为反应并给予适当护理。指导患者使用不同的方法缓解疼痛，根据三级阶梯止痛方案遵医嘱给药控制疼痛。

4. 放化疗护理 要了解患者放化疗的方案、常见不良反应及出现时间。注意监测患者的白细胞、血小板计数；有呕吐、腹泻的患者要防止脱水和电解质失衡；有口腔溃疡的患者督促其保持口腔清洁，防止并发感染；同时要教会患者及家属观察放化疗的不良反应，并掌握应对措施。

5. 预防感染 肿瘤病人接受化疗后由于骨髓抑制，容易发生感染。社区护士应正确宣教，并采取有效措施预防感染。具体措施如下：①监测血象变化，白细胞总数少于 $4.0 \times 10^9/L$ 时及时通知医生，遵医嘱给予升白细胞药物治疗；②注意房间通风换气，保证房间空气清新；③注意保暖，防止感冒，外出需戴口罩，以免发生交叉感染；④保持皮肤清洁，预防皮肤破损和感染；⑤注意饮食卫生，预防消化道感染。

6. 随访 随访可早期发现复发或转移征象，肿瘤患者应终身随访。一般在治疗后最初3年内至少每3个月随访一次，继之每半年复查一次，5年后每年复查一次。

7. 临终关怀 指导家人帮助患者尽可能完成未完成的工作和愿望，使其临终前感到人生无憾，尊严地离开人间。

知识链接

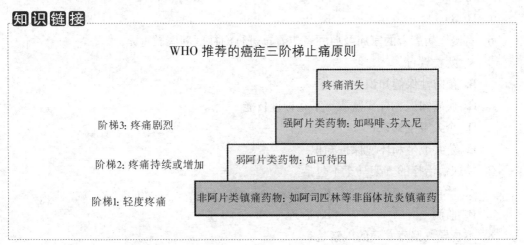

WHO 推荐的癌症三阶梯止痛原则

疼痛消失

阶梯3: 疼痛剧烈 ——— 强阿片类药物: 如吗啡、芬太尼

阶梯2: 疼痛持续或增加 ——— 弱阿片类药物: 如可待因

阶梯1: 轻度疼痛 ——— 非阿片类镇痛药物: 如阿司匹林等非甾体抗炎镇痛药

目标检测

A1 型题

1. 下列不属于慢性病危险因素的是
   A. 超重 　　　　　　B. 吸烟 　　　　　　C. 遗传
   D. 睡眠 　　　　　　E. 焦虑

2. 原发性高血压是指病因未明的以动脉血压升高为主的临床综合征，诊断标准为
   A. 收缩压≥150 mmHg 和（或）舒张压≥90 mmHg
   B. 收缩压≥140 mmHg 和（或）舒张压≥90 mmHg
   C. 收缩压≥140 mmHg 和（或）舒张压≥70 mmHg
   D. 收缩压≥120 mmHg 和（或）舒张压≥80 mmHg
   E. 收缩压≥160 mmHg 和（或）舒张压≥80 mmHg

3. 下列不属于慢性病的疾病是
   A. 高血压 　　　　　B. 心肌梗死 　　　　C. 糖尿病
   D. 脑卒中 　　　　　E. 肺癌

4. 属于 2 级高血压的是
   A. SBP 160～179mmHg 或 DBP 100～109mmHg
   B. SBP 150～159mmHg 或 DBP 90～99mmHg
   C. SBP 140～159mmHg 或 DBP 90～99mmHg
   D. SBP 140～159mmHg 或 DBP 100～109mmHg
   E. 上述都不是

5. 高血压患者每日食盐量应在多少克以下
   A. 5g 　　　　　　　B. 6g 　　　　　　　C. 7g
   D. 8g 　　　　　　　E. 9g

6. 对慢性病患者的家属及照顾者应着重进行的社区健康教育是
   A. 死亡教育
   B. 预防性保健知识
   C. 疾病知识、自我监测、家庭护理技能
   D. 个人卫生知识
   E. 公共卫生和环境保护知识

7. 糖尿病治疗的五架马车不包括
   A. 饮食 　　　　　　B. 运动 　　　　　　C. 药物
   D. 监测 　　　　　　E. 心理

8. 不会导致偏瘫发病的因素是
   A. 脑肿瘤 　　　　　B. 风湿病 　　　　　C. 脑外伤
   D. 脑卒中 　　　　　E. 脑部疾病

A3 型题

(9～10 题共用题干)

李某，女，63 岁，1 月前因急性脑梗死致左侧肢体偏瘫，出院后生活在家中，由子女照顾。

9. 作为社区护士，对李某进行健康教育时，侧重点应是

    A. 卫生保健知识

    B. 三级预防内容

    C. 疾病的发病机理及临床表现

    D. 死亡教育

    E. 患肢康复锻炼

10. 对李某进行健康教育时，首选的健康教育形式是

    A. 专题讲座　　　　B. 网络教育　　　　C. 发放宣传册

    D. 小组讨论　　　　E. 语言教育

（宁晓东）

第八章 社区康复护理

要点导航

知识要点：

1. 掌握社区康复护理的概念、残疾与残疾人的定义以及残疾的分类、分级与康复范围。

2. 熟悉对残疾人、疾病后遗症者与智力低下者的社区康复护理。

3. 了解社区康复护理的服务对象、工作内容、工作特点与实施原则。

技能要点：

1. 能够应用社区康复护理的基本方法对不同病人进行康复护理。

2. 具备指导残疾人、疾病后遗症者、智力低下者运用常见康复护理技术进行自我护理的能力。

第一节 概 述

社区康复护理是社区护理学的重要组成部分，也是社区康复医学的重要组成部分。社区康复护理开展的范围和实施的质量，直接影响社区病、伤、残者的康复水平和生活质量。作为一名社区护士，应掌握相关的社区康复理论和技术，以便更好地为社区居民做好康复服务工作。

一、社区康复护理的概念、对象和特点

（一）社区康复及社区康复护理的概念

1. 社区康复 这是 1976 年由 WHO 首先提出的一种经济有效、覆盖面广，在家庭和社区层次上为伤、病、残者提供康复服务的新途径。1994 年，世界卫生组织、联合国教科文组织、国际劳工组织联合发表的《关于残疾人社区康复的联合意见书》对社区康复（community - based rehabilitation，CBR）做了明确的定义："社区康复是社区发展计划中的一项康复策略，其目的是使所有残疾人享有康复服务、实现机会均等、充分参与的目标。社区康复的实施要依靠残疾人、残疾人亲友、残疾人所在的社区以及卫生、教育、劳动就业、社会保障等相关部门的共同努力"。

在我国，社区康复也称基层康复，是指主要依靠社区本身的人力资源，建设一个由社区领导、卫生人员、民政人员、志愿者、社团、残疾者本人及其家属共同参与的社区康复系统。它是以三级卫生网络为依托，以家庭为单位，以个人为主要服务对象，在社区进行的残疾普查、预防和康复工作的全程康复服务。社区康复的目的是尽量减

少因病、伤、残造成的伤害，最大限度地恢复功能，增强生活自理能力和参与社会生活的能力。

2. 社区康复护理（rehabilitative nursing in the community） 是指在社区康复过程中，根据总的康复计划，围绕全面康复的目标，针对病、伤、残者，从生理、心理、社会等方面进行全面的整体康复指导和护理，与康复医生和其他康复专业人员密切配合，减少疾病本身对个体的影响，使其达到最佳功能状态，提高生活质量，适应社会环境，重返社会。

（二）社区康复护理的对象

社区康复护理对象主要是残疾人和因各种功能障碍影响正常生活、学习和工作的慢性病者及老年人。

（三）社区康复护理的特点

1. 面向社区，主要依靠社区的人力、物力、财力开展各种工作。

2. 对象主要局限于功能障碍者、伤残人员、慢性病者及老年人。

3. 目的是要充分挖掘功能障碍者的潜力，利用康复护理技术，对社区康复护理对象进行生理、心理等方面的康复训练，最大限度地恢复功能，增强生活自理能力，改善和提高生活质量。

4. 以"自我护理"形式为主。社区康复护理强调的是功能障碍者积极参与并主动完成各项日常生活活动训练。

5. 通过建立良好的支持系统，调动病、伤、残者及其家属的积极性和主动性，取得家庭成员、康复机构、社区卫生部门、民政部门及残疾人联合会的支持。

6. 康复技术具有简单易学、康复对象参与积极性高、费用少、收益大等特点。

二、社区康复护理的内容和实施原则

（一）社区康复护理的内容

1. 全面评估社区康复对象及康复状况 通过开展社区病、伤、残者的普查及社区状况调查，了解病、伤、残的类别、人数、程度、因素以及社区可利用的康复资源；评估康复对象的功能状况，家庭居住环境，与他人的关系、兴趣爱好、应对能力、职业状况、经济现状及生理和心理需求等，并根据调查和评估结果制定全面的康复护理计划。

2. 提供康复治疗和护理环境 依靠社区力量，以基层康复站和家庭为基地，采用各种康复护理技术，最大限度地恢复康复对象的器官或肢体功能及生活自理能力，防止继发性残疾的发生和残障进一步加重。

3. 建立和完善各种特殊教育系统 组织残障儿童接受义务教育和特殊教育，针对不同的康复护理对象及家属进行康复知识的宣传教育，提高康复保健意识及康复护理知识水平，促进康复目标的实现。

4. 协调家庭、社区等有关部门的工作 积极协调家庭、社区等有关部门的工作，确保对病、伤、残者的照顾，安排、联络各康复成员，让他们相互了解、支持和配合，使整个康复过程更加连贯，以达到康复目的。

5. 开展残障预防工作 通过三级预防、健康教育宣传、预防接种等措施，减少残障的发生，降低残疾程度。

6. 调整康复对象心理状态 社区康复护理人员应了解患者对残障的反应及心理承受能力，真诚对待患者，通过心理咨询、心理治疗，使其面对现实，以积极的态度配合康复治疗。对于心理异常或反应期过长者，可通过暗示、支持疗法等措施调整其心理状态，主动配合康复治疗和护理，顺利完成康复训练计划。

7. 配合实施各种康复治疗活动 根据康复对象的伤残程度，提供专业性治疗，如物理疗法、作业疗法、语言疗法、心理疗法等。督促康复对象坚持锻炼，保证康复活动的连续性，直至康复计划完成。

8. 协助康复对象重返家庭和社会 护理人员在实施康复护理的同时还应为他们重返家庭和社会做好准备，帮助其选择合适的辅助设备并指导正确使用；适时开展康复知识教育及技术培训；指导家属对康复对象的居住环境进行相应改造，以方便他们的生活。

（二）社区康复护理的实施原则

1. 尊重患者，热情耐心地为患者服务，用鼓励支持的语言帮助患者树立信心，配合康复训练。

2. 树立安全意识，严格按照各项康复技术的操作流程进行康复训练。

3. 将康复对象视作一个"完整"的功能个体实施康复护理。

4. 充分调动康复对象的主动性，积极参与自我护理、自我照顾。

5. 定期评价康复疗效，改进方案，交流技巧，总结经验，提高疗效。

三、社区康复护理常用方法

（一）物理疗法

物理疗法（physical therapy）是指用物理方法进行的康复治疗，常用的有光疗法、电疗法、超声波疗法、磁疗法、水疗法等。主要作用：①预防和减少手术后并发症、后遗症、功能障碍、残疾的发生；②预防老年慢性心肺疾病的发生、发展；③预防和治疗压疮；④解除或减轻病变所产生的疼痛，改善关节功能等。

（二）运动疗法

运动疗法（exercise therapy）是指以现代医学和体育学理论为基础，运用现代科学知识、方法和技术，结合使用训练器械和设备进行的一种治疗方法。常用的运动疗法有医疗体操、耐力运动、拳术、气功等。主要作用：①调节神经、内分泌、心血管和呼吸系统的功能；②促进肢体康复、改善精神和心理状态。

（三）作业疗法

作业疗法（occupational therapy）是有目的、有针对性地从日常活动、职业劳动、认知活动中选择一些作业活动，对病人进行训练，以缓解症状和改善功能的一种治疗方法。常用的有家务活动训练、日常生活行动训练、职业性劳动训练、工艺作业、文娱疗法、假肢穿戴后的活动训练等。作用：①维持患者机体现有的功能，最大限度的发挥残存功能；②提高患者的日常生活活动能力，增强自信心；③提高患者生活质量，使患者尽早参与社会生活。

（四）日常生活活动能力训练

日常生活活动能力训练（activities of daily living training）是为了改善或恢复基本的活动能力，如衣、食、住、行、个人卫生等而进行的一系列训练活动，是作业治疗的基本方式之一。内容包括：①饮食训练；②更衣训练；③个人卫生训练；④床上运动训练；⑤移动训练；⑥轮椅训练。作用：①改善患者的躯体功能，达到生活自理或降低对他人的依赖程度，②充分发挥患者的主观能动性，提高自信心，帮助患者重建独立生活的激情。

（五）针灸疗法

针灸疗法（acupuncture therapy）是通过刺激人体的穴位，发经络之气，调节脏腑气血功能，从而达到防治疾病，使机体康复的一种治疗方法。常用的有：针刺法、电针法和灸法等。作用：①调整脏腑气血功能，疏通经络、调和阴阳、扶正祛邪；②镇痛；③促进血液循环，提高机体免疫力。

（六）按摩疗法

按摩疗法（mass therapy）是康复治疗者用手、肘、膝、足或器械等在人体体表施行各种手法来防治疾病的一种治疗方法。常用的有按、摩、推、拿、揉、捏法。主要作用：调整神经系统和内脏功能，改善循环、松解粘连和挛缩的组织、改善肌肉功能状态等。

（七）心理疗法

心理疗法（psychological therapy）又称精神疗法，是通过心理调整和干预，达到改变人们行为、思想和情感的一种治疗方法。常用的有支持性心理疗法、暗示疗法、催眠疗法、行为治疗法和认知疗法。作用：减轻或消除患者身体症状，改善患者的心理精神状态，使其尽早适应家庭、工作和社会环境。

（八）语言疗法

语言疗法（speech therapy）是对有语言障碍者进行矫治，以恢复或改善其语言能力的一种治疗方法。常用的方法有构音练习、模仿练习、朗读、会话练习、发音器官的训练（如伸舌、卷舌、鼓腮、吹口哨等）。作用：通过语言治疗，提高患者语言理解及表达能力，帮助患者恢复交流功能，使之重返社会。

（九）呼吸功能训练

呼吸功能训练（respiratory function training）是指通过指导患者学会呼吸控制并运用有效呼吸模式，使吸气时胸腔扩大，呼气时胸腔缩小，从而促进胸腔运动，改善通气功能的方法。常用的方法：①缩唇呼吸训练：吹蜡烛、吹气球、吹口哨等；②腹式呼吸训练；③局部呼吸训练；④咳嗽训练。主要作用：①有效的呼吸功能训练能增大换气量；②增强肺活量，促进肺内分泌物的排出；③改善脊柱和胸廓的活动状态，维持正确姿势。

气功疗法

气功是一种带有中国民族文化特色的自我心身疗法。根据中医理论，气功有行气活血、调理脏腑、增补元气、宁心安神、疏通经络、强健筋骨的作用。按现代医学认为，气功能通过放松、入静而直接作用于中枢神经系统，使交感神经紧张性下降，强化大脑皮质自我抑制状态，从而调节神经系统功能。长期的呼吸锻炼形成腹式呼吸，膈肌上下运动，对内脏起到按摩作用；提高胃肠的消化吸收以及排泄功能；增加肺活量，促进血液循环，提高心肺功能。通过长期形体的锻炼可增强骨骼肌肉的功能，提高机体免疫功能。气功疗法可对心理障碍、功能失调及某些器质性病变分别发挥不同的作用。

第二节　社区康复护理

一、残疾人的社区康复护理

（一）残疾和残疾人的概念

1. 残疾（disability）　是指因外伤、疾病、发育缺陷或精神因素造成明显的身心功能障碍，以致不同程度地丧失正常生活、学习和工作能力的一种状态。如肢体残缺、感知认知障碍、内脏功能不全、智能障碍、精神情绪与行为障碍等。

2. 残疾人（people with disability）　是指生理、心理、人体结构上，某种组织功能丧失或者不正常，使得部分或全部失去以正常方式从事个人和社会生活能力的人。如盲人、聋哑人、精神病人、截肢病人等。

（二）残疾的分类

世界卫生组织1980年制定的《国际残损、残疾与残障分类》（International Classification of Impairment，Disability and Handicap，ICIDH）从身体、个体和社会三个层次，以功能损害的程度，将残疾分为残损、残疾和残障3个独立的类别。

1. 残损（impairment）　是指生理、心理、解剖结构（或功能）的异常或丧失对独立生活、学习和工作有一定程度的影响，其影响局限在组织器官水平上，是生物器官或系统水平上的功能障碍，但个人生活仍能自理。例如，智力残损、语言残损、听力残损、视力残损、畸形等。

2. 残疾　是指由于身体组织结构和功能缺损较严重，出现明显障碍，以致丧失以正常的方式进行独立日常生活和工作的能力。其影响在个体水平上，是个体或整体水平上的功能障碍。例如，行为残疾、交流残疾、生活自理残疾、运动残疾等。

3. 残障（handicap）　是指由于形态功能缺损和个体能力严重障碍，不但个人生活不能自理，甚至影响到学习、工作和社会生活。个人无法完成日常社会活动，属于社会水平的功能障碍。例如，定向识别残障、行动残障、身体自主残障（生活不能自理）等。

一般情况下残疾的发展是按照残损、残疾、残障顺序进行，但三者之间没有绝对的界限，残损未经有效的康复治疗，可转化为残疾，甚至残障。而残障或残疾经过有效的康复治疗也可以向残疾、残损转化。

我国分别于1987年和2006年进行了残疾人抽样调查，并制定了相应的残疾分类标准，《全国残疾人抽样调查六类（残疾标准）》（2006年），即视力残疾、听力残疾、言语残疾、肢体残疾、智力残疾、精神残疾。《残疾标准》对残疾社会事业的发展以及残疾预防与康复工作的开展都起到了重要的指导作用。

（三）残疾人的社区康复护理

残疾人的社区康复主要护理措施有：

1. 改善居住和社区康复环境　提倡采用无障碍设施，以保证残疾人在生活和康复训练过程中的安全。如房间、厕所以推拉式为宜；门把手、电灯开关、水龙头等高度低于常规高度，每个走廊应设扶手，便于行走和起立。

2. 日常生活活动训练　包括饮食训练、更衣训练、个人卫生训练、床上运动训练、移动训练以及轮椅训练，具体方法如下：

（1）饮食训练　选择适合患者功能状态的餐具和姿势进行训练。如坐在床上吃饭，可以先练习卧位到坐位的体位训练；然后进行抓握餐具的训练；最后再练习送食物入口、咀嚼和吞咽动作的训练。①体位训练：最简单的是从卧位变为坐位，可根据患者的伤残程度，选择不同的方法。如训练患者在健侧手和肘的帮助下坐起，或者借助他人帮助坐起。然后维持坐位训练，如坐好、坐稳或靠背支撑坐稳。②抓握餐具训练：根据患者的功能状态，选择便于患者进食的特殊餐具（图8-1），可先练习抓握木条或橡皮，再练习抓握汤匙，逐步进行训练。③进食训练：可先练习手模仿进食动作，然后再训练进食动作；饮水可用吸管进行。④咀嚼和吞咽动作训练：如有吞咽困难，可先从流质、半流质到普食，从少到正常饮食逐步过渡。

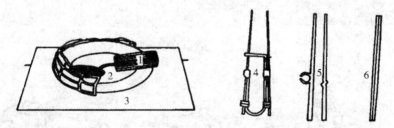

1.粗柄调羹　2.食品盘子　3.防滑垫　4.支架筷子　5.套圈筷子　6.普通筷子

图8-1　餐具

（2）更衣训练　包括穿、脱衣服、鞋袜等的训练。如偏瘫患者穿衣和裤子时可先穿患肢，再穿健肢；脱衣时，先脱健肢，再脱患肢（图8-2A，图8-2B，图8-2C）；截瘫的患者穿裤子时先以坐位穿上裤子，然后右侧卧位，将左侧裤子提起；再翻身左侧卧位，将右侧裤子提起，交替反复，将裤子提到腰部（图8-2D）。在整个更衣训练过程中，可以根据患者的情况，设计一些宽大的、开合式的特制衣服，如果患者不能系、解纽扣时，可以使用按钮、拉链等以方便残疾者的更衣训练。

穿法：

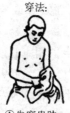
①先穿患肢

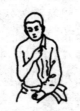
②穿到肩部,将袖口提
到肘部

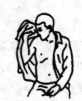
③健侧手转到后面穿上
袖子

图 8 - 2A　穿衣服

脱法：

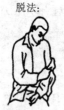
①先脱患侧之肩部

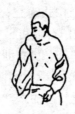
②再脱健侧肩部

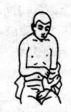
③脱出健手,然后再脱患肢

图 8 - 2B　脱衣服

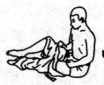
①叉开腿取坐位,先
将裤腿套在患侧腿
上,再套在健侧腿上

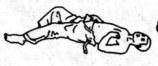
②躺下,蹬健侧脚悬起腰,
把裤子提上来

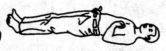
③系上腰带,扣上纽扣

图 8 - 2C　偏瘫患者穿裤子

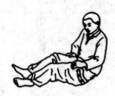
①伸腿坐位穿上裤子

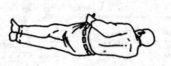
②取右上侧卧位,将左
侧裤子提起

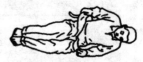
③再转身取左上侧卧位,将
右侧裤子提起。交替反复,将
裤子提到腰部

图 8 - 2D　截瘫患者穿裤子

（3）个人卫生训练　包括洗漱动作、排便活动以及洗浴活动等。①洗漱动作：包括移到洗漱处、开关水龙头、洗脸、刷牙和梳妆等；如偏瘫患者洗脸可用健手将毛巾打湿，然后将湿毛巾缠绕挂在水龙头上，利用水龙头来拧干毛巾擦脸。刷牙，如患手有少许功能，可用患手持牙刷，健手挤牙膏，然后健手刷牙，如果患手功能全失，可训练健手单独完成。②排便活动：包括移到厕所、如厕、排便活动及控制；③洗浴活动：包括移到浴室、完成洗浴的全过程。通常洗澡用淋浴式方法，喷头下方靠墙位置放置沐浴椅，患者坐在椅上冲洗，利用健手持毛巾擦洗前面，用带长柄的海绵（图8－3B）刷擦洗后背。可在墙上安置扶手，以利于患者站起。尽量做到洗漱、梳头、如厕和洗浴自理。如偏瘫患者，可以先练习健手操作，再训练患手操作、健手辅助。为了完成日常生活能力的训练，也可选用一些适用的器具等（图8－3A）。

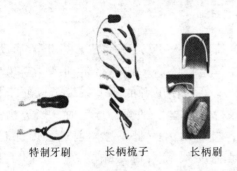
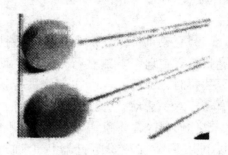

特制牙刷　　　　长柄梳子　　　　长柄刷

图8－3A　特殊器具　　　　　　　　　　　图8－3B　长柄海绵刷

（4）床上运动训练　主要包括翻身和桥式运动训练。①翻身训练：偏瘫患者向患侧翻身时，患者仰卧，双手十字交叉互握，患手拇指压在健侧拇指上方，伸肘屈膝；将双上肢用力向患侧摆动，借助惯性带动身体翻向患侧（图8－4）。向健侧翻身时，用健手将患肘屈曲放于胸前，健腿插入患腿下方，在身体向健侧转动的同时，用健腿搬动患腿，借助惯性带动身体翻向健侧（图8－5）。②桥式运动：患者仰卧、屈膝；抬起臀部，并保持骨盆呈水平位；护理人员可给予协助，一只手向下压住患者膝部，另一只手轻抬患者的臀部，帮助其抬臀、伸髋（图8－6）。

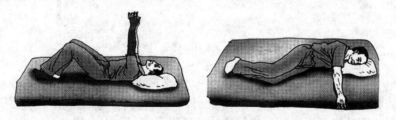

图8－4　偏瘫患者向患侧翻身

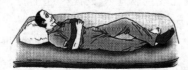
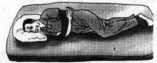

图8－5　偏瘫患者向健侧翻身

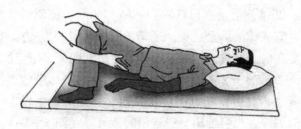

图 8 - 6　桥式运动

（5）移动训练　残疾者需借助手杖、轮椅（图 8 - 7）来完成日常生活活动，包括扶持行走训练、独立行走训练、助行器行走训练。①扶持行走训练：当患者需要扶持时，护理人员应在患侧进行扶持，也可以在患者的腰上系带子以便于扶持，利于双手活动。②独立行走训练：先保持身体立位平衡，行走时，当迈出一脚，身体倾斜时，将重心转移至对侧下肢，再迈出另一脚，身体前进，训练时，可以利用平衡杠。③助行器行走训练：是辅助残疾人稳定站立、行走的工具（图 8 - 7）。

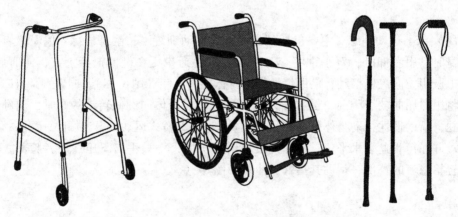

图 8 - 7　助行工具

（6）轮椅训练　是指从轮椅 - 床上 - 轮椅或者轮椅 - 轮椅之间的转移训练。①从床到轮椅的转移：轮椅要与床成 45°角左右，刹住车闸，偏瘫患者利用健手、健腿站起，将健手放在外侧扶手上，以健腿为轴转动躯干使臀部正对椅子，平稳地坐下（图 8 - 8）。截瘫患者可以将轮椅向前与床成直角，刹住车闸，患者背向轮椅，以双手撑起动作将臀部逐步移向床边，再将双手改放在轮椅扶手中央，撑起上身，使臀向后坐于轮椅内，打开车闸，后移轮椅至足跟移离床沿，刹住车闸并将双足置于足托上。②从轮椅到床的转移：轮椅与床呈 45°角左右，刹住车闸，偏瘫患者向两侧推开踏板，健手支撑近床扶手，利用健手、健足站起，然后健手支撑在床面上，以健腿为轴转动躯干，使臀对床，平稳地坐在床上（图 8 - 9）。

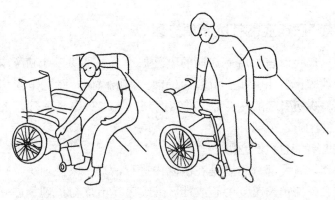

图 8 - 8　从床转移到轮椅

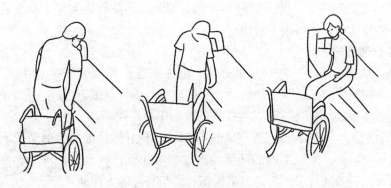

图 8 - 9　从轮椅转移到床

3. 加强家庭和社会的支持　协调社区有关部门及家庭成员在心理上及经济上给予关心和照顾。指导家属营造良好的家庭康复环境，保证残疾人住所安全、整洁、舒适，为其提供充分的休息空间、足够的营养；加强大小便护理，防止尿路感染和便秘；加强皮肤护理，预防压疮等。

4. 给予心理支持、疏导　调整患者不良的心理状态，鼓励其积极参与家庭及社会活动。病残对个人和家庭都是重大打击，给人造成的心理及精神创伤持久而严重。社区康复护士需了解残疾人的残障情况及对残障的心理反应，以坦诚的态度来接纳、关心、支持病人，使他感受到被别人接纳和理解。同时，通过心理指导与治疗，使其面对现实，以积极的态度，配合康复治疗。对心理异常者，可采用精神支持疗法、暗示疗法、催眠疗法等以减轻或消除病人的症状，恢复正常的心理调适功能，以利于康复护理训练计划的顺利进行。

5. 对残疾者家属以及社区人群进行康复知识的宣传教育　作为社区康复护理人员应认真做好患者出院后随访、咨询及康复护理工作。促进社会、家庭对康复护理的认知能力，指导人们合理利用社区康复服务资源。转变患者及其家属的观念，培养其参与意识及自我保健意识。促进患者尽早康复，重返社会。

6. 对残疾者、家属及社区人群进行残疾预防的宣传教育　如预防接种、优生优育、合理营养、合理用药、防止意外事故等宣传，以降低残疾的发生率。

二、常见疾病后遗症的社区康复护理

对于某些常见疾病而言，后遗症期的康复护理至关重要，如脑卒中后的偏瘫、脊髓损伤后引起的截瘫、小儿脑瘫后引起的运动、言语障碍；骨关节损伤后引起的关节粘连、挛缩；颈肩疾病引起的疼痛等，都需回到社区进行康复治疗。本部分主要阐述偏瘫和截瘫者的社区康复护理。

（一）偏瘫患者的社区康复护理

偏瘫发生初期，绝大部分患者是在医院内进行治疗、康复训练及护理。进入恢复期后，根据病情和条件转入康复中心或社区继续康复治疗与护理，进一步促进功能恢复和代偿，提高日常生活能力，最大限度地减少损害和预防复发。

1. 偏瘫 是指一侧上下肢、面肌和舌肌下部的运动障碍，常见于脑血管意外，也可以见于头部外伤和脑外科手术后遗症。

2. 主要护理措施

（1）肢体功能训练 遵循"早期开始，循序渐进，着眼于日常生活能力的提高"原则。包括患侧肢体的被动及主动运动、平衡训练、步行训练、上肢及手动训练。

（2）日常生活能力训练 详见残疾人的社区康复护理。

（3）语言训练 对语言交流障碍者进行训练，在身体状况允许的情况下，鼓励其参加正常的社交活动，接触不同的环境，激发和增加其语言表达的欲望和能力。对暂时不宜外出者，可鼓励其多读报纸、听音乐、多与身边的人沟通。

（4）常见并发症的护理 常见的并发症是呼吸道感染、泌尿道感染及压疮，应积极采取有效的护理措施，预防并发症的发生。如指导患者每日做深呼吸练习，痰液黏稠者帮助其及时排痰，定时变换体位，辅助拍背促进痰液排出等措施预防呼吸道的感染。指导患者多饮水，以利于大量的尿液冲洗泌尿道；对大小便失禁的患者要及时清除排泄物，及时更换床单和衣裤，避免潮湿及排泄物的刺激，预防泌尿道感染的发生。对于预防压疮的形成可以采用勤翻身拍背，保持床铺平整干燥，加强营养等措施。

（5）心理护理 偏瘫患者常因疾病所致的角色、行为方式、社会功能的改变，表现出不同程度的抑郁和情绪不稳定等心理问题。因此，准确评估患者的心理问题，针对不同个体采用不同的方式进行心理治疗与护理。

（6）健康教育 采用家庭访视、发放健康手册、电话回访等方式向患者及家属介绍疾病的知识、康复训练方法及注意事项，以促进康复护理目标的实现。

（二）截瘫患者的社区康复护理

1. 截瘫 是由各种致病因素引起脊髓结构、功能的横贯性损害，造成损伤节段水平以下不同程度的肢体运动、感觉功能障碍及排便、排尿功能障碍。脊髓损伤平面以下感觉、运动及反射活动全部丧失者为完全性截瘫；部分功能障碍者为部分性截瘫。

2. 主要护理措施

（1）肢体功能训练 包括①增加肌力训练：包括上肢肌力增强训练和下肢肌肉牵拉训练。上肢肌力增强训练可以通过举哑铃沙袋、拉力器等进行反复训练。下肢肌肉牵拉训练，患者取坐位，双腿分开，一手按压膝盖以防弯曲；另一手握足底的前部，并用力牵拉进行训练（图8-10）。②髋膝关节活动训练：取仰卧位，双手扶一侧膝关节，屈曲并用力使其贴近胸腹部，进行髋膝关节的屈伸运动训练（图8-11）。患者取坐位，将一腿屈曲放置另一腿上，双腿交替进行髋膝关节转动训练（图8-12）。通过髋膝关节的活动训练可以防止肌肉萎缩及关节僵硬。③轮椅训练：训练患者在轮椅上能长久的保持坐位；练习轮椅前进、后退、回转、开关房门等移动动作。

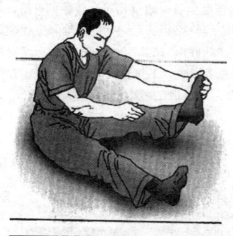

图8-10 下肢肌力牵拉训练

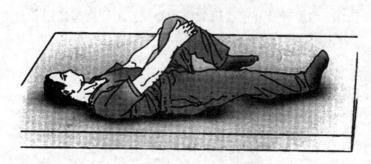

图8-11 髋膝关节屈伸运动训练

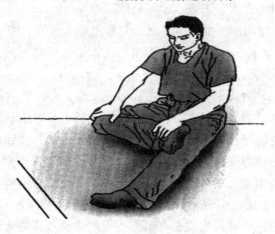

图8-12 髋膝关节转动训练

（2）生活自理能力训练　详见残疾人的社区康复护理。

（3）防止并发症的发生　常见并发症有压疮、泌尿系感染、呼吸道感染、便秘、腹胀等。应多食蔬菜、水果及富含粗纤维的食物，给予腹部按摩，必要时给予缓泻剂预防便秘和腹胀的发生。其余并发症的预防同偏瘫患者。

（4）心理护理　关心体贴患者，通过礼貌、诚恳、自然、友好的交谈，建立良好的护患关系，了解患者的心理特点和状态，有目的地制定相应的护理措施，开导并教育患者正确对待疾病，树立战胜疾病的信心，以积极的态度对待生活，参与力所能及的社会活动。护士还应与患者家庭、工作单位联系，争取多方配合，使患者在各项治疗护理中发挥主观能动性，以坚强的毅力配合各项康复护理工作的进行，促进早日康复。

知识链接

体位转换技术

　　体位转换技术主要目的是预防压疮和肺部感染。体位转换的方法包括被动向健侧翻身、被动向患侧翻身、主动翻身动作训练等。一般 60～120 分钟变换体位一次。另外，由于仰卧位强化伸肌优势，健侧卧位强化患侧屈肌优势，患侧卧位强化患侧伸肌优势，不断变换体位可使肢体的伸屈肌张力达到平衡，预防痉挛模式出现。

（5）健康教育　向患者及其家属讲解疾病知识，了解康复计划、方法、时间安排和费用情况，使其主动参与康复治疗和护理，指导如何进行自我护理及预防并发症的发生。

三、智力低下者的社区康复护理

（一）智力低下的概念

美国智力低下协会（AAMD）将智力低下定义为，在发育期内，一般智力功能明显低于同龄水平，同时伴有适应性行为缺陷。

智力的高低通常用智力商数来表示，简称智商（Intelligence Quotient IQ），是用智力年龄除以实际年龄所得的商，乘以 100 所得的数。通常认为，IQ 在 80～120 之间属于正常，80 到 89 是中下水平；70 到 79 是临界状态水平；69 以下是智力缺陷。

（二）智力低下的分类

根据智商（IQ）和社会适应行为将智力低下分为轻度、中度、重度、极重度 4 类。

1. 轻度　常表现为理解、记忆、分析能力低于同龄人，有语言交流能力，发音尚清晰，但词汇少，经教育可达小学文化程度，从事简单劳动，做到自食其力。占智力低下的 75%～80%，智商 50～69，多在学龄期因学习困难、学习成绩差而被发现。

2. 中度　自幼反应迟钝，语言、运动能力较差，说话发音不清，词汇很少，学习困难，经教育能从事简单的体力劳动、生活能自理。占智力低下的 12%，智商 35～49。

3. 重度　大多在婴儿期即被发现，有不同程度的运动、感觉功能障碍，对周围事物反应极差，不认识身边亲人，只能发含糊不清的单音，接受教育极其困难，需人照顾。占智力低下的 7% ~8%，智商 20 ~34。

4. 极重度 对外界刺激无反应，不会说话，大多伴有其他残疾，智力根本不能改善，需他人终生照顾。占智力低下的 1% ~2%，智商 20 以下。

（三）主要护理措施

1. 饮食方面 加强营养，给予富含维生素、蛋白质等饮食，促进大脑的发育。根据不同疾病选择合适饮食，避免加重或诱发病情的食物。如苯丙酮尿症患儿应给予低苯丙氨酸饮食（如米粉、菠菜、土豆等）；半乳糖血症患儿禁食乳类及乳制品，可用米粉、豆浆等喂养。

2. 药物方面 应长期服用维持脑正常功能的多种维生素及微量元素。因呆小病引起的智力低下者须在医生指导下终生服用甲状腺制剂。

3. 动作训练 包括抬头、翻身、坐、站、走等动作和平衡能力训练，提高手、脑的协调能力。

4. 认知能力训练 包括感知觉训练、思维能力训练及社会行为训练 3 个方面。①感知觉训练：包括视觉、听觉、触摸觉训练；②思维能力训练：用各种形状的木板放入和旋转，木板的归类，套桶、几何图形桶游戏，图片分类，残缺物的认识来训练思维能力；③社会行为训练：早期基本行为训练，如对镜中微笑和发声、注视母亲的脸、模仿成人做简单的家务、依指示说"请"与"谢谢"等。

5. 语言交流能力训练 可面对面地教患者进行口的开闭，吹口哨、鼓腮、舌的前后、左右、上下等运动，并进行口语交流。

6. 日常生活能力的训练 详见残疾人的社区康复护理。

7. 心理护理 要保护患者的自尊心，及时表扬和鼓励，与他们建立感情和友谊，引导他们逐渐克服固执、喜攻击、不好接近的性格。对他们的缺点、错误，应从说服教育入手，禁止打骂，防止他们产生自卑感。

8. 家庭教育 向家属传授言语教育训练、按摩治疗等康复实用技术和方法，对家属开展家庭教学的技能和技巧培训，以提高家庭康复的技能和水平。提高安全意识，不要让患者直接接触剪刀、药品、消毒剂等危险物品，以免发生意外。另外，可在患者外衣缝上写有姓名、住址、联系方式的布条，以便在走失时，能被送回。

四、心理障碍者的社区康复护理

（一）心理障碍的概念

心理障碍也称为病理心理、变态心理、心理疾病等，是指在各种因素的影响和作用下，人的心理活动过程可能出现不同程度的紊乱，心理活动的完整性和与外界环境的协调性受到损害，导致心理活动偏离正常范围，出现心理失调、人格障碍和行为异常。

（二）主要护理措施

1. 做好社区流行病学调查 社区护理人员应熟悉本社区心理障碍者的发病特点、发生及发展规律，社会环境对疾病发生、发展的影响等，并据此制定出防治和康复护理计划。

2. 做好心理咨询工作 针对心理障碍者疾病易复发的特点，社区康复工作者应加强心理咨询工作，防患于未然。如应让患者及家属了解疾病，并认识复发的早期表现，尽早发现，及时治疗；减少精神刺激，鼓励患者多参加集体活动，让患者主动接触和关心他人，消除心理负担，克服自卑感；告诉患者及家属不能随意停药，应该定期复查，如出现不良反应，应尽早报告医生，在医生的指导下，适时减药或更换药物。

3. 心理护理及心理康复 心理护理与心理康复有相通之处，其重点在于与病人建立良好的关系，并通过耐心的交谈和接触，启发患者正确认识疾病，树立与疾病做斗争的信心。指导患者正确对待社会环境，学会人际交往，增强心理承受能力，积极创造条件，使他们在家庭中得到尊重，在一定的范围内支配自己的时间和钱财，管理个人的物品，参加社会活动，直到恢复社会性劳动，以促使他们能够正确认识自我，实现个人的社会价值和家庭价值，真正走向康复，回归社会。

4. 社会生活技能训练 对于心理障碍患者来讲，由于疾病的影响，他们的许多社会生活技能存在着问题，需要通过康复训练加以修复或重建，其中包括：①用药：可以采用不同颜色的药杯进行早、中、晚药物的区分，并对患者进行训练，使其能自行服药；②个人仪表和卫生；③钱财管理：可以指导患者把钱放在固定的存钱包里，并且附带记录本；④良好的交谈：作为护理人员应该尊重患者，认真听取患者自诉的感受，给予心理上和精神上的支持；⑤准备食物：让患者先学会简单食物的准备，尽量避免用火、刀等危险物品；⑥待客与约会：让患者主动的去接待客人，与客人沟通，尽量让其融入家庭和社会；⑦保持生活环境整洁：让患者每天保持生活环境的干净、整洁；⑧外出购物与遵守社会规范：通过采用行为矫正、情景模仿、示范指导、作业练习等措施，帮助他们建立新的心理习惯和社会习惯。

5. 安全护理 心理障碍者对现实的承受能力低，在疾病状态下，往往会发生危及自身或他人安全的行为，如毁物、自伤、伤人等，必须严加看护，不能让他们独处或独自外出，必要时将病人送往专科医院治疗。

6. 生活护理 对此类患者的生活护理并非越周到、越细致、越全面越好，过度的照顾不仅对患者的康复不利，反而会加重患者对别人的依赖，降低活动的主动性。对确已丧失个人生活能力的患者，生活护理的重点是帮助他们建立合理的生活方式和生活习惯，使他们学会保持个人卫生，做到起居有常、饮食合理、劳逸结合、适量运动。纠正患者的不良习惯，让其多与人交往、接触社会、参加力所能及的劳动和体育活动，努力培养他们的生活自理与自律能力。

目标检测

A1 型题

1. 社区康复护理的基本内容中错误的是
   A. 预防并发症和畸形　　B. 日常生活能力训练
   C. 以被动护理为主　　　D. 指导病人辅助具和矫形器的使用

E. 心理护理

2. 下列哪个<u>不</u>是社区康复护理的对象

A. 残疾人　　　　　　B. 慢性病患者　　　　　C. 老年病患者

D. 急性创伤　　　　　E. 手术后恢复期患者

3. 偏瘫患者起坐训练方法和步骤是

A. 用健手将患肢屈曲置于胸前

B. 将健腿插入患腿下方

C. 用健腿将患腿移至床边

D. 健手撑 、伸直、坐起

E. 以上方法和步骤正确

4. 压疮创面护理中，<u>错误的</u>是

A. 保持创面清洁　　　　B. 局部大量用外用药

C. 用湿或半干湿性敷料 D. 每 2～4 小时更换敷料 1 次

E. 用 0.9% NaCl 溶液或过氧化氢清洗伤口

5. 我国残疾分类<u>不包括</u>

A. 智力障碍　　　　　B. 心功能不全　　　　　C. 听力丧失

D. 视力不全　　　　　E. 肢体功能不全

（胡贵贤）

第九章 社区传染病的管理与护理

要点导航

知识要点：

1. 掌握传染病的概念、特点、传染源的种类、传播途径、传染病的分类报告管理制度及管理措施。

2. 熟悉社区常见传染病的社区管理与护理、突发公共卫生事件的概念及应急处理措施。

3. 了解传染病的临床分期、传染病家庭访视。

技能要点：

1. 能够在教师指导下进行社区传染病和突发共卫生事件的报告及基本的管理。

2. 具备对传染病及突发公共卫生事件的预防观念以及快速反应、积极救助的能力。

第一节 传染病概述

某社区卫生服务中心的护士小王正在为一名肺结核病患者家属做健康咨询，该家属是患者的儿子。家属说："大夫，我们家老爷子吃药已2个多月了，症状减轻了很多，咳嗽也不严重了，现阶段传染性应该没那么厉害了吧？我们家里人应该不那么容易被传染了吧？"

1. 请从这位家属的提问判断他对结核病的认识情况。

2. 如果你是社区护士，应如何回答该家属？

传染病（communicable diseases）是由病原微生物（细菌、病毒、衣原体、立克次体、支原体、螺旋体、真菌、朊粒等）和寄生虫（原虫、蠕虫、医学昆虫）感染人体后产生的具有传染性的，在一定条件下可在人群中流行的疾病。

历史上传染病曾猖獗流行，严重危害人类的生命和健康。新中国成立以来，在"预防为主，防治结合"的卫生方针下，围生期保健不断加强，免疫接种覆盖率逐年提高，我国传染病的预防和控制取得了巨大成就，天花得以消灭，脊髓灰质炎、乙型脑炎、麻疹、白喉、百日咳和新生儿破伤风等的发病率也明显下降，其中脊髓灰质炎已接近被消灭。

目前我国传染病已经不再是引起死亡的首要原因，但仍有许多传染病广泛存在，一些已被消灭的传染病正在死灰复燃，新发现的传染病又时有发生，例如结核分枝杆菌、肝炎病毒等病原体的感染率仍居高不下，艾滋病的发病和蔓延速度在不断加快，特别近年来的传染性非典型肺炎及甲型 H_1N_1 大范围地肆虐流行，为新时期传染病的预防和控制提出了新的要求，社区护士应该重点做好社区传染病患者的管理与护理，才能有效控制传染病，达到消灭传染病的目标。

一、传染病的流行过程及影响因素

传染病的流行过程是指传染病在人群中发生、发展和转归的过程。传染源、传播途径和人群易感性是传染病流行过程必须具备的三个基本条件。这三个环节必须同时存在，若缺失任何一个环节，流行即可终止。流行又受自然因素和社会因素的影响。

（一）传染病流行过程的基本条件

1. 传染源（source of infection） 是指体内有病原体生存、繁殖并能将病原体排出体外的人和动物。传染源包括下列四种。

（1）传染病患者 是大多数传染病的重要传染源。急性期及症状相对严重的传染病患者具有典型病原体排出症状（咳嗽、吐、泻），而促进病原体播散；慢性和轻型患者也具有传染性，但因症状不典型而不易被发现，且慢性者可长期排出病原体污染环境，成为长期传染源。

（2）病原携带者 慢性病原携带者无明显临床症状而长期排出原体，在某些传染病（如伤寒、细菌性痢疾）中有重要的流行病学意义。

（3）隐性感染者 在某些传染病（如脊髓灰质炎）中，隐性感染者在病原体被清除前是重要传染源。

（4）感染动物 某些传染病可由动物体内排出病原体，导致人类发病，如鼠疫、狂犬病等，因此受感染的动物也是重要的传染源之一。以啮齿类动物最为常见，其次是家畜、家禽。由动物为传染源传染的疾病称动物源性传染病。

2. 传播途径（route of transmission） 是指病原体离开传染源后到达另一个易感者所经历的途径，同一种传染病可以有多种传播途径。

（1）呼吸道传播 病原体离开传染源后存在于空气中的飞沫或气溶胶中，易感者吸入时呼吸道获得感染，如流感、麻疹、肺结核、禽流感和严重急性呼吸综合征等。

（2）消化道传播 病原体离开传染源后污染食物、水源或食具，易感者进食时消化道获得感染，如伤寒、细菌性痢疾和霍乱等。

（3）接触传播 病原体离开传染源后污染水或土壤，易感者接触水和土壤时获得感染，如钩端螺旋体病、血吸虫病和钩虫病等。易感者伤口如接触被破伤风杆菌污染的土壤则可使人感染破伤风。易感者和传染源日常活动的密切接触，即可能获得感染，如传播消化道传染病（如痢疾）及呼吸道传染病（如白喉）。通过性接触尤其是不洁性接触（包括同性恋、多个性伴侣的异性恋及商业化性行为）可使易感者感染 HIV、

HBV、HCV、梅毒螺旋体及淋病奈瑟菌等。

（4）虫媒传播 被病原体感染的吸血节肢动物如按蚊、人虱、跳蚤、白蛉、硬蜱和恙螨等，叮咬时把病原体传播给易感者，可分别引起疟疾、流行性斑疹伤寒、地方性斑疹伤寒、黑热病、莱姆病和恙虫病等。根据节肢动物的生活习性，虫媒传播疾病往往具有严格的季节性，有些病例还与感染者的职业及地区相关。

（5）血液、体液传播 病原体存在于携带者或患者的血液或体液中，通过应用血制品、分娩或性交等传播，如疟疾、乙型肝炎、丙型肝炎和艾滋病等。

上述传播统称为水平传播，母婴间传播属于垂直传播。婴儿出生前已从母亲或父亲获得的感染称为先天性感染，如梅毒、弓形虫等。

3. 人群易感性（susceptibility of the crowd） 对某一传染病缺乏特异性免疫力的人称为易感者（susceptible person），他们都对该疾病的病原体具有易感性。当易感者在某一特定人群中达到一定比例，且又有传染源与适合的传播途径时，则很容易发生该传染病的流行。人群易感性的高低还受自然因素和社会因素的影响。降低人群易感性或减少易感者最有效的方法就是普及人工自动免疫，只有这样才能将传染病的流行降到最低，有些传染病可通过全民长期坚持接种疫苗而被消灭，如天花、脊髓灰质炎、乙型脑炎和麻疹等。

（二）影响流行过程的因素

1. 自然因素（natural factors） 自然环境中的各种因素，包括地理、气象和生态等对传染病流行过程的发生和发展都有重要影响，寄生虫和由虫媒传播的传染病对自然条件的依赖尤为明显。传染病的地区性和季节性与自然因素密切相关，如我国北方有黑热病地方性流行区，南方有血吸虫病地方性流行区，疟疾在夏秋季发病率较高等。自然因素也可以通过降低人体的非特异性免疫力而促进流行过程的发展，如寒冷可以降低呼吸道抵抗力，炎热可减少胃酸的分泌等。某些自然环境为传染病在野生动物间传播提供了良好条件，如鼠疫、钩端螺旋体病等，人类进入此类地区亦可受感染，称为自然疫源性传染病或人畜共患病。

2. 社会因素（social factors） 社会因素包括社会制度、经济状况、文化水平和风俗习惯等，对传染病的流行过程有非常重要的影响。新中国成立以来，爱国卫生运动的普遍开展和计划免疫的逐步普及，已使许多传染病的发病率明显下降，部分传染病已接近消灭。随着经济的发展，环境污染日益严重，人群基础免疫力下降，人口流动性增强，新的传染病出现如艾滋病和重症急性呼吸综合征（SARS）；已经控制的传染病复燃，如性传播疾病等，这应引起广大医务工作者和卫生管理部门的重视。

二、传染病的特征

（一）基本特征

传染病与其他疾病的主要区别在于下列四个基本特征。

1. 病原体（pathogen） 每一种传染病都是由特异性的病原体引起的，包括微生物和寄生虫，以细菌和病毒最常见。临床上检出病原体对诊断和治疗都具有重要意义。

2. 传染性（infectivity） 这是传染病与其他感染性疾病最主要的区别。传染性意味着病原体能够通过某种途径传播给他人。传染病患者具有传染性的时期称为传染期，每一种传染病都有其相对固定的传染期，是决定患者隔离时间长短的重要依据之一。

3. 流行病学特征（epidemiologic feature） 传染病的流行过程在自然因素和社会因素的影响下，可表现出以下特征：

（1）流行性 在一定条件下，传染病能在人群中广泛传播蔓延的特性称为流行性。按其强度可分为散发、流行、大流行和暴发。

（2）季节性 某些传染病在每年一定季节的发生和流行有较明显的上升趋势，这一现象称为季节性。如冬春季节，呼吸道传染病发病率高；夏秋季节，消化道传染病发病率高。

（3）地方性 由于受地理气候等自然因素或社会因素的影响，某些传染病仅局限在一定地区内发生，这种传染病称地方性传染病，如血吸虫病。以野生动物为主要传染源的疾病称为自然疫源性传染病或人畜共患病，也属于地方性传染病，如鼠疫、流行性出血热。存在这种疾病的地区称自然疫源地。

（4）外来性 指某个地域范围内原来不存在某传染病，而通过其他地区的外来人口或物品传入，如霍乱从印度蔓延至欧洲。

4. 感染后免疫（postinfection immunity） 这是指免疫功能正常的人体经显性或隐性感染病原体后，都能产生针对病原体及其产物（如毒素）的特异性免疫。保护性免疫可通过抗体（抗毒素、中和抗体等）检测而获知。感染后免疫属于自动免疫，其持续时间在不同传染病中有很大差异。一般来说，病毒性传染病，如麻疹、脊髓灰质炎、乙型脑炎等，在感染后免疫持续时间最长，往往保持终身，但流感属例外。细菌、螺旋体、原虫性传染病，如细菌性痢疾、阿米巴病、钩端螺旋体病等的感染后免疫持续时间通常较短，仅为数月至数年，但伤寒属例外。蠕虫感染后通常不产生保护性免疫，因而往往发生重复感染，如血吸虫病、钩虫病、蛔虫病等。

（二）临床类型和分期

根据传染病临床过程的长短可分为急性、亚急性和慢性型；按病情轻重可分为轻型、典型和重型。

急性传染病典型的发病过程通常具有阶段性，其发生、发展和转归可以分为以下四个阶段：

1. 潜伏期（incubation period） 是指从病原体侵入机体起，至开始出现临床症状为止的时期，它是检疫观察、留验接触者的重要依据。潜伏期的长短通常与病原体的感染量成反比。有些传染病在潜伏期已具备传染性。

2. 前驱期（prodromal period） 从起病到症状明显这段时间称为前驱期。前驱期的表现通常是非特异性的，如头痛、发热、疲乏、食欲下降和肌肉酸痛等，为许多传染病所共有，一般持续 1~3 天。前驱期已具传染性。起病急骤者可无前驱期。

3. 症状明显期（period of apparent manifestation） 是指某传染病所具有的症状和体征表现明显的时期。如具有特征性皮疹，黄疸，肝、脾肿大和脑膜刺激征等；有的传染病还具有促进病原体排出的症状，如咳嗽、打喷嚏或腹泻，所以此期的传染性最强。也有一些传染病如脊髓灰质炎、乙型脑炎等大部分患者可不经此期即进入恢复期。

4. 恢复期（convalescent period） 当机体免疫力增长至一定程度，体内的病理过程基本结束，患者的症状和体征基本消失，此期称为恢复期。此期体内可能尚有病原体残留，但血清抗体水平已经达到最高水平。伤寒、疟疾和细菌性痢疾等传染病在缓解和恢复期间可再度出现症状和体征，出现复发或再燃，此期仍具有一定的传染性。

恢复期过后，有的传染病可完全恢复，如流感、痢疾；有的则会留下后遗症，尤其是以中枢神经系统病变为主的传染病如脊髓灰质炎、流行性脑脊髓炎等；另外还有一些传染病由于变态反应出现免疫性疾病，如猩红热后的急性肾小球肾炎。

第二节　传染病的管理

社区卫生服务中心免疫接种室，3 岁的明明在妈妈的陪同下等待注射流脑疫苗。预诊时社区护士小王测得明明体温为 37.4℃，体检时发现明明手掌虎口部、咽峡部和足底都有红色小疱疹，疑似手足口病。

1. 社区护士应该给明明的妈妈什么建议？
2. 社区护士此时应如何处置患者接触过的医疗设备和床单？

一、传染病的报告制度

严格遵守传染病报告制度是早期发现和控制传染病的重要措施。社区护士要严格执行传染病报告制度，及时按规定程序向卫生行政部门指定的卫生防疫机构报告疫情，并做好疫情登记。

（一）传染病分类

我国《传染病防治法》规定管理的传染病分为甲、乙、丙三类，共计 37 种。

1. 甲类传染病 甲类传染病为强制管理传染病，共 2 种，包括鼠疫和霍乱。

2. 乙类传染病 乙类传染病为严格管理传染病，共 25 种，包括传染性非典型肺炎（严重急性呼吸综合征）、艾滋病、病毒性肝炎、脊髓灰质炎、人感染高致病性禽流感（H_7N_9 禽流感）、麻疹、流行性出血热、狂犬病、流行性乙型脑炎、登革热、炭疽、细菌性和阿米巴性痢疾、肺结核、伤寒和副伤寒、流行性脑脊髓膜炎、百日咳、白喉、新生儿破伤风、猩红热、布鲁氏菌病、淋病、梅毒、钩端螺旋体病、血吸虫病、疟疾。其中需按甲类传染病管理的有重症急性呼吸道综合征（SARS）和炭疽（肺炭疽）。

3. 丙类传染病 丙类传染病为监测管理传染病，共 10 种，包括流行性和地方性斑疹伤寒，黑热病，丝虫病，包虫病，麻风病，流行性感冒，流行性腮腺炎，风疹，急性出血性结膜炎，除霍乱、痢疾、伤寒和副伤寒以外的感染性腹泻病。

（二）传染病的限时报告

如在所辖社区范围内出现疫情，社区护士应根据传染病防治法的规定通过传染病监测报告信息系统及时上报，同时还要填写传染病报告卡。

1. 甲类及 SARS、肺炭疽和人感染高致病性禽流感　对甲类传染病和乙类传染病中重症急性呼吸道综合征（SARS）、人感染高致病性禽流感和炭疽中的肺炭疽的患者，病原携带者或疑似者，城镇应于 2 小时内、农村应于 6 小时内报告。

2. 乙类和部分丙类　对其他乙类传染病患者、疑似患者和伤寒、副伤寒、痢疾、梅毒、淋病、乙型肝炎、白喉、疟疾的病原携带者，城镇应于 6 小时内、农村应于 12 小时内报告。

3. 丙类和其他传染病　对丙类传染病和其他传染病，应当在 24 小时内报告。

知识链接

中国传染病监测报告信息系统简介

　　中国疾病预防控制中心（CDC）已经建成了对 37 种法定传染性疾病的实时网络监测系统，这是中国疾病预防控制以及公共卫生信息系统国家网络的重要组成部分。该系统包含了从乡镇到国家的 5 级网络传染病监测报告体系以及从地市到国家的 3 级网络平台，在医院检测到传染病个案要实时通过 Internet/NPN 上报到国家 CDC 的中心数据库。全国范围内的所有卫生/医疗机构都可以随时访问中心数据库获得信息。由于对传染病采取了实时的个案报告以及对于危险因素及症状的监测，使得对于可能的疫情暴发的及时预警成为可能。目前，每天有 10 000～20 000 例法定传染病上报至国家 CDC。所产生的日报，周报，月报提交至各级卫生管理部门。最近已经逐步将该系统进一步扩展到对各种专病如结核、HIV 感染者及艾滋病等的监测。与此同时，各地也正在建设能够沟通区域内各类机构，实现区域信息共享的区域性公共卫生信息系统。

二、传染病的管理措施

传染病管理的主要措施，就是针对传染病流行过程中各个环节的特点，做好管理传染源、切断传播途径和保护易感人群三方面的工作。

（一）管理传染源

1. 对患者的管理　对传染病患者应尽量做到"五早"，即早发现、早诊断、早报告、早隔离和早治疗。传染病报告制度是早期发现和控制传染病的重要措施，必须严格遵守。一旦发现传染病患者，应立即隔离治疗，隔离是防止病原体向外扩散，便于管理、消毒和治疗，也是控制传染源的首要内容和措施。隔离期限按照病原体培养结果而定，应隔离至病原体终止从体内排出为止，不同的传染病因其病程不同隔离期限亦有所不同。

2. 对疑似患者的管理　除及时报告外，疑似患者应尽早明确诊断。①甲类传染病的疑似患者和乙类传染病中的传染性非典型肺炎、肺炭疽疑似患者必须在指定场所进行隔离观察和治疗；②乙类传染病的疑似患者应在医疗保健机构指导下治疗或隔离治疗。传染病疑似患者必须接受医学检查、随访和隔离治疗措施，疑似患者无权拒绝。

3. 对病原携带者的管理　要尽早发现和管理，应重点对传染病接触者、曾患过传染病者、恢复期患者、来自流行区的居民、特殊职业人群（如儿童机构、饮食、饮水服务行业等）定期普查，以便及时发现病原携带者，并进行相应的隔离和治疗，教育其养成良好的卫生习惯，必要时调离工作岗位。

4. 对接触者的管理　接触者是指接触过传染源的易感人群。传染病接触者都应接受检疫，检疫的期限一般从接触最后之日算起，相当于该传染病的最长潜伏期。检疫的主要内容包括：留验（隔离观察）、医学观察、健康教育、应急预防接种和药物预防等。

5. 对动物传染源的管理　在传染病流行地区，可及早对动物如家禽、家畜等进行预防接种，以降低发病率。若动物已患传染病，应根据动物所患病种及其经济价值，选择隔离、治疗或杀灭。如有一定经济价值的传染病动物，则尽可能给予隔离和治疗；对无经济价值的传染病动物则应杀灭，动物尸体应采取深埋和焚烧等措施，尽可能减少污染。

6. 对疫源地的管理　主要是采取有效的消毒措施，其目的是切断传播途径，杀灭由传染源排到外界环境中的病原体。对传染源的排泄物、分泌物及其所污染的物品进行随时消毒；当患者痊愈或死亡后，对其住所进行终末消毒。

（二）切断传播途径

对于各种传染病，尤其是消化道传染病、虫媒传染病以及许多寄生虫病来说，切断传播途径通常是起主导作用的预防措施。其主要措施包括隔离和消毒。

1. 隔离（isolation）　隔离是指将患者或病原携带者妥善安排在指定的隔离单位，暂时与人群隔离开，积极进行治疗、护理，并对具有传染性的分泌物、排泄物、用具等进行必要的消毒处理，防止病原体向外扩散的医疗措施。隔离的种类有以下几种：

（1）严密隔离　对传染性强、病死率高的传染病，如霍乱、鼠疫、狂犬病等，应住单人房，严密隔离。

（2）呼吸道隔离　对由患者的飞沫和鼻咽分泌物经呼吸道传播的疾病，如传染性非典型肺炎、流感、流脑、麻疹、白喉、百日咳、肺结核等，应做呼吸道隔离。

（3）消化道隔离　对由患者的排泄物直接或间接污染食物、食具而传播的传染病，如伤寒、菌痢、甲型肝炎、戊型肝炎、阿米巴病等，最好在一个病房中只收治一个病种，并加强床边隔离。

（4）血液-体液隔离　对于直接或间接接触感染的血液及体液而发生的传染病，如乙型肝炎、丙型肝炎、艾滋病、钩端螺旋体病等，在一个房间中只能收治同种病原体感染的患者。

（5）接触隔离　对病原体经体表或感染的部位排出，其他人直接或间接与破溃皮肤或黏膜接触感染引起的传染病，如破伤风、炭疽、梅毒、淋病和皮肤的真菌感染等，应作接触隔离。

（6）昆虫隔离　对于以昆虫作为媒介传播的传染病，如乙脑、疟疾、斑疹伤寒、丝虫病等，应作昆虫隔离。病室应用纱门纱窗，做到防蚊、蝇、螨、虱、蚤等。

（7）保护性隔离　对于抵抗力特别低的易感者，如长期大量应用免疫抑制剂者、严重烧伤患者、早产婴儿和器官移植患者等，应做保护性隔离。在诊断、治疗和护理工作中，尤其应避免医源性感染。

对患者采取隔离措施的同时接触者也应进行防护，如进入确诊或可疑呼吸道传染病患者房间时，应戴帽子、医用防护口罩；进行可能产生喷溅的诊疗操作时，应戴护目镜或防护面罩，穿防护服；接触患者及其血液、体液、分泌物、排泄物等物质时应戴手套；手上有伤口时应戴双层手套。从事可能污染工作服的工作时应穿隔离衣，离开隔离病室时应脱下隔离衣并清洗消毒，甲类传染病应穿防护服。

2. 消毒 是指为了防止感染和预防传染病的发生、传播和流行而采取的杀灭或清除人体体表和各种传播媒介上存活的病原体的措施。

（1）消毒种类

1）预防性消毒 是指未发现传染源，对可能受病原体污染的场所、物品和人体进行的消毒措施。目的是预防传染病发生。如对饮水、餐具、空气及垃圾粪便的无害化消毒等就属此类消毒。

2）疫源地消毒 是指对目前存在或曾经存在过传染源的场所进行的消毒工作。包括随时消毒和终末消毒。其目的是杀灭由传染源排到外界环境中的病原体，避免污染的范围扩大和程度加重，也可避免已消毒的地段或物体重新被污染。

（2）常用的消毒方法

1）物理消毒法 是利用物理方法作用于病原体，将其消除或杀灭的方法。常用于被污染的衣物、食具、食物、玻璃器皿、金属器械、废弃物、尸体等的消毒，包括煮沸消毒、流通蒸汽消毒、巴氏消毒、高压蒸汽灭菌、焚烧或烧灼消毒、干烤消毒、紫外线消毒、电离辐射消毒等方法。应根据被消毒物品的特性、病原体的特点等选择恰当的消毒方法。

2）化学消毒法 是应用化学消毒剂使病原体蛋白凝固变性，或使其失去活性而将其杀灭的方法。常用于被污染的家具、墙壁、地面、水源以及传染病患者的呕吐物、排泄物、分泌物等的消毒。常用的化学消毒剂有：高效消毒剂（戊二醛、过氧乙酸、环氧乙烷等）、中效消毒剂（乙醇、部分含氯制剂、氧化剂、溴剂等）、低效消毒剂（汞制剂、氯己定等）。

3）生物消毒法 即利用生物在新陈代谢过程中形成的条件来杀灭或清除病原体。常用于对大量的粪便、垃圾、污水等进行无害化处理。

（三）保护易感人群

1. 增强非特异性免疫力 指导易感人群加强锻炼、规律生活、合理饮食，保持心情舒畅、养成良好的卫生习惯、改善居住和人际环境，增强人们的保健意识，提高机体非特异性免疫力。

2. 增强特异性免疫力 是指将人工制备的抗原或抗体输入机体，使机体获得对某种传染病的特异性免疫力，以提高免疫水平，从而预防和控制该传染病的发生和流行。

三、传染病的访视

（一）初访要求

初访是指社区护士对社区传染病患者进行初次随访，并建立档案。具体内容包括以下几个方面：

1. 核实诊断 社区护士根据医院填写的"诊断依据卡"核实与传染病流行有关的

证据。

2. 调查传染源　调查该传染病发生的时间、地点及传播的途径，以判断疫情的性质及传播情况。

3. 采取切实可行的防疫措施　按照传染病传播的特性，实施有效、适合具体现场情况的措施。以口头或示教的方式对患者及家属进行耐心、细致的健康教育，传授有关防疫知识、隔离方法和治疗护理措施等，使之真正掌握传染病的预防与控制方法，从而达到治愈患者、控制传播的目的。

4. 做好疫情调查处理记录　认真填写相关表格，以备分析、总结时用。

（二）复访要求

复访是指社区护士对社区传染病患者定期随访，并及时记录随访情况。具体内容包括以下几个方面：

1. 了解患者病情和周围的继发情况　了解患者病情的发展与转归，并对继发患者立案管理。

2. 了解防疫措施具体落实情况　了解防疫措施落实情况以修正初访时的判断及采取的措施，进一步进行卫生宣传教育。

3. 填写相应表格　进一步完善传染病患者的资料。

4. 结束管理　患者痊愈或死亡即结束本案管理。

第三节　社区常见传染病的管理与护理

患者，李某，男性，60 岁，在专科医院诊断为慢性乙型肝炎，目前无肝硬化、腹水、酒精性肝病和合并其他肝炎病毒感染。专科医生建议患者在家休养治疗，患者及其老伴前来社区卫生服务中心咨询在家休养的相关事宜。

1. 患者日常生活中的注意事项有哪些？

2. 为避免疾病传播，家属应采取哪些保护性措施？

传染病病原体种类繁多，本节仅介绍常见的病毒性传染病，包括病毒性肝炎、流行性感冒及艾滋病；常见的细菌性传染病，包括肺结核和细菌性痢疾。

一、病毒性肝炎

病毒性肝炎（viral hepatitis）是由肝炎病毒引起、以肝脏损害为主的一组全身性传染病。按病原学分类主要分为五型，即甲型、乙型、丙型、丁型和戊型肝炎。本节主要介绍社区人群中最为常见的甲型、乙型肝炎的社区管理与护理。

（一）病原学与流行病学

1. 甲型肝炎（viral hepatitis A，HA）　甲型肝炎是由甲型肝炎病毒（hepatitis A virus，HAV）引起的以肝脏损害为主的传染病。HAV 属于微小 RNA 病毒科中的嗜肝

RNA 病毒属，主要在肝细胞内复制，通过胆汁进入肠道经粪便排出。HAV 对外界抵抗力较强，耐酸碱，在干粪中 25℃ 能存活 30 天，在贝壳类动物、淡水、海水、污水、泥土中能存活数月。采用高温、紫外线、余氯、甲醛可将其灭活。

传染源主要是急性患者和隐性感染者。HAV 主要从粪便中排出体外，通过日常生活接触而经口传播，水和食物被污染后可引起暴发性流行。甲型肝炎以学龄和学龄前儿童为主，2~10 岁为发病主要人群，其次为青少年。甲型肝炎的流行率与卫生条件、居住条件、生活条件有密切关系，农村高于城市，发展中国家高于发达国家。随着社会发展和卫生条件改善，发病年龄有后移的趋势。感染后可产生持久性免疫。

2. 乙型肝炎（viral hepatitis B，HB）　乙型肝炎是由乙型肝炎病毒（hepatitis B virus，HBV）引起的以肝脏损害为主的传染病。HBV 属于嗜肝 DNA 病毒科的哺乳动物病毒属，完整的病毒颗粒又名戴恩（Dane）颗粒，由包膜与核心 2 部分组成，包膜内含乙型肝炎表面抗原（HBsAg）、细胞脂肪和糖蛋白；核心内含环状双股 DNA、DNA 聚合酶、核心抗原（HBcAg），是病毒复制的主体；HBV 在肝细胞内合成后释放入血，同时可存在于唾液、精液、汗液及阴道分泌物等体液中。HBV 抵抗力很强，对热、低温、干燥、紫外线及一般浓度的消毒剂均能耐受。在 37℃ 可存活 7 天，56℃ 可存活 6 小时，在 30~32℃ 血清中可保存 6 个月。煮沸 10 分钟可灭活，65℃ 10 小时或高压蒸汽消毒可被灭活，对 0.5% 过氧乙酸敏感。

传染源主要是急、慢性患者和病毒携带者。HBV 主要通过血液及体液传播，其传播途径主要有：医源性传播、母婴传播、性接触传播。婴幼儿是获得 HBV 感染的最危险时期，随着年龄增长，感染率逐渐减少。感染后或疫苗接种后 HBsAb 阳性者提示已获得免疫力。乙型肝炎的发生无明显季节性；有性别差异，男性高于女性；以散发为主、有家族聚集倾向；有地区性差异，我国为高流行区，农村高于城市，南方高于北方，西部高于东部。

（二）临床表现

人感染 HAV 后潜伏期一般为 2~6 周，平均 4 周；人感染 HBV 后潜伏期为 1~6 个月，平均 3 个月。

根据黄疸的有无及病情轻重，临床上可分为：

1. 急性肝炎　总病程 2~4 个月，伴黄疸者可分为黄疸前期、黄疸期、恢复期。

（1）黄疸前期　突出症状为疲倦乏力、食欲不振、恶心、呕吐、上腹部不适、腹胀、厌油、尿色可呈浓茶样等，本期平均 5~7 天。

（2）黄疸期　患者尿色加深，继而先后于巩膜及皮肤出现黄疸，可伴有皮肤瘙痒，肝脏肿大、质软，有明显压痛和叩击痛，部分患者有轻度脾大，本期可持续 2~6 周。

（3）恢复期　平均可持续 1 个月，症状逐步消失。

2. 慢性肝炎　病程超过 6 个月以上。

（1）轻症患者　可反复出现疲乏无力、食欲减退、头晕、厌油、尿黄、肝区不适、肝稍大有轻微压痛，可伴有轻度脾大，大多数患者可好转甚至痊愈。

（2）中度慢性肝炎　少数患者转为中度慢性肝炎，则症状加重。

（3）重度肝炎　表现为乏力、纳差、肝肿大，肝区叩压痛、腹胀、腹泻、可伴有肝病面容、蜘蛛痣及肝掌等内分泌失调现象。

3. 重症肝炎 发生率低，病死率高，是一种最严重的临床类型，较多见于孕妇、营养不良者、嗜酒者、原患有慢性肝病者、过度疲劳、长期应用对肝脏有损害的药物者以及合并细菌感染者。急性重症肝炎多以黄疸型开始，2周内出现极度乏力、严重消化道症状，常有皮肤和黏膜出血、腹水、下肢浮肿、蛋白尿，并出现烦躁不安、谵妄、狂躁、抑郁、扑翼样震颤等神经精神症状。黄疸出现后迅速加深，肝浊音界明显缩小，有出血倾向，肝臭、肝功能下降，中毒性鼓肠，急性肾功能衰竭等。2周后出现上述症状则为亚急性重型肝炎；若在慢性肝炎或肝硬化的基础上出现上述症状则为慢性重症肝炎。

治疗病毒性肝炎目前尚缺乏特效药物。各型肝炎的治疗原则均以足够的休息、营养为主，辅以适当药物，避免饮酒、过度劳累和使用肝脏损害药物。

（三）社区管理

1. 控制传染源 本病的传染源主要是肝炎患者和病毒携带者，故应对社区人群特别是对高危人群（凡接受过大手术、输血或应用血制品者、血液透析患者、与肝炎患者接触者）进行定期体检和肝功能监测，以及时发现传染源。甲肝急性患者应隔离治疗至病毒消失，乙肝最好应隔离至乙肝病毒表面抗原（HBsAg）转阴。凡是病毒感染者不能从事食品加工、餐饮、托幼保育等工作。

2. 切断传播途径 甲型肝炎的和乙型肝炎的传播途径不同，具体如下：

（1）甲型肝炎 重点是要搞好环境卫生，养成良好的个人卫生习惯，加强粪便、水源管理工作，注意饮食卫生，严格执行食具用物消毒制度，饭前便后洗手等，防止"病从口入"。

（2）乙型肝炎 重点是提倡使用一次性注射用具，对带血及体液污染物应进行严格消毒处理，加强血制品管理，HBsAg阳性者不得献血，防止通过血液和体液传播；加强美容美发及洗浴中心的消毒管理制度；还应加强托幼保育单位及食品服务等行业的监督管理，严格执行食具用物消毒制度。采取主动和被动免疫阻断母婴传播。

3. 保护易感人群 对社区人群进行健康教育指导，通过各种途径向大众进行病毒性肝炎有关知识宣教，使人群认识到病毒性肝炎的危害、预防措施及治疗的意义等。解释劳累、营养不良、吸烟、饮酒、暴饮暴食、不合理用药、感染及情绪不稳定等是肝炎复发和病情加重的危险因素，应尽量避免。接种甲肝疫苗、乙肝疫苗或注射丙种球蛋白、胎盘球蛋白可增强抵抗力，有预防或减少发作的作用。主要接种对象为与肝炎患者密切接触者，尤其是老年人、儿童、体质不良者。

（四）社区护理

1. 实施隔离 对患者实施适当的家庭隔离，生活用品如毛巾、牙具、脸盆、餐具等应一人一份，避免交叉感染。保持餐具的清洁，定期煮沸消毒。患者的粪便、呕吐物、尿及鼻咽分泌物应放在有消毒剂（3%～5%漂白粉）的有盖容器中浸泡约1小时后，再倾倒。照顾者应注意环境卫生，养成良好的个人卫生习惯，勤洗手（特别是接触和照顾患者后），使用杀菌肥皂和流动水洗手，室内经常通风，保持空气清新。家属应及早进行预防接种。

2. 合理饮食 急性肝炎予以清淡易消化饮食，适当补充维生素，蛋白质摄入争取达到每日 $1 \sim 1.5g/kg$，热量不足者应静脉补充葡萄糖。慢性肝炎患者给予适当的高蛋白、高热量、高维生素易消化饮食，避免高脂肪饮食，以防发生脂肪肝，此外，还应禁烟酒。

3. 适当休息 肝炎症状明显或病情较重者，嘱患者卧床休息。初起活动时，可在室内散步，如症状继续好转，体力增加，可逐渐扩大活动范围，延长活动时间，以不觉疲乏为度。慢性患者或病毒携带者应规律生活，注意劳逸结合。

4. 用药护理 按医嘱正确用药，禁用磺胺类和苯巴比妥类等加重肝肾损害的药物。

5. 心理护理 通过系统的健康教育，使患者正确对待疾病，保持情绪稳定，对肝炎的治疗有耐心和信心。

6. 定时复查 每3个月检查肝功能、血常规、甲胎蛋白、肝纤维化、乙肝病毒学指标等，监测病情变化。如病情加重应及时就诊。

二、流行性感冒

流行性感冒（influenza），简称流感，是由流感病毒引起的急性呼吸道传染病，发病率高，传染性强。

（一）病原学与流行病学

流感病毒属正黏液病毒，根据其内部及外部抗原结构不同，分为甲、乙、丙3型。甲型流感病毒可感染多种动物，为人类流感的主要病原，且易发生变异。乙型及丙型流感相对较少，且仅感染人类。流感病毒不耐热，对常用消毒剂及紫外线均很敏感，但对干燥及寒冷有相当耐受力。

流感主要传染源为流感患者及隐性感染者。动物亦可能为重要贮存宿主和中间宿主。主要经飞沫传播。人群对流感普遍易感，病后虽有一定的免疫力，但不同亚型无交叉免疫力。冬季初春发病率高，主要发生于学校、工厂及公共娱乐场所等人群聚集的地方。一次流行持续约 $6 \sim 8$ 周，流行后人群重新获得一定的免疫力。老幼体弱、呼吸道有慢性炎症者更易感染。

（二）临床表现

流行性感冒以上呼吸道症状较轻，而发热与全身中毒症状较重为特点，潜伏期为 $1 \sim 3$ 天。其症状通常较普通感冒重，主要为突然寒战、高热、头痛、肌痛、全身不适；上呼吸道卡他症状相对较轻或不明显，少数病例可有腹泻水样便；发热 $3 \sim 5$ 天后消退，但患者仍感明显乏力。年幼者、老年人和原有基础疾病或免疫受抑制者若感染流感，病情可持续发展，出现高热不退、全身衰竭、剧烈咳嗽、血性痰液、呼吸急促、紫绀，严重者可出现肺炎表现。

流感的治疗原则主要是对症（解热镇痛药物）和支持治疗。但儿童患者应避免应用阿司匹林，以免诱发致命的 Reye 综合征。对继发细菌性肺炎的有效控制亦十分重要，尤以老年患者病死率高，应积极给予恰当的治疗。抗流感病毒药物可应用金刚烷胺和奥司他韦。

（三）社区管理

1. 控制传染源 流感主要传染源为流感患者及隐性感染病毒携带者，应尽可能隔离患者。对老幼体弱、呼吸道有慢性炎症者建立健康档案，在流感流行季节，定期检查，做到及时发现，及时治疗，防止流感流行。

2. 切断传播途径 在流感流行期间，加强环境消毒，减少公众集会及集体娱乐活动，防止疫情进一步扩散。

3. 保护易感人群 接种疫苗（灭活流感疫苗、减毒流感活疫苗）是预防流感的基本措施。接种应在每年流感流行前的秋季进行。对易感人群及尚未发病者，亦可给予药物预防。指导社区人群积极参与体育锻炼和耐寒锻炼，增强机体抵抗力，避免受凉、淋雨、过度劳累等；在流感流行季节，尽量少去公共场所，防止感染。

（四）社区护理

1. 对流感患者尽可能实施隔离 患者应养成良好的卫生习惯，避免在人前咳嗽、打喷嚏，常洗手，不随地吐痰；避免去人多或相对密闭的场所；如有咳嗽、咽痛等呼吸道症状时，应注意戴口罩，避免与人近距离接触。

2. 饮食护理 给予高热量、高维生素、低脂肪、清淡易消化的流质、半流质饮食，摄入足够的水、盐和维生素。

3. 加强环境管理 确保住所或活动场所通风，保持室内空气新鲜和适宜的温湿度，病情较重者卧床休息，适当限制活动。

4. 对症护理 发热时按医嘱给予解热镇痛剂，如阿司匹林、感冒退热冲剂等，体温达38.5℃以上时需进行物理降温；鼻塞流涕者用1%盐酸麻黄碱滴鼻；咽喉红肿、疼痛或声音嘶哑者用淡盐水漱口或消炎喉片含服，局部雾化吸入；合并细菌感染时需遵医嘱使用抗生素；大量出汗时要及时用干毛巾擦身并更衣，但要注意避免受凉。

5. 心理护理 关心体贴患者，使患者保持乐观稳定的心态，维持健康的心理，均衡饮食，注意保暖，避免疲劳，保证足够的睡眠，能提高机体免疫力。

三、艾滋病

艾滋病是获得性免疫缺陷综合征（acquired immunodeficiency syndrome，AIDS）的简称，是由人免疫缺陷病毒（Human immunodeficiency virus，HIV）引起的慢性传染病。本病主要经性接触、血液及母婴传播。HIV主要侵犯、破坏$CD4^+$淋巴细胞，导致机体免疫细胞结构和（或）功能受损乃至缺陷，整个免疫系统功能丧失，对各种疾病的感染都失去抵抗力，最终并发各种严重的机会感染和肿瘤。具有传播迅速、发病缓慢、病死率高的特点。

（一）病原学与流行病学

HIV为单链RNA病毒，由核心、包膜两部分组成，属于反转录病毒科慢性病毒中的人类慢病毒组。根据其基因差异可分为HIV-1型和HIV-2型，目前全球流行的主要病毒株为HIV-1型。

HIV对外界抵抗力低，对热敏感，56℃30分钟能使HIV在体外对人的T淋巴细胞失去感染性；100℃20分钟能使HIV完全灭活；75%乙醇、0.2%次氯酸钠及含氯石灰可灭活HIV；0.1%甲醛、紫外线和γ射线均不能灭活HIV。HIV侵入人体后亦可刺激机体产生抗体，但并不是中和抗体，血清中同时存在抗体和病毒时仍有传染性。

HIV 感染者和艾滋病患者是本病唯一的传染源，HIV 存在于血液、精液和阴道分泌物中，唾液、眼泪、乳汁等体液中也含 HIV。艾滋病的传播途径包括：①性传播：是传播的主要途径（包括同性、异性和双性性接触），性接触摩擦导致的任何破损即可使病毒侵入机体致病；②血液传播：共用针具静脉吸毒、输入被 HIV 污染的血液和血制品及介入性医疗操作均可导致传播；③母婴传播：感染 HIV 的孕妇可经胎盘将病毒传给胎儿，也可经产道及产后血性分泌物、乳汁等传给婴儿，母婴传播的几率为 11% ~ 60%；④其他，接受 HIV 感染者的器官移植、人工授精或污染的器械等，被 HIV 污染的针头刺伤或破损皮肤受污染等均可导致 HIV 感染。目前无证据表明艾滋病可经食物、水、昆虫或生活接触传播。人群对 HIV 普遍易感，15 ~ 49 岁发病者占 80%，儿童和妇女感染率逐年上升。高危人群为男性同性恋者、静脉药物依赖者、性乱者、血友病患者及多次接受输血或血制品者。

截至 2011 年底，联合国艾滋病规划署新近公布的统计数字显示全球估计有 3400 万名 HIV 感染者，我国估计有 78 万名 HIV 感染者。

（二）临床表现

人感染 HIV 后潜伏期短则数月，长可达 15 年，平均为 9 年，从初始感染到终末期是一个复杂漫长的过程。根据我国艾滋病的诊疗标准和指南，将艾滋病分为急性期、无症状期和艾滋病期。

1. 急性期（primary infection）　通常发生在初次感染 HIV 2 ~ 4 周，部分感染者出现 HIV 病毒血症和免疫系统急性损伤的轻微症状，可持续 1 ~ 3 周。临床表现以发热最为常见，可伴有全身不适、恶心、呕吐、肌痛、盗汗、关节痛、皮疹等非特异症状。血清检查可查出病毒，抗体要几周后才出现，CD4$^+$ T 淋巴细胞计数一过性减少。

2. 无症状期（asymptomatic infection）　可从急性期进入此期，也可无明显的急性期症状而直接进入此期，持续时间一般为 6 ~ 8 年。其持续时间与病毒感染的数量、类别、途径、机体免疫状况、营养卫生条件和生活习惯等因素相关。此期由于 HIV 在感染者体内不断复制，免疫系统受损，CD4$^+$ T 淋巴细胞计数逐渐下降。

3. 艾滋病期　感染 HIV 的最终阶段。患者 CD4$^+$ T 淋巴细胞计数明显下降，血浆 HIV 病毒载量明显升高。此期主要的临床表现为：①HIV 相关症状，主要包括持续一个月以上的发热、盗汗、腹泻；体重减轻 10% 以上；部分患者表现出记忆力减退、精神淡漠、性格改变、头痛、癫痫及痴呆等精神神经症状；另外还可出现持续性全身淋巴结肿大。②各种机会性感染及肿瘤，主要包括肺孢子菌肺炎、各种细菌病毒性神经系统和消化系统炎症、鹅口疮、带状疱疹、视网膜炎症等；亦可出现恶性淋巴瘤、卡波西肉瘤等。

目前在全世界范围内仍缺乏根治 HIV 感染的有效药物。现阶段的治疗目标是：最大限度和持久的降低病毒载量；获得免疫功能重建和维持免疫功能；提高生活质量；降低 HIV 相关的发病率和死亡率。本病强调综合治疗，包括：一般治疗、抗病毒治疗、恢复或改善免疫功能的治疗及机会性感染和恶性肿瘤的治疗。

（三）社区管理

1. 控制传染源　传染源是 HIV 感染者和艾滋病患者。本病为乙类传染病，发现

HIV 感染者应尽快向当地疾病预防控制中心（CDC）报告，并对患者进行隔离治疗，监控无症状的 HIV 感染者。

2. 切断传播途径 目前尚无预防艾滋病的有效疫苗，因此切断传播途径是最为重要的预防手段。主要措施包括禁止不洁性行为或使用安全套；严禁吸毒，不与他人共用注射器；不要擅自输血和使用血制品，要在医生的指导下使用；不要借用或共用牙刷、剃须刀、刮脸刀等个人用品；要避免直接与艾滋病患者的血液、精液、乳汁和尿液接触，切断其传播途径。

3. 保护易感人群 对社区人群进行健康教育指导，通过各种途径向公众进行 AIDS 有关知识宣教。

（四）社区护理

对无症状 HIV 感染者，仍可保持正常的工作和生活。根据具体病情进行抗病毒治疗，密切监测病情的变化。对艾滋病前期或已发展为艾滋病的患者，应注意休息，给予高热量、富含维生素的饮食。不能进食者，可选择静脉输液补充营养。加强支持疗法，包括输血及营养支持疗法等。

1. 实施隔离 对于居家患者实行血液体液隔离，照顾者皮肤黏膜的保护尤为重要，接触血液、体液及污染物品时必须戴手套。被血液、体液污染的被服经高压消毒后再与一般同类物统洗。患者的送检标本放在固定的容器内，容器外不得污染，并有特殊标记，专送检测。

2. 合理饮食 AIDS 患者和感染者的饮食应以高蛋白质及较高热量的食物为主，并遵循"多样、少量、均衡"的饮食原则，注意补充维生素和矿物质，多吃新鲜的水果和蔬菜。

3. 适当休息 症状明显或病情较重者，应卧床休息。初起活动时，可在室内散步，以不觉疲乏为度。慢性患者或病毒携带者应规律生活，注意劳逸结合。

4. 健康指导 对患者及家属进行疾病知识宣教，必要时行医学检查（如 HIV 检测等）。保护自己，防止继发感染，正确对待疾病，防止传染他人，减少母婴传播的机会。按医嘱正确用药以延缓并发症的发生。

5. 心理护理 通过系统的健康教育，使患者和家属正确对待疾病，保持情绪稳定。遵守保密原则，营造友善、理解、宽松和健康的生活和工作环境。理解尊重患者，满足其合理要求，对心理障碍者予以疏导，解除其恐惧感，配合治疗，维护感染者的利益、尊严和权利，建立其自尊、自信。

四、肺结核

肺结核（pulmonary tuberculosis）是由结核分枝杆菌引起的一种慢性呼吸道传染病，是最为常见的结核病。肺结核是《传染病防治法》规定的乙类传染病中需重点防治的疾病之一。

（一）病原学与流行病学

结核分枝杆菌具有抗酸性，对外界抵抗力较强，在阴湿处能生存 5 个月以上，但日光曝晒 2 小时、70% 乙醇 2 分钟或煮沸 1 分钟即可被杀灭。常由于自然变异、诱导变异而产生耐药性。

肺结核主要传染源是排菌肺结核患者，主要通过空气传播，其次通过消化道传播。结核分枝杆菌在体内可经淋巴管、支气管、血运或直接蔓延播散，引起躯体其他部位的结核病变，若感染发生在具有变态反应的人体组织，常可导致液化和空洞形成，细菌大量生长繁殖，所以病灶常有干酪样坏死。过度劳累、营养状况差、妊娠等都是本病的诱发因素。近年因艾滋病、吸毒及免疫抑制剂的应用，耐药菌株的增加，肺结核的发病率呈上升趋势。由于卡介苗的广泛应用，本病的发病年龄后移，60 岁以上的老年患者数量增加。

（二）临床表现

主要临床表现为低热、乏力、消瘦、盗汗、咳嗽、咯血。

全身症状出现早，有全身不适、乏力、午后低热、消瘦、盗汗、食欲减退等，妇女可出现月经失调和闭经。急性粟粒型结核或浸润型肺结核病灶急剧进展或扩散时，体温高达 39～40℃，可出现寒战。局部症状有咳嗽、咳痰、咯血、胸痛、呼吸困难等，一般为干咳或有少量黏液痰，继发感染时则痰液呈脓性，量也较多。部分患者有不同程度的咯血，咯血后低度发热为小支气管内血液吸收引起，高热不退则提示病灶播散，大量咯血阻塞气管可引起窒息；炎症波及胸膜时可出现胸痛，可随呼吸和咳嗽而加重；空洞型肺结核者，因肺组织广泛破坏，空洞形成和纤维组织增生，致呼吸功能损害，可出现渐进性呼吸困难，甚至缺氧发绀。

肺结核的治疗原则在于控制疾病、促使病灶愈合，消除症状，防止复发。控制疾病重要措施是合理应用抗结核药物，常用抗结核药物有异烟肼、链霉素、利福平、对氨水杨酸、乙胺丁醇等。

（三）社区管理

1. 控制传染源　肺结核病的主要传染源是排菌患者，社区人群要定期体检，特别是以往患过结核病者，或密切接触患过结核病的老年人，如果出现低热、不明原因消瘦、咳嗽、气短等症状时，应警惕肺结核的发生，及时就医检查。活动性肺结核患者（有结核毒性症状、痰菌阳性、X 线显示病灶处于进展或好转期）须进行隔离治疗。

2. 切断传播途径　患者应养成良好的卫生与饮食习惯，常洗手，不随地吐痰，咳嗽、打喷嚏时不要直接面向旁人，应掩住口鼻；患者所用的食具须在就餐后煮沸消毒。

3. 保护易感人群　社区应开展结核病的科普宣传；向患者及家属讲解结核病对身体的危害、预防方法及治疗的意义等；培养良好的卫生及饮食习惯；搞好公共环境卫生，保持室内空气清新等。新生儿出生后 24 小时内、与结核患者密切接触者须接种卡介苗。

（四）社区护理

1. 实施隔离　向患者及家属宣传消毒隔离的重要性；室内要经常通风，减少病菌数量，如果通风不好，带菌飞沫可悬浮长达 5 个小时，导致他人感染几率增加。

2. 用药护理　按医嘱正确应用抗结核药物，坚持早期、联合、足量、规律和全程用药的原则，告知药物的不良反应。

3. 饮食护理　指导患者进高蛋白、高热量、高维生素营养丰富饮食，如动植物蛋白及富含维生素的蔬菜、水果等。

4. 休息的护理 重症患者应卧床休息；轻症患者和康复期患者可适当活动，如户外散步、打太极拳、做保健操等。保证充足的睡眠和休息时间，避免身心过度劳累。

5. 心理护理 本病治疗和康复周期较长，应给予心理安慰，消除患者紧张、焦虑、恐惧心理，保持情绪稳定，鼓励患者树立战胜疾病的信心。

五、细菌性痢疾

细菌性痢疾（bacillary dysentery）简称菌痢，又称志贺菌病。是由志贺菌属（又称痢疾杆菌）引起的肠道传染病。

（一）病原学与流行病学

痢疾杆菌属于肠杆菌科，为革兰染色阴性杆菌，有菌毛，无鞭毛。根据抗原结构和生化反应不同可分为 A、B、C、D 4 群（分别称为痢疾、福氏、鲍氏、宋内志贺菌）及 47 个血清型。流行菌群不断变迁，目前我国多数地区主要以 B 群为流行菌群，其次为 D 群，近年河南、云南等少数地区有 A 群流行。各种痢疾杆菌均可释放内毒素，是引起全身毒血症状的重要因素，A 群还产生外毒素（志贺毒素），具有神经毒、细胞毒活性和肠毒素作用，导致更严重的临床表现。痢疾杆菌在体外生存力较强，在蔬菜、瓜果及污染物上可生存 1~3 周，但对各种化学消毒剂均很敏感。

传染源是痢疾患者和带菌者。主要是通过粪 - 口途径传播。志贺菌随患者粪便排出，污染食物、水、生活用品或手，经口使人感染，亦可通过苍蝇传播。本病在夏秋季发病率升高，与降雨量多、苍蝇密度高以及进食生冷瓜果等有关。儿童多因未养成良好的个人卫生习惯而易感染。病后可获得一定的免疫力，但短暂不稳定，且不同菌群及血清型之间无交叉免疫，易复发。流行季节如食物或水源污染可导致暴发流行。

（二）临床表现

主要临床表现为畏寒高热、腹痛、腹泻、里急后重和黏液脓血便，严重者可有感染性休克和（或）中毒性脑病。潜伏期数小时至 7 日，一般为 1~3 日。

1. 急性菌痢（普通型） 大多起病急，有畏寒、发热，体温迅速升高可达 39℃；继而出现腹痛、腹泻和里急后重，排便每日十多次至数十次，每次量少，初起为稀便，1~2 天后转为黏液脓血便；可出现左下腹压痛，肠鸣音亢进。呕吐、腹泻严重者可有脱水、酸中毒及电解质紊乱等表现。多数患者于 1~2 周内康复，少数转为慢性菌痢。

2. 中毒型菌痢 多见于 2~7 岁，体质较好的儿童。起病急骤，突然出现畏寒、高热，体温可达 40℃以上，全身毒血症症状严重，精神萎靡，迅速出现循环衰竭（如面色苍白或青灰、四肢厥冷及发绀、脉细速、血压降低或测不出）和呼吸衰竭（如烦躁不安、惊厥、嗜睡、昏迷、呼吸异常等）的表现，而胃肠道症状轻微或出现较晚。

3. 慢性菌痢 是指病程超过 2 个月以上者。常发生腹痛、腹泻、黏液脓血便，也有便秘和腹泻交替出现者，左下腹可有压痛，久病者还可有乏力、贫血、营养不良、维生素缺乏等表现。

急性菌痢的治疗原则是以抗菌消炎即病原治疗和对症处理为主。选用有效抗菌药物是治疗急性菌痢、减少和防止转为慢性菌痢的关键措施。目前较理想的药物是喹诺酮类、复方磺胺甲噁唑等。大部分急性菌痢患者经治疗后多于 1～2 周内痊愈；少数患者迁延不愈或反复发作，转为慢性或带菌者；中毒型菌痢预后差，病死率高。

（三）社区管理

1. 控制传染源 对社区居民进行定期体检，特别是对菌痢高危人群（学龄前儿童、青壮年等）定期筛查，以及时发现患者。菌痢患者和带菌者应隔离或者定期进行访视管理，不得从事炊事员、保育员、水源管理等工作。

2. 切断传播途径 注意饮食及饮水卫生，搞好个人和环境卫生。

3. 保护易感人群 向患者、家属及社区群众宣讲急性菌痢的致病因素、预防及家庭隔离措施，说明养成良好的个人卫生习惯、餐前便后洗手的重要性，不饮生水、不吃不洁或腐败的食物，保持居家环境卫生，防蝇灭蝇，接触患者后用消毒液或流动水洗手等。口服多价痢疾减毒活菌苗可减少或避免发病。

（四）社区护理

1. 实施隔离 对患者实施家庭隔离，有条件者可住单人房间，单独使用一套生活用品，食具等每日煮沸消毒 15 分钟，便盆及地面每日用消毒液清洁，内衣及被褥应勤换洗并曝晒或煮沸消毒，患者的排泄物与分泌物随时消毒后再弃去，接触患者后用消毒液或流动水洗手，并注意加强体育锻炼，保持生活规律，患者应遵医嘱按时、按量、按疗程服药，争取急性期彻底治愈。

2. 饮食护理 给予少渣易消化的流质、半流质饮食，如米汤、脱脂奶、温热果汁等，忌食生冷、油腻或刺激性食物；忌暴饮暴食；脱水轻而又无呕吐者可口服补液；不能进食者及呕吐、腹泻严重引起脱水者，须按医嘱静脉输液，保持水、电解质及酸碱平衡。

3. 用药护理 按医嘱使用抗菌药物，如诺氟沙星、庆大霉素、复方磺胺甲噁唑等。

4. 心理护理 社区护士应安慰关心患者，消除患者焦虑、恐惧及紧张心理，树立增强恢复健康的信心。

第四节　突发公共卫生事件的管理

　　2013 年某地区出现 3 例 H_7N_9 人感染高致病性禽流感病例，无死亡病例，但引起了附近居民的恐慌，给当地医疗卫生机构的管理和治疗工作带来了极大挑战。

　　1. 根据该事件特点，判断是否属于突发公共卫生事件？属于哪个级别？

　　2. 作为该社区的护士，应该采取哪些应对措施？

　　近年来，我国突发公共卫生事件频发，如环境污染导致的各种自然灾害；重大急性传染病暴发流行；有毒有害物质滥用和管理不善导致化学污染、中毒和放射事故等逐年增多。如何预防和应对突发事件，减少和避免突发事件造成的损失，科学处理善后工作是医疗卫生机构的任务之一。

一、突发公共卫生事件的概念与特点

（一）概念

2003 年国务院颁布的《突发公共卫生事件应急条例》将突发公共卫生事件定义为：突然发生，造成或可能造成社会公众健康严重损害的重大传染病疫情、群体性不明原因疾病、重大食物和职业中毒以及其他严重影响公众健康的事件。主要包括：重大急性传染病暴发流行，重大食物中毒，重大环境污染，以及由于自然灾害、事故灾难或社会治安等突发事件引发的严重影响公众健康的卫生事件，突发公共卫生事件针对的是群体而不是个体。

（二）特点

1. 突发性 指事件是突然、紧迫、非预期发生的。突发公共卫生事件的发生往往比较突然，一般只能做一些模糊的预测。

2. 公共性 突发公共卫生事件是一种公共事件，在事件发生区域内或影响范围内的所有人，都有可能受到突发公共卫生事件的威胁和损害。

3. 严重性 突发公共卫生事件发生后，可在短时间内造成人群的发病和死亡，使公共卫生和医疗体系面临巨大的压力，致使医疗资源相对不足，甚至冲击医疗卫生体系本身、威胁医务人员自身健康、破坏医疗基础设施。

4. 紧迫性 突发公共卫生事件事发突然、情况紧急、危害严重，如不能采取迅速、有效的应对措施，事件的危害将进一步加剧，造成更大范围的影响。所以，要求在尽可能短的时间内做出决策，采取具有针对性的措施，将事件的危害控制在最低程度。

5. 复杂性 突发公共卫生事件种类繁多，原因复杂。事件的发展很难根据经验预测，其蔓延范围、发展速度、趋势和结局都很难确定。

（三）分级

根据突发公共卫生事件的性质、危害程度、涉及范围及可控性等因素，划分为特别重大（Ⅰ级）、重大（Ⅱ级）、较大（Ⅲ级）和一般（Ⅳ级）四个等级。

Ⅰ级：涉及范围广，人数多，出现大量患者或多例死亡，影响重大，危害严重，如发生肺鼠疫、肺炭疽疫情，传染性非典型肺炎及人感染高致病性禽流感病例，并有扩散趋势。

Ⅱ级：在较大范围内发生，出现疫情扩散，尚未达到Ⅰ级公共卫生事件的标准，如霍乱在 1 个地级以上市行政区域内流行，1 周内发病 30 例以上。

Ⅲ级：在局部地区发生，尚未引起大范围的扩散和传播。如一次发生急性职业中毒 10 ~ 49 人，或死亡 4 人以下。

Ⅳ级：尚未达到Ⅲ级标准的事件，如一次发生急性职业中毒 9 人以下（含 9 例），未出现死亡病例。

二、突发公共卫生事件的预防和应急处理

（一）突发公共卫生事件的预防

对于基层医疗卫生机构的社区护士，预防突发公共卫生事件应从日常做起，主要

包括：

1. 掌握突发事件应激处理的流程 通过日常学习和演练，熟练掌握突发公共卫生事件应对措施和流程，在事件来临时能够快速反应和正确应对。

2. 组织并参与日常演练 组织社区居民针对常见的突发公共卫生事件进行日常演练，社区护士应主持或参与建立应急小组、准备物资、现场救护、卫生处置、疫情防范等，提高社区突发事件的应对意识、管理水平及急救技能。

3. 评估社区存在的隐患和救援环境 社区护士应熟悉社区周边的环境，与相关部门合作，深入社区，了解社区在交通、卫生、饮食、饮水、安全等方面存在的隐患，及时采取措施，控制这些危险因素，预防各种突发事件的发生；熟悉可利用的救援设施和救援路径，在事件发生时能及时联系和利用，降低民众的生命和财产损失。

4. 健康教育和家庭访视 通过健康教育和家庭访视对居民进行《突发公共卫生事件应急条例》等相关法规知识的宣传教育，强化居民自救、互助、避险、逃生等个人防护技能的培训，提高居民自我防护意识和救护技能。

（二）突发公共卫生事件的应急处理

作为医疗卫生机构的一线工作人员，社区护士应根据《突发公共卫生事件应急条例》规定，主持或参与如下应急处理措施：

1. 现场救援及病患转运 为突发事件致病的人员提供医疗救护和现场救援，对就诊患者必须接诊治疗，并书写详细、完整的病历记录；对需要转送的患者，应当按照规定将患者及其病历记录的复印件转送至接诊的或者指定的医疗机构。

2. 卫生防护 医疗卫生机构内应当采取卫生防护措施，防止交叉感染和污染。

3. 管理与传染病患者密切接触者 应当对传染病患者密切接触者采取医学观察措施，并促使其予以配合。

4. 依法报告突发事件 医疗机构收治传染病患者、疑似传染病患者，应当依法报告所在地的疾病预防控制机构。

（三）突发公共卫生事件报告制度

事件发生后，各级各类医疗卫生机构、监测机构和卫生行政部门以及有关单位为责任报告单位。执行职务的医护人员、检疫人员、疾病预防控制人员、乡村医生、个体开业医生均为责任报告人，同时医疗卫生机构应执行首诊负责制。

1. 报告时限 各级医疗卫生机构（含卫生院、个体诊所）初次报告必须在核实确认发生突发公共卫生事件后24小时内上报，阶段报告可按日报告，总结报告在事件处理结束后10个工作日内上报。

遇到下列情形之一的，应在2小时内向上一级卫生机构及卫生局上报：①发生或者可能发生传染病暴发、流行的；②发生或者发现不明原因的群体性疾病的；③发生传染病菌种、毒种丢失的；④发生或者可能发生重大食物和职业中毒事件。

2. 报告内容 包括事件名称、初步判定的时间类别和性质、发生时间、发生地点、发病人数、死亡人数、主要临床症状、可能的原因、已采取的措施、报告人员及通讯方式等。填写《突发公共卫生事件相关信息报告卡》（表9-1）。

表9-1 突发公共卫生事件相关信息报告卡

填报单位（盖章）_____ 填报日期：_____年_____月_____日

报告人：_____ 联系电话：_____

事件名称：_____

信息类别：1. 传染病；2. 食物中毒；3. 职业中毒；4. 其他中毒事件；5. 环境卫生；6. 免疫接种 ；7. 群体性不明原因疾病；8. 医疗机构内感染；9. 放射性卫生；10. 其它

公共卫生突发事件等级：1. 特别重大；2. 重大；3. 较大；4. 一般；5. 未分级；6. 非突发事件

初步诊断：_____ 初步诊断时间：_____年_____月_____日

订正诊断：_____ 订正诊断时间：_____年_____月_____日

确认分级时间：_____年_____月_____日 订正分级时间：_____年_____月_____日

报告地区：_____省_____市_____县（区） 发生地区：_____省_____市_____县（区）_____乡（镇）

详细地点：_____

事件发生场所：1. 学校；2. 医疗卫生机构；3. 家庭；4. 宾馆饭店写字楼；5. 餐饮服务单位；6. 交通运输工具；7. 菜场、商场或超市；8. 车站、码头或机场；9. 党政机关办公场所；10. 企事业单位办公场所；11. 大型厂矿企业生产场所；12. 中小型厂矿企业生产场所；13. 城市住宅小区；14. 城市其它公共场所；15. 农村村庄；16. 农村农田野外；17. 其它重要公共场所；18. 如是医疗卫生机构，则：（1）类别：①公办医疗机构；②疾病预防控制机构；③采供血机构；④检验检疫机构；⑤其它及私立机构；（2）感染部门：①病房；②手术室；③门诊；④化验室；⑤药房；⑥办公室；⑦治疗室；⑧特殊检查室；⑨其他场所；19. 如是学校，则类别：（1）托幼机构；（2）小学；（3）中学；（4）大、中专院校；（5）综合类学校；（6）其它

事件信息来源：1. 属地医疗机构；2. 外地医疗机构；3. 报纸；4. 电视；5. 特服号电话95120；6. 互联网；7. 市民电话报告；8. 上门直接报告；9. 本系统自动预警产生；10. 广播；11. 填报单位人员目睹；12. 其它

事件信息来源详细：_____

事件波及的地域范围：_____

新报告病例数：_____ 新报告死亡数：_____ 排除病例数：_____

累计报告病例数：_____ 累计报告死亡数：_____

事件发生时间：_____年_____月_____日_____时_____分

接到报告时间：_____年_____月_____日_____时_____分

首例病人发病时间：_____年_____月_____日_____时_____分

末例病人发病时间：_____年_____月_____日_____时_____分

主要症状：1. 呼吸道症状；2. 胃肠道症状；3. 神经系统症状；4. 皮肤黏膜症状；5. 精神症状；6. 其它（对症状的详细描述）

主要体征：

主要措施与效果：

初步报告　进程报告（　次）　结案报告

注：传染病、食物中毒、职业中毒、农药中毒、其他化学中毒、环境卫生事件、群体性不明原因疾病、免疫接种事件、医疗机构内感染、放射性卫生事件、其他公共卫生事件相关信息：请在相应选项处划划"○"

目标检测

A1 型题

1. 传染病的基本特征应<u>除外</u>

    A. 有病原体   B. 有传染性   C. 有流行病学特征

    D. 有感染后免疫   E. 有临床症状

2. 属于甲类法定传染病的是

    A. 鼠疫、炭疽   B. 霍乱、艾滋病   C. 霍乱、炭疽

    D. 鼠疫、艾滋病   E. 鼠疫、霍乱

3. 熟悉各种传染病的潜伏期，最重要的意义是

    A. 确定检疫期   B. 协助诊断   C. 追踪传染来源

    D. 预测流行趋势   E. 协助治疗

4. 对传染病的确定诊断价值最大的检查是

    A. 血常规检查   B. 尿常规检查   C. 病原学检查

    D. 超声检查   E. X 线检查

5. 传染病检疫期限的确定是依据该病的

    A. 隔离期   B. 传染期   C. 潜伏期

    D. 前驱期   E. 恢复期

6. 一般情况下传染病传染性最大的时期是

    A. 潜伏期   B. 前驱期   C. 症状明显期

    D. 恢复期   E. 后遗症期

7. 甲类传染病疫情报告时间为

    A. 城镇发现后 2 小时内，农村 6 小时内

    B. 城镇 6 小时内，农村 6 小时内

    C. 城镇 12 小时内，农村 12 小时内

    D. 城镇 12 小时内，农村 6 小时内

    E. 城镇 6 小时内，农村 24 小时内

8. 突发卫生公共事件报告内容<u>不包括</u>

    A. 事件名称   B. 初步判定的时间类别和性质

    C. 发生时间和发生地点   D. 发病人数及死亡人数

    E. 全部涉及人员

9. 下列<u>不属于</u>公共卫生事件的是

    A. 2003 年的非典流行

    B. 2004 年冬季南方的冻雨危害

    C. 2008 年的四川汶川地震

    D. 2009 年的甲流流行

E. 2013 年的高致病禽流感流行

10. 甲肝的传播途径的是
    A. 粪 – 口传播   B. 血液传播   C. 飞沫传播
    D. 接触传播   E. 虫媒传播

11. 对下列哪个传染病，采取本法所称甲类传染病的预防、控制措施
    A. 艾滋病   B. 脊髓灰质炎   C. 炭疽中的肺炭疽
    D. 伤寒和副伤寒   E. 人感染高致病性

12. 构成传染过程必须具备的 3 个因素是
    A. 传染源、传播途径、易感人群
    B. 微生物、媒介、宿主
    C. 病原体、环境、宿主
    D. 病原体、人体和它们所处的环境
    E. 病原体的数量、致病力、特异性定位

13. 急性传染病的发生、发展和转归，通常分为
    A. 潜伏期、前驱期、症状明显期、恢复期
    B. 前驱期、出疹期、恢复期
    C. 初期、极期、恢复期
    D. 体温上升期、极期、体温下降期
    E. 早期、中期、晚期

（马连娣）

第十章 | 社区紧急救护

要点导航

知识要点：

    1. 掌握社区紧急救护的概念、要素。

    2. 熟悉社区各种常见急症及意外伤害的救护措施。

    3. 了解社区紧急救护的原则。

技能要点：

    1. 能够有效判断病情，熟练实施现场复苏。

    2. 具备向公众进行紧急救护技能宣传与培训的能力。

第一节 概　述

    2008 年 8 月 19 日上午 11 时 48 分，老山自行车场馆南非教练员里昂突然不省人事，昏倒在地。现场的目击者初步判断后，紧急给予心肺复苏，4 分钟后救护人员到达，患者仍无心跳、呼吸，迅速予气管插管，简易呼吸球囊辅助呼吸、除颤。12 时 07 分，教练员里昂恢复呼吸心跳。这归功于对急救黄金时刻的把握和及时有效的院前急救。

    1. 何谓黄金时刻？

    2. 院前急救的要素有哪些？

    社区紧急救护是社区护理的重要组成部分。作为社区护士，应掌握急危重症的紧急救护知识和技能；同时，应有目的、有计划地向社区人群普及和传播基本急救知识和技能，为进一步救治赢得时间，降低伤残率和死亡率。

一、社区紧急救护的概念

    社区紧急救护是指对在社区内遭受各种危及生命的急危重症、意外创伤、灾难性事件及突发公共卫生事件的救护，包括对急诊患者的现场急救、初步诊断并处理、组织转运、突发公共卫生事件的救护、管理以及预防。广义的社区紧急救护除专业医务人员外，还包括公众救护力量的参与。

社区紧急救护是建立健全急救医疗区域性、连续性网络体系的基础；是整个医疗体系中的前沿阵地。正确有效地实施现场救护并安全护送，直接关系到社区居民的安危和抢救的成败。

知 识 链 接

国际红十字会全球目标

国际红十字会与红新月国际联合会将每年 9 月的第二个周六定为"世界急救日"，呼吁世界各国重视急救知识的普及，让更多的人掌握急救技能，在事发现场挽救生命和降低伤害程度。基本原则为：人道、公正、中立、独立、志愿服务、统一、普遍。

二、社区紧急救护的要素

☞ 考点：
现场救护的要素

1. 现场急救技术 急救技术包括心肺复苏术、止血、包扎、固定及转运等。

2. 急救时间窗 一定的伤病在一定的时间段内存在急救成功的可能性，超出这个时间范围就失去了急救成功的机会，这个时间范围称为"急救时间窗"，如心跳呼吸骤停：4~6 分钟；创伤者："黄金 1 小时，白金 10 分钟"。在此期间内，抢救及时、正确，生命就有可能被挽救。

3. 第一目击者 是指能在现场为突发伤害、危重疾病的患者提供紧急救护的人，包括亲属、同事、社区护士、警察、消防员、保安人员等。

4. 畅通的通讯、急救网络 运用现代化救援服务系统（EMSS），将需救护者迅速送到就近的医疗机构，进行进一步救治。

三、社区紧急救护的特点

1. 时间紧迫 需分秒必争，最大程度减轻伤亡。

2. 病种多样复杂，服务对象广泛 常为病况突发，患者表达能力降低或丧失，若无家人陪伴则患者年龄、社会关系、病史资料难以准确获取，增加现场救护难度。这就要求实施救护者能对被救护者做出及时恰当的处理，提高抢救效率。

3. 现场救护环境、设备条件有限 院前救护不同于院内，现场救护设备有限，这就要求实施救护者要随机应变，就地取材。尽量做好个人防护，在保证自身安全的前提下实施救助。

4. 社会性、协作性强 如遇突发卫生公共事件，需要大量人员协作和参与，这就要求实施救护者有较强的组织和协调能力。

四、社区紧急救护的原则

☞ 考点：
现场救护的原则

（一）现场救护的原则

1. 先复苏后固定 指如遇心搏呼吸骤停同时合并其他病症者，应先行心肺复苏术使患者复苏，待基本生命体征趋向平稳后，再处理其他合并症。

2. 先止血后包扎 指遇有大出血又有创口者，首先立即用指压、止血带、药物等方法止血，防止因持续性失血而发生休克，然后再进行消毒、包扎创口。

3. 先重伤后轻伤　指遇到群伤事故时，应分清急缓、轻重，优先抢救急、危、重伤员，后抢救伤势较轻者。

4. 先救治后转送　当患者情况危及生命时，应先争取时间现场抢救，待病情稳定再转送。转送途中，不能停止对患者的抢救，继续观察病情变化，确保平安抵达目的地。

5. 急救与呼救并重　当遇有大批伤病员且多人在场时，应保持镇定、忙而不乱、分工合作，做到急救和呼救同时进行；当只有一人在场时，应先进行急救，而后在短时间内呼救。

6. 急救与转运的一致性　急救和转运应做到任务要求一致、协调步骤一致、完成任务的指标一致。尽量避免因协调配合不够，导致途中抢救中断，增加患者不应有的痛苦和死亡。

7. 抢救记录规范　现场救护应记录规范，一式两份，一份保留在社区，一份随患者转至上级医院。

（二）社区救护的管理原则

1. 科学化、标准化、法制化　针对社区救护的各个环节，制定和健全急救医疗服务体系的基本标准、服务规范和管理办法，使社区救护科学化、标准化、法制化。如社区医疗服务中心的专业救护人员应具备相关资质；急救站需安排 2 人以上 24 小时值班；配置必要的急救药品和设备，药品主要包括：呼吸兴奋剂、抗休克药、止血药、镇痛药及抗过敏药等，设备主要包括：氧气瓶或氧气袋、心电图机、复苏垫板、外伤固定器具、搬运器具、各种注射器、输液器和针头等。

2. 提高联系方式的知晓率　社区医疗服务中心或服务站应设立醒目的紧急救护标志，通过媒体、网络等途径使社区人群知晓社区紧急救护的地址及电话，以便发生紧急情况时能迅速联系。

3. 加强各方协调　明确各急救中心和社区救护站的转诊流程；加强指挥调度，保持信息流通，做好车辆管理等。

4. 及时如实上报灾难性事件，并启动保障预案和流程。

5. 建立健全评价指标体系　常用的评价指标有急救培训率、急救技能和理论合格率、急救药品和用品完好率、复苏成功率、职业暴露情况等。

6. 预防为主　定期开展急救知识宣讲，提高个人紧急避险与应急救护意识，增强应急反应能力。发生突发事件时，社区居民能够积极正确地配合政府紧急预案的实行，进行避险救护行动，将人民群众的生命和财产损失减到最小。

五、社区紧急救护护士的基本要求

1. 具有执业护士资格并注册，具有在上级医疗机构从事临床护理工作 5 年以上的工作经历。

2. 通过地（市）以上卫生行政部门规定的社区护士岗位培训。

3. 熟悉救护中的相关法律法规、伦理原则及社区健康服务机构的规章制度。

4. 具有良好的思想心理素质、专业技术素质和身体素质。

5. 掌握社区救护的基本流程及向公众进行急救知识宣传的技能。

6. 掌握基础和高级生命支持的基本原理和操作技术。

7. 掌握常用急救药物的作用原理、应用剂量和观察要点。

8. 掌握院前急救中患者常见急症的病因、病理、症状和体征、救护要点，并能熟练配合医生完成进一步的现场救治工作。

9. 掌握救护车内所有设备的使用，如除颤监护仪、呼吸机、心电图等。

10. 在执行救护过程中必须服从统一命令，不得擅离岗位，随时关注患者健康问题。

第二节　社区常见急症的紧急救护

 案例

据新华网报道，我国每年有超过 100 万人死于各种意外伤害，其中 70% 因在病发后的"黄金时刻"内得到不到有效救助而死于院外。自 2008 年，武昌区社区医护人员开始组建团队免费开展应急救护知识和技能培训，主要围绕中老年人中风、烧烫伤、气道异物阻塞、冠心病等家庭常见疾病的急救处置要领与技巧进行讲解。截至目前，已有 500 多名志愿者加入该团队，累计培训人数超过 8 万人。

1. 社区常见急症及意外事件有哪些，如何进行处理？

2. 社区紧急救护的公众培训的意义？

随着人口老龄化和生活方式、节奏的改变，各种心脑血管急症、交通事故、严重创伤、急性食物中毒等突发事件逐年增多，随之伴发的心脏骤停、昏迷、休克、喉阻塞、烧烫伤等社区急症频发。急救与公民的生命安全息息相关，是人人都可以从事的公益事业，公众急救知识培训工作的开展对降低突发事件和灾难发生时的伤残率，提高生存质量起到重要作用。因此，社区护士在熟练掌握各种急救技能的同时，还应加强对社区民众急救相关知识的培训。双方共同合作，提高抢救的成功率，保障生命安全。

知识链接

美国心脏协会心血管急救成人生存链（2010 年标准）

2010 美国心脏协会提出的心血管急救成人生存链强调心肺复苏时间和质量并重，要求心肺复苏的实施者或团队需提供及时、高质量的心肺复苏，生存链的 5 个环节如下：

1. 立即识别心博骤停并启动急救反应系统。

2. 尽早进行心肺复苏，着重于胸外按压。

3. 快速除颤。

4. 有效的高级生命支持。

5. 综合的心博骤停后治疗。

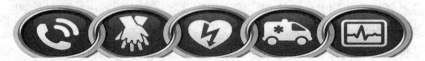

一、心搏骤停者的社区紧急救护

（一）概述

心搏骤停是指各种原因导致患者心脏突然停搏，心脏射血功能突然中止，引起全身缺血缺氧，可分为心源性和非心源性心搏骤停。临床表现为：意识突然丧失；心音消失、血压测不出、大动脉（如颈动脉、股动脉）搏动消失；瞳孔散大；面色苍白或发绀；呼吸异常或停止。为使心搏骤停者恢复循环、呼吸、脑功能而实施的抢救措施称为心肺脑复苏（Cardiac Pulmonary

Cerebral Resuscitation CPCR），完整的心肺脑复苏包括 3 个阶段：基础生命支持（Basic Life Support BLS）、高级生命支持（Advanced Life Support ALS）和进一步生命支持（Advanced Cardiac Life Support ACLS）。

（二）心搏骤停的社区救护措施

1. 基础生命支持（BLS）　2010 版美国心脏协会心肺复苏指南建议弱化人工呼吸的作用，将"ABC"改为"CAB"即胸外按压、开放气道和人工呼吸。强调现场按压需快速定位，按压部位为两乳头连线中点（胸骨中下 1/3 处）；颈椎外伤者开放气道时肘部应放置在患者头部两侧，双手同时将患者双侧下颌角托起，使下颌骨前移，头后仰；无论是单人或双人，胸外心脏按压与人工呼吸的比例为 30∶2，对婴幼儿和儿童采取双人复苏时比值为 15∶2。每 5 个按压 – 通气周期（约 2 分钟）评价一次，评估是否恢复呼吸，建立有效循环。

2. 高级生命支持和进一步生命支持　待院前急救人员到达现场后，转送入医院行高级生命支持和心搏骤停后的综合治疗。

二、昏迷的社区紧急救护

（一）概述

昏迷是脑功能严重障碍，中枢神经系统活动受到严重抑制，意识丧失和随意运动消失，且对刺激无反应或出现异常反射活动的病理状态，约占全部急症患者的 3%，病死率高达 20%。昏迷属于急危重症，必须迅速作出判断，争分夺秒进行抢救，才能挽救患者生命。在院前急救中引起昏迷原因以低血糖较为常见；引起昏迷的颅内局部病变，以脑血管意外及脑外伤较多见。

（二）社区中几种常见昏迷的临床表现及救护措施

1. 低血糖

（1）临床表现　轻者可出现多汗、心悸、饥饿、焦虑、面色苍白等，严重者可出现昏迷。

（2）社区救护措施　①疑为低血糖昏迷的患者，首先测血糖（血糖值 <2.2 mmol/L 可确诊），无法测定时，按低血糖予以处理。②昏迷患者不得经口补充糖水，以免误咽；应迅速建立静脉通路，静脉注射 50% 葡萄糖溶液 60～100 ml；若患者仍未清醒，可静脉滴注 5%～10% 葡萄糖溶液直至清醒；若患者血糖不能恢复，或神志仍不清醒，必要时可用升糖激素肌内或静脉注射。③患者意识恢复后，仍需静脉滴注 5%～10% 的葡萄糖，维持血糖在

较高的水平（11.1 mmol/L），并密切观察数小时或 1 天，避免患者再度陷入紧急状态。但糖尿病患者清醒后不宜再输注葡萄糖，仍需密切监测血糖水平。④经上述处理，仍神志不清者需立即送医院治疗。

2. 脑出血

（1）临床表现　患者突然出现意识障碍、呼吸急促、脉搏缓慢、血压升高，甚或出现喷射性呕吐，继而出现偏瘫、大小便失禁，甚至昏迷。

（2）社区救护措施　①体位：昏迷患者取仰卧位，头部抬高 15°～30°，以利于脑水肿的消除。②保持呼吸道通畅：头偏向一侧，清除口腔及呼吸道分泌物、呕吐物，防止窒息；解开衣领及腰带，若有义齿需取出；舌后坠时，可使用口咽通气管，立即给予吸氧。③搬动患者时，宜用担架将患者抬至救护车上，不可抱起或肩扛患者，以免加重病情。④及时建立静脉通道，遵医嘱给药。⑤密切观察生命体征、意识形态、瞳孔大小及对光反射、角膜反射，并准确记录。⑥防止意外损伤：抽搐时用纱布裹好舌压板置于患者上下磨牙之间，防止舌咬伤；牙关紧闭者，不要强行撬开；应做好抽搐者的防护措施，避免损伤及坠床。

三、休克的社区紧急救护

（一）概述

休克是指由多种病因引起的，以有效循环血量锐减、组织灌注不足、细胞代谢紊乱和功能受损为主要病理生理改变的综合征。可分为低血容量性休克、感染性休克、心源性休克、神经性休克及过敏性休克。休克常继发于大面积烧伤、严重创伤、心脏器质性病变、严重的感染及过敏等。

休克早期的微循环变化可引起皮肤、腹腔内脏和肾脏的缺血缺氧，如继续发展至晚期，可致重要脏器如心、肝、脑、肺、肾等的损害。

（二）临床表现

1. 休克早期　表现为神志清醒，兴奋或烦躁不安、开始出现皮肤及面色苍白、手足湿冷、心率和呼吸增快，脉压差减小，尿量正常或减少。

2. 休克期　表现为神志尚清、表情淡漠、皮肤黏膜由苍白转为青紫、手足发冷、脉压小、出现少尿或无尿。

3. 休克后期　表现为昏迷、脉搏极弱或无脉、血压测不到、无尿、全身出血倾向、皮肤黏膜下瘀点，可并发多器官功能衰竭。

（三）社区救护措施

社区护士抢救休克患者时应以挽救生命为第一原则，应采取的主要措施有：

1. 安置休克体位　将头和躯干抬高 20°～30°，下肢抬高 15°～20°，有利于膈肌下移，增加肺活量，并可增加回心血量。

2. 保持呼吸道通畅　遵医嘱予以吸氧，提高肺静脉血氧含量；呼吸困难者行气管插管或气管切开，并尽早使用呼吸机辅助呼吸；昏迷者，头偏向一侧，预防舌后坠，及时清除气道内分泌物。

3. 迅速建立静脉通路　迅速建立至少两条以上大静脉通路，待条件允许时，根据情况予中心静脉置管，以恢复有效循环血量。

4. 病因处理 根据休克的病因，采取正确的处理措施。如为低血容量性休克，应快速补液，恢复有效循环血量；感染性休克应在抗休克的基础上控制感染；过敏性休克则应注射0.1%盐酸肾上腺素。

5. 止血、止痛 体表、四肢动脉持续出血者，应在加压止血的基础上进行抗休克治疗；对剧痛引起的休克者，应及时予以止痛。

6. 严密监测生命体征 密切观察体温、脉搏、呼吸、血压、瞳孔、意识、尿量及皮肤黏膜情况。

7. 减少搬动，及时转运 避免过多搬运患者，待病情稍稳定，立刻送医院抢救。

四、喉阻塞的社区紧急救护

（一）概述

喉阻塞亦称喉梗阻，它不是一个独立的疾病，而是一个症状，常因呼吸道异物、喉部或其临近组织的病变使喉腔变窄或发生阻塞引起的严重的呼吸困难。若救治不及时可导致窒息死亡。

（二）喉阻塞的病情判断

1. 存在引起喉阻塞的病因。

2. 有喉阻塞表现，如突发呼吸困难，以吸气性呼吸困难明显，伴烦躁不安、多汗、全身发绀、吸气时有哮鸣音及三凹征，听诊肺部呼吸音减弱或消失。危重者即刻出现意识丧失、血压下降、脉搏细弱及呼吸停止。

（三）社区救护措施

1. 呼吸道异物可用Heimlich手法清除气道异物，具体方法为：使患者弯腰，头部前倾，施救者站于其背后，以双肩环绕其腰，一手握拳，使拇指倒顶住其腹部正中线，脐部略上方，远离剑突尖处，另一手紧握此拳，以快速向内向上力量冲击，连续6~8次，以造成人工咳嗽，重复进行，直至异物排出。婴幼儿可采用拍背法或胸部手指猛击法。

2. 因炎症等原因所致的完全性喉部阻塞，应立即行环甲膜穿刺术或切开术，以暂时性缓解呼吸困难。

3. 紧急情况或经上述处理无效，立即行气管插管或气管切开术。

4. 经初步处理后，及时转院。

五、溺水的社区紧急救护

（一）概述

溺水是指人淹没于水或其他液体中，呼吸道被水、泥沙、杂草等堵塞，或反射性喉痉挛，引起窒息和缺氧的一种状况，是常见的意外死亡原因之一。有确切的淹溺史；和（或）伴有面部肿胀、青紫、四肢厥冷、呼吸和心跳微弱或消失、口鼻充满污泥或泡沫，腹部膨隆，胃内充满水而扩张，即可确诊。淡水淹溺后出现溶血，引起血钾升高，导致室颤，造成死亡。海水淹溺后，造成严重的肺水肿，导致心力衰竭、生命丧失。

（二）社区救护措施

1. 保持呼吸道通畅　脱离水源后，清除口鼻内的泥沙、污物，必要时用手帕、纱布将舌包裹拉出，开放呼吸道，检查呼吸、脉搏。

2. 倒水处理　可采用膝顶法、肩顶法、抱腹法迅速倒出淹溺者呼吸道、胃内积水。

3. 对症处理　无呼吸心跳者，立即进行 CPCR，低温者要注意保暖。

4. 建立静脉通路　淡水淹溺者可给予 2% ~ 3% 氯化钠溶液，但要适当限制输液量；海水淹溺者可给予 5% 葡萄糖溶液和血浆液体，切忌输入 0.9% NaCl 溶液。可适当使用糖皮质激素，有利于减轻肺、脑水肿，ARDS 等。

5. 经初步处理后，转送医院。

六、急性细菌性食物中毒的社区紧急救护

（一）概述

细菌性食物中毒是因摄入被致病菌或其毒素污染的食物后，引起的一系列临床症状，是社区食物中毒中较为常见的一种。夏秋季发病率高，可群体发病，发病者往往有食用同一不洁食物史，常于进食后半小时至 48 小时内发生急性腹痛、腹泻，并伴有恶心、呕吐，严重者可出现水、电解质紊乱，甚至休克。不同细菌引发的食物中毒，症状有所不同。

（二）社区救护措施

1. 急性胃肠炎型食物中毒者，遵医嘱补液和应用抗生素。补液原则为先快后慢、先盐后糖、见尿补钾，同时注意补充碱性药物。

2. 肉毒杆菌食物中毒者应早期洗胃，24 小时内注射多价抗毒素，尽快转诊。

3. 严密观察病情变化，做好对症处理，注意观察吞咽、呼吸情况及有无抗毒血清反应等。

七、烧（烫）伤的社区紧急救护

（一）概述

烧（烫）伤是由热力、化学物品、电流、放射线或有害气体及烟雾作用于人体所引起的损伤，轻者仅局限于皮肤，重者可深达肌肉和骨骼，引起全身的一系列变化。烧伤患者现场急救时，转运时机恰当，能有效减轻损伤程度，为进一步治疗创造有利条件。烧（烫）伤在生活中比较常见，烫伤多由开水、热粥、热汤、热油、蒸气等引起；火焰、电力、化学烧伤也时有发生。

（二）社区救护措施

1. 迅速消除致病因素　迅速脱离致伤现场，切勿呼喊、奔跑，以免引起呼吸道烧伤。被沸水、蒸汽、热油等烫伤，应立即将烫伤的肢体浸入清洁的冷水中或用自来水清洗，以便迅速局部降温，减少和防止组织损伤。被化学物质烧伤时，应根据化学物质的性质采取不同的处理方法，如强酸烧伤者用大量清水或 3% ~ 5% 的碳酸溶液冲洗创面；强碱烧伤者用大量清水或 1% ~ 2% 乙酸冲洗创面；生石灰烧伤者，应先去净石

灰粉粒后，再用大量清水冲洗。

2. 保护创面 可剪除已经粘连在创面上的衣服，再用无菌敷料或清洁的被单覆盖，尽快送医院救治。注意烧（烫）伤的创面不可涂抹任何药物，更不可以在伤处涂抹油、灰等物，以免造成伤口的感染。

3. 保持呼吸道通畅 检查有无呼吸道烧伤，清除口、鼻腔分泌物和异物，呼吸困难者尽快去除病因、给氧，必要时建立人工气道。

4. 预防休克 较大面积的烧（烫）伤，常有体液的大量丢失，应尽早补充液体，可以口服或静脉补液，并及时转送医院进一步救治。

八、中暑的社区紧急救护

（一）概述

中暑是在暑热天气、湿度大和无风的高温环境下，由于体温调节中枢功能障碍、汗腺功能衰竭和水、电解质丧失过多而引起的，以中枢神经系统和（或）心血管功能障碍为主要表现的急性临床综合征。根据临床症状轻、重分为先兆中暑、轻度中暑和重度中暑。

（二）临床表现

1. 先兆中暑 主要表现为大汗、口渴、头晕眼花、胸闷心悸、注意力不集中，体温不超过37.5℃。

2. 轻度中暑 上述症状加重，面色潮红或苍白、大汗、皮肤湿冷、脉搏细弱、血压下降、心率快，体温升至38℃以上。

3. 重度中暑 高热（≥39℃）、痉挛、晕厥和昏迷，包括热痉挛、热衰竭和热射病3种类型。

（三）社区救护措施

1. 迅速离开高温环境，搬运至通风良好的阴凉处，解开衣扣，取平卧位，保持气道通畅。

2. 将冰袋置于大动脉处，降低体温，饮用含盐冰水或清凉饮料，或遵医嘱给予药物降温，观察降温效果。

3. 有周围循环衰竭者应静脉补充0.9%NaCl溶液、葡萄糖溶液，必要时使用升压药，在积极降温的同时，尽快转院。

九、犬咬伤的社区紧急救护

（一）概述

近年来，犬咬伤致狂犬病的报道逐年增多。狂犬病病毒常存在于患有狂犬病的狗的唾液中，沿咬伤、舔伤或抓伤的伤口侵入神经系统，早期引起头痛、眩晕、恶心、呕吐、畏声、畏光、畏风等症状；随着病情进展，患者极度恐惧，抽搐，呼吸困难，多汗，口渴又恐水，晚期患者逐渐安静，四肢瘫痪，终因呼吸、循环衰竭而死亡。

（二）社区救护措施

1. 立即急救 狗咬伤均需立即用吸奶器或火罐将伤口内的血液吸出，再用3%～

5%的肥皂水或清水反复清洗伤口至少 30 分钟；若伤口较深，须用注射器进行灌注清洗，尽可能去除伤口内的所有的狗涎；洗后用乙醇擦洗伤口周围，用干净布包扎，切忌缝合伤口，应尽可能暴露伤口，必要时，注射抗生素预防感染。

2. 注射狂犬病疫苗和破伤风抗毒素 若咬伤部位为头颈部、手指或咬伤严重时，伤口周围及底部还需要注射狂犬病血清或狂犬病免疫球蛋白。

3. 及时处理病犬 咬人的狗应先行隔离，经确诊携带狂犬病毒，应立即处死。

目标检测

A1 型题

1. 猝死病大抢救的最佳时间是

    A. 最初 4 分钟之内   B. 8 分钟之内   C. 10 分钟之内

    D. 15 分钟之内   E. 20 分钟之内

2. 社区急救的原则是

    A. 先固定后复苏   B. 先包扎后止血   C. 救治与运送并重

    D. 急救与呼救并重   E. 先轻伤后重伤

3. 胸外心脏按压的正确部位

    A. 胸骨角   B. 胸骨   C. 胸骨中上 1/3 交界

    D. 2 乳头连线   E. 以上都不对

4. 心脏按压配合人工呼吸时，婴幼儿单人和双人操作按压: 通气比例为

    A. 15:2　5:1   B. 15:2　15:2   C. 30:2　15:2

    D. 30:2　30:2   E. 以上都不对

5. 海水淹溺者的补液选择

    A. 0.9% NaCl 溶液   B. 2% ~3% 的氯化钠溶液   C. 5%葡萄糖溶液

    D. 注射用水   E. 葡萄糖氯化钠溶液

A2 型题

6. 20 岁男性骑自行车横穿马路时，与右侧驶来的汽车相撞，当场昏迷。以下处理错误的是

    A. 拨打 120

    B. 确定无颈椎损伤者，立即抱起伤员送至附近医院抢救

    C. 检查伤员是否有可能危及生命的伤口

    D. 将患者口鼻中的血块、异物清洗干净，保持呼吸道通畅

    E. 密切观察病情变化

7. 老李在烈日下进行体力活动 2 小时，大量出汗，口渴，并出现头晕、胸闷、恶心、呕吐等症状，腋窝 38℃，脉搏 105 次/分，血压 90/50mmHg，此时最佳抢救措施为

    A. 转移至通风、阴凉处

    B. 口服大量清凉饮料

    C. 冰水浸浴

    D. 5%葡萄糖 NaCl 溶液 500ml 静脉注射

    E. 5%碳酸氢钠 200~250ml 静滴

8. 陈先生，28 岁，因溺水至呼吸、心跳骤停。现场抢救的首要措施是

    A. 立即送医院　　　　B. 口对口人工呼吸　　　　C. 胸外心脏按压

    D. 通畅呼吸道　　　　E. 使用呼吸药物

9. 刘先生，30 岁。因车祸导致呼吸、心跳骤停，现场抢救时发现患者颈部有外伤，开放气道的方法是

    A. 抬举下颌法　　　　B. 仰面举颏法　　　　C. 单手托颌法

    D. 双手抬颈法　　　　E. 以上都不是

10. 陈先生，因不小心触电导致呼吸、心跳骤停，经过现场急救初期复苏成功，立即送往医院继续生命支持，使用复苏药物，首选给药途径是

    A. 心内注射　　　　B. 气管内给药　　　　C. 肌内注射

    D. 静脉注射　　　　E. 口服

（黄湘晖）

第十一章 | 社区临终关怀

第一节 死亡及死亡教育

沈某，男，胰腺癌晚期，子女担心老人接受不了，全家决定对老人隐瞒病情。随着病情的发展，老人身体每况愈下，此时已卧病在床，不能行走，家人看老人已经濒临死亡，于是将老人罹患胰腺癌的事实告知老人，老人摇着头，眼角噙着眼泪，叹了口气说："应该早点告诉我的，我还有很多事情没有完成，如今要成为遗憾了。"5天后，老人离世。

1. 家人隐瞒病情的做法是否妥当？
2. 对沈老先生要如何进行死亡教育？

一、死亡概述

（一）死亡概念和标准

1. 死亡 美国布拉克法律辞典将死亡定义为："血液循环全部停止及由此导致的呼吸、心跳等身体重要生命活动的终止"。医学界认为，死亡是人本质特征的消失，是生命活动的终止，也是机体完整性的解体。

2. 科学死亡观 死亡观是人们对待死亡问题的基本观点和态度。随着社会的进步和科学的发展，人们认识事物能力的提高，死亡观也在发生变化。唯物主义观点认为：生命是物质最高级最复杂的运动形式，人的生命作为具体事物的存在是一个有始有终的过程。有生就有死，生是死的前提条件，死是生的必然发展，死亡是人生的必然归宿，我们应该坦然面对死亡，珍惜有限的人生，创造最大价值，让生命变得更有意义。当死亡来临时，能做到心中无憾，安详无痛苦地面对。

3. 死亡标准 随着医学模式的转变，心脏起搏器及呼吸机等现代化仪器的出现，死亡的标准由传统的心死亡向脑死亡演变。

（1）死亡标准演变 ①心死亡标准：一直以来，心死亡标准被大众普遍接受。心跳和呼吸作为生命存在的指征，检查方法简单迅速，具有较高的可靠性，能在短时间内判断人的生死。心跳、呼吸停止代表整个机体功能的瓦解，大脑因缺氧将在短时间内发生脑死亡。②脑死亡标准：随着呼吸机的问世及心脏移植术的开展，心肺功能可通过机器维持或替代，但目前大脑功能尚不能被仪器所替代，死亡标准由心死亡向脑死亡转变。

（2）脑死亡 脑死亡有全脑死亡（即脑干死亡和大脑皮质死亡）、脑干死亡及大脑皮质弥漫性死亡3种。1968年，WHO国际医学科学组织委员会规定的脑死亡标准为：①对环境失去一切反应；②完全没有反射和肌肉张力；③停止自主呼吸；④动脉压陡降和脑电图平直。死亡除依据临床判断，必要时可辅以若干诊断技术。

知识链接

英美脑死亡诊断标准

美国哈佛大学医学院脑死亡诊断标准的内容是：①不可逆深度昏迷，无感应性和反应性；②自主运动和呼吸停止；③脑干反射停止；④脑电波平直。凡符合以上标准，并在24小时或72小时内反复测试，多次检查，结果无变化，即可宣告死亡。但需排除体温过低（＜32.2℃）或刚服用过巴比妥类及其他中枢神经系统抑制剂2种情况。

英国皇家医学会于1976年提出脑干死亡为脑死亡。1995年英国皇家医学会提出了脑干死亡标准，认为患者脑干反射消失，时间超过12小时以上就可以诊断脑死亡。

（二）安乐死

1. 安乐死 安乐死一词来源于希腊文 euthanasia，意为"安逸、快乐、无痛苦死亡"。指患不治之症者，由于不能承受危重状态时精神和躯体的痛苦，在患者及其家属的要求下，经过医生的认可，用人为的方法，使患者在无痛苦状态下度过死亡阶段而终结生命的全过程。

知识链接

中国首例安乐死杀人案始末

1986年6月，一位名叫夏素文的女患者处于肝硬化晚期，伴有肝性脑病、肝功能失代偿。虽经多方抢救，病情仍不能控制，4日后，病情恶化，患者的儿子王明成和女儿看到母亲痛苦难忍，提出能否采取措施，尽快结束母亲的痛苦。医院在患者子女的再三要求下，分两次注射了100毫升的氯丙嗪。事前在处方上写明了家属要求"安乐死"，并由王明成签名。次日凌晨5点，患者死亡。随后两位当事医生和死者的子女以故意杀人罪被逮捕，我国首例安乐死杀人案立案。经过6年漫长的审理，被告人被宣告无罪释放。17年后，当事人王明成因胃癌晚期希望安乐死的要求未能被满足。

2. 安乐死演进　在古希腊、古罗马普遍允许患者及残疾人"自由辞世"，并可请旁人帮助实施。中国佛教净土宗早期有一本名为《安乐集》的著作，其中"安乐"一词即为善终之意。"文艺复兴"运动赋予人以生的尊严，却不提倡安乐死。19世纪，安乐死开始被视为一种减轻死者不幸的特殊医护措施而被运用于临床实践；1993年，荷兰议会通过了默认安乐死的法律，使荷兰成为第一个正式承认安乐死合法化的国家；1999年，荷兰修正案规定："16岁以上的人若患绝症，到生命末期时可自行决定是否采取安乐死，12~15岁青少年，则须经父母同意"；2001年，比利时参议院批准通过了安乐死法案，成为继荷兰之后第二个安乐死合法化的国家。目前，尽管多数国家在立法上并未承认安乐死的合法性，但大都采取宽容的态度。

3. 安乐死方法　安乐死的方法必须符合社会伦理道德和人道主义原则，在最短的时间内，以无知觉的方式，避免因任何意外而造成痛苦，如冬眠、麻醉、口服安眠药；撤除疾病晚期患者的一切治疗仪器，让其自然死亡，也属安乐死方法之一。安乐死可分为主动安乐死和被动安乐死两类。主动安乐死是指医务人员或其他人采取某种措施加速患者死亡；被动安乐死是指中止维持患者生命的措施，任患者自然死亡。

二、死亡态度

（一）死亡态度概念

指人们对于死亡的思考或看法，及做出反应的心理状态。不同的历史时期，不同的国家、地域、民族，不同的传统文化、社会习俗、政治环境，不同的年龄、文化程度、社会阅历、宗教信仰、健康状况等都影响着人的死亡态度，使每个人对死亡都有独特的思考与看法。

（二）死亡态度的分类

1. 理智型　此类人意识到死亡即将来临，在临终前安排好一切后事，从容面对死亡。他们一般接受了较高程度的学校教育，心理成熟，认为死亡是人类作为一个整体存在所必须经历的过程。

2. 积极应对型　此类人往往较年轻，且有无法交付他人承担的责任，故而他们往往能以顽强的意志与病魔做斗争，积极寻找各种治疗方法以获取生机。

3. 接受型　该类人往往有信仰，他们相信死亡只是一场前往异地的旅行，可以坦然接受。

4. 恐惧型　此类人往往社会地位高、经济条件好，对死亡的认识不充分，害怕死亡，会不惜一切代价寻找药方或治疗方法以延长寿命。

5. 解脱型　此类人可能家境贫寒，不忍拖累家人，对生活失去希望，觉得活着是一种痛苦，希望尽早结束生命。

三、死亡教育

（一）死亡教育概念

死亡教育指引导人们科学地、艺术地认识和对待死亡，利用死亡学知识服务于医疗实践和社会的教育。死亡教育面向整个社会和全人类，是每个人从小就应接受的基本教育，也是人一生中任何时期都可以接受的教育。

（二）普及死亡教育的途径

普及死亡教育的途径应根据教育对象和内容的不同进行合理选择，主要有以下几种途径。

1. 家庭教育 死亡教育是从出生到死亡，贯穿人的一生所要接受的教育，对于儿童青少年的死亡教育，家长们应该通过电视、电影、文学作品适时给予教育，把握"契机"，如可在孩子熟悉的邻居或老人逝世时，适时给予教育。

2. 学校教育 死亡教育应列入从小学到大学以及成人教育的教学计划。在一些发达国家如美国、日本等，死亡教育已日渐成熟，但我国死亡教育相关课程在学校开展较少。不少专家呼吁，应在医学大中专院校设立死亡教育相关课程，帮助医学生树立科学的死亡观，以便日后可通过医院教育和社会教育等途径，为社会大众死亡教育贡献自己的力量。

3. 医院教育 医务人员面对临终患者及其家属时，应适时进行死亡教育，使患者能够消除对死亡的恐惧，正视并接受死亡，最终安详、有尊严地死亡；使家属接受亲人死亡的现实，尽快从悲痛中解脱，回归到正常的生活轨道。

4. 社会教育 家庭教育、学校教育及医院教育的对象针对性强。但社会教育面向全部社会大众，可通过电影、电视、新闻、报纸、文学作品及相关的专题讲座完成。

（三）死亡教育的目的

Rosenthal（1986 年）和 Knott（1979 年）将死亡教育的主要目标归纳为以下三点：①资讯分享，知识获得；②自我意识，价值澄清；③助人、解决问题技能，调适行为。我国学者认为死亡教育的目的有：

1. 使人们获得有关死亡的知识 通过死亡教育帮助人们正确认识死亡的各种表象、情境及反应，了解死亡的原因，预防与延缓死亡的措施，提高为濒死患者及家属提供帮助的能力。

2. 正确、科学地认识死亡 认识到死亡是一个有限生命体的终结，尽可能降低人们对死亡的恐惧，以坦然、积极的态度面对死亡，做好人生最后旅程的规划，毫无遗憾地离开世界。

3. 尊重生命 赋予人们对生命意义的重新思考，懂得尊重、维护及不伤害他人的生命。

（四）死亡教育的内容

死亡教育是死亡知识社会化、大众化的过程，是实施临终关怀的先决条件。

1. 认识人生的意义，树立正确的生命观 正确的人生观、价值观，是每个人心理活动的关键，生活、学习、工作、娱乐等构成了人生的意义。

2. 认识死亡的本质，树立科学的死亡观 生命有尽，认识到死亡是一个生命体的终结，是个体生命历程中不可缺少的一部分，任何人都无法避免。

3. 保持乐观情绪，端正死亡态度 积极的心理活动有利于提高人的免疫力，良好的情绪、乐观的态度和充足的信心是战胜疾病的良药。人的一生要做到优生优育、优活优死，认识生命的价值所在，做好生病或濒死时调适，克服恐惧死亡的心理，乐观、积极地面对死亡。

总之，开展死亡教育要因人而异，不同的年龄、性格、职业、家庭背景等所采用的教育途径及侧重内容应有所不同。

（五）死亡教育的作用

1. 帮助人们树立科学的唯物主义生死观，同样重视"优死"和"优生"。

2. 帮助人们减轻或消除对死亡的恐惧，提高患者对癌症诊断或病情恶化信息的心理承受能力。

3. 使临终关怀工作者能正确认识死亡，提高对临终者及其亲属实施身心整体照护的能力，减轻死者亲属的精神痛苦，保证其健康。

4. 促进社会精神文明、提高人口素质，有效减少和防止自杀。

（六）普及死亡教育的意义

死亡教育的目标在于帮助人们以虔诚及理解的态度面对无法改变的死亡。死亡教育的意义在于：①提高老年人的心理健康水平；②提高青少年的心理健康水平，引导他们用积极的心态面对困境，感悟生命的价值所在；③在力所能及的情况下，尽量缓解家人或朋友对死亡的恐惧；④让人们重新认识生命，尊重生命，降低因漠视生命而不断攀升的自杀率。

四、护士与死亡教育

（一）护士在死亡教育中的作用

1. 护士是死亡事件的重要参与者，在临终阶段为患者实施整体护理，协助其做好死亡准备；待宣布死亡后做好尸体料理。

2. 护士是特殊的死亡教育者，适时地将死亡教育融入到日常工作中。

3. 具备死亡调适技能，帮助人们正确面对死亡及丧亲事件，调适悲伤，尽快从悲痛中走出。

（二）护士实施死亡教育的方法与技巧

1. 准确判断、评估临终患者对死亡的心理反应，针对不同心理阶段特点，正确实施死亡教育。

2. 支持关心患者　了解患者需求，支持、关心、陪伴他们，建立信任，尽量满足需求，与他们共同面对。

3. 学会倾听　患者在谈论死亡时，往往倾向于诉说，而不是听取意见，护士应用心倾听，准确把握他们的真实用意，帮助、鼓励患者把恐惧、忧虑表达出来。

4. 满足患者在宗教信仰方面的特殊要求。

5. 在日常护理工作中，可适时融入死亡知识宣教。

6. 帮助死者亲属减轻悲伤。

第二节　缓和疗护与临终关怀

患者，女性，80岁，直肠癌转移至会阴部，巨大的菜花状癌溃烂流脓，散发出阵阵恶臭，患者时常发出"要是能安乐死该多好呀"的感叹。但在临终前，家属仍要求医务人员予以气管插管、呼吸机、除颤等抢救措施，最终患者还是离开了人世。这不禁引起了大家的思考：

1. 对此类癌症末期且临终的患者实施这些抢救措施是否有意义？

2. 对临终患者来讲，护士应提供怎样的护理，才能让他们平静而满足地为自己的一生画上完美的句号？

随着人们的生活水平不断提高，对于卫生保健的需求也日益提升。人们期望长寿，更希望是健康长寿即高质量生活。随着死亡教育的普及，人们也开始越来越多地关注死亡问题，如何让处于临终阶段的生命个体活得舒适、安详、有尊严，临终者能按照自己的意愿，更加舒服而尊严地离世，是每个临终关怀护士义不容辞的责任。

一、缓和医学和安宁照护

（一）缓和医学

缓和医学作为一门学科，已有近50年的发展历史。现代缓和医学起源于一场基督教人士发起的临终关怀运动，该运动的主要宗旨为让临终者在生命的最后时光得以尽量舒适、有尊严、有准备和平静地离世。

1. 缓和医学　1990年，世界卫生组织将缓和医学定义为：对一位用当今科技已无法治愈的末期患者及其家属提供整体性照顾，借以解除疼痛及其他不适症状。2002年，世界卫生组织将缓和医学定义修改为：缓和医学是一门临床学科，通过早期识别、积极评估、控制疼痛和治疗其他痛苦症状，包括躯体、社会心理和宗教的（心灵的）困扰，来预防和缓解身心痛苦，从而改善面临生命威胁的患者和家人的生活质量。

2. 实施缓和医疗的原则　①维护生命，把濒死认作正常过程；②不加速也不拖延死亡；③提供缓解疼痛的服务；④帮助家属处理丧事并进行抚慰。除此之外，实施缓和医疗还应遵守伦理道德原则：①尊重患者，以满足患者需求为主要精神；②不伤害原则；③公平性：个人需求与社会、卫生资源分配的平衡。

3. 实施缓和医疗的条件　缓和医疗服务是以提高临终阶段质量为根本目的，给予此阶段患者最适当的医疗，以达到控制疼痛及症状的首要服务目标。实施缓和医疗的条件：

（1）确诊为不可逆转末期患者如患恶性肿瘤晚期、高龄久病伴4个主要脏器（心、脑、肺、肾）严重衰竭、艾滋病等，且预期在短期会死亡的患者。

☞ 考点：
疼痛及症状控制是缓和医疗的首要服务目标

（2）临终患者签署同意书，或经其家属书面同意。实施缓和医疗时，应将治疗方案告诉患者及其家属。

（3）不给予心肺复苏者。

（二）安宁照护

1. 安宁照护　当疾病无法治愈时，安宁照护的医护团队转为以提高病患生活品质为目的、考虑个体差异，满足其身体、心灵等需要，使其得到"善终"，并重视死亡后家属的哀伤辅导与照顾，即所谓的四全照顾：全人、全家、全程及全队的整体性照顾。因此，安宁照护并不是提供看护濒死病患的地方，而是一套人性观念的高品质照护方式，结合医疗团队、社会资源与重要亲友的力量，提供心灵舒适和家庭般温暖的善终环境，并依据个别的认知调适现况，使临终病患能不孤独地面对死亡的事实。

☞ 考点：
安宁照护是全人、全家、全程及全队的整体性照顾

2. 对象　安宁照护对象不再只局限于癌症病患，但是否包括艾滋病患者或其他末期病患，尚有争议。另外，并非每个人都适合安宁照护，有些老人只有在医护人员密切监护下才感到安全，安宁照护反而令其焦躁、不安心及不满意。所以，确认老人的个体差异、对生命与死亡品质的界定、保持不具评断且开放的态度与同理心，是护理人员照护临终老人到死亡所需具备的特质。

二、临终关怀

（一）临终及临终关怀的概念

1. 临终　是指由于疾病或意外事故而造成人体主要器官的功能衰竭，生命活动趋向终结的状态，濒临死亡但尚未死亡者。临终的起点和终点难以确定，目前被大家公认的时期为临终者死亡前 3～6 个月。临终期又可分为生理临终期和精神临终期。

2. 临终关怀　WHO 将临终关怀定义为：对无治愈希望患者的积极与整体性的照顾。其本质是尽可能满足患者需求，并给予充分的关怀，控制患者的症状，提高临终前的生存质量。

（二）临终关怀演进

临终关怀萌芽于 7 世纪，此词源于拉丁文 Hospes，本意为"客人"。在中世纪时用来指为朝圣者或旅客提供途中休息，使其补充体力的中途驿站。1842 年，法国里昂一所为久病不治的人所建立的医院，成为临终关怀护理院的雏形。经过几个世纪的发展，临终关怀已从最初忽略患者临终前的各种生理及心理的需求，到现代重视并满足患者临终前的各种需求。20 世纪，临终关怀在美国、英国、日本等发达国家不断壮大，临终关怀学发展成为一门相对独立、成体系的学科。在中国，临终关怀起步晚，1987 年，中国成立了第一家临终关怀院——中国老龄事业发展基金会北京松堂关怀医院。

临终关怀运动

　　Cicely Saunders 博士在长期临床工作中发现生命垂危的患者得不到合适的护理。1967 年在英国伦敦，Cicely Saunders 博士和许多热心奉献的人经过多方筹划与准备，依靠捐款建立了"圣克里斯多福安宁院"（St. Christopher's Hospice），率先尝试以医疗团队全程陪伴癌症晚期患者，并辅导家属度过哀恸期的医疗照顾方式。"圣克里斯多福安宁院"是近代第一所真正意义上的临终关怀医院，作为一所慈善机构，它的教学、研究方案的推动，家庭护理的实施及大部分病床都是由英国健康服务组织协会赞助支援的。Cicely Saunders 的成功"点燃了世界临终关怀运动的灯塔"，影响随之波及全球，很快临终关怀在美国、英国、日本等发达国家不断壮大。

（三）临终关怀伦理问题

　　1. 尊重生命　认识到完整的生命过程包括死亡过程，通过死亡教育的方式帮助濒死患者克服对死亡的恐惧，正确面对并接受死亡。

　　2. 提供全身心护理为重点　随着临终关怀的发展，护理的重点从生理转移到心理、社会、精神等方面，为患者提供全身心的护理。满足临终患者各方面需求成为工作重心。

　　3. 提高生存质量　做好疼痛症状控制、心理抚慰和家属支持，让患者安静、有尊严地死去。

　　4. 认识到死亡是一个自然的过程，不加速也不延迟死亡。

　　5. 丧亲者抚慰　护士不仅要有爱心、同情心，同时也应具备"抚慰"的知识和技能，因此，丧亲者抚慰相关课程的培训是势在必行的。

（四）临终关怀的意义

　　临终关怀更多地强调缓解症状和提高生命质量，给临终患者提供死亡安抚及职业性的医疗关怀，给予生命意义上的支持；同时，为患者家属提供舒缓性的关怀。

　　1. 提高死亡价值　死亡是人生的必然，是生命过程发展的最后归属，能否正确认识死亡影响着人们的生活态度。临终关怀符合人类自身发展的要求，弥补了在死亡过程中的照护缺陷，提高了死亡价值。

　　2. 社会文明的标志　临终关怀是医学人道主义的升华，其照料模式使临终患者的生理、心理和精神得到慰藉；深化和升华了医学人道主义，尊敬老人，善待临终患者，彰显了人类社会的文明与进步。

（五）临终关怀的护理原则

　　1. 以照护为主　为患者营造安全、温暖、友好的休养环境，提供全面护理，重视患者的实际要求，达到舒适的目的。

　　2. 适度治疗　临终关怀提出适度治疗的原则，以减轻痛苦、姑息治疗为工作重点，并非以延长生命的治疗为主。

　　3. 提高生活质量　有效镇痛、心理疏导、安排其日常活动等，满足患者未了心愿，安详舒适地度过人生的最后时光。

　　4. 注重心理　加强心理疏导，适当的理解、安抚、同情、体贴、关心，因势利导

☞ 考点：临终关怀的护理原则

地使其心理获得平衡，从而正视现实，勇于坦然面对死亡。

5. 整体化护理　整体化护理即提供 24 小时全方位服务，包括生理、心理、社会等方面的关心和照护。

6. 共同面对死亡　临终关怀护理人员应建立正确的生死观，和临终者共同面对死亡，将他们的经历视为自己的体验，站在他们的角度思考问题和处理事情。

7. 体现人道主义　对临终患者应充满爱心，关心、同情、理解他们，尊重他们生的权利和尊严，也尊重其选择死亡的权利。

（六）临终患者的权利

1. 生命的维持权　临终患者同样享有维持生命的权利，他人不能剥夺。

2. 公正的医疗权　临终患者应享受平等、周到、得体的医疗护理服务，不受经济、文化、教育及宗教等背景以及医疗费用支付方式的影响。

3. 知情同意权　临终患者有获得自己病情、预后及选择和同意治疗计划的权利。

4. 隐私保密权　患者有要求保护个人隐私的权利，有权要求医院以保密的方式处理所有与其医疗和住院有关的信息和记录。

5. 尊重死亡权　当死亡已不可避免，临终患者有体面地死去的权利，他人不能剥夺其死亡的尊严。

知识链接

临终患者的权利

美国国会制订《临终患者的权利》，规定临终患者具有以下权利：①直到我死，我有权享受任何生者的权利；②我有对未来抱着希望的权利，纵使希望可能是很渺茫的；③无论情况发生什么变化，我有权接受那些抱着希望的人的照护；④我有权以自己的方式表达对临近死的感受及情绪；⑤我有权参与决定照顾我的方式；⑥我有权要求医疗及护理的继续照顾，即使治疗的目标必须从治愈转变为安慰；⑦我有权要求不要自己一人孤独地离开人世；⑧我有权要求不受痛苦；⑨我有权要求自己的提问得到真实的回答；⑩我有权不受欺骗；⑪我有权要求我的家属在接受我死亡的事情上得到帮助，并希望从我的家人处得到帮助；⑫我有权死得平静而有尊严；⑬我有权保留自己的个性及决定权，如与别人的决定或信仰不同时不受批评；⑭我有权与具有共同宗教信仰的人讨论或扩大自己的宗教信仰及精神感受，不论这样的事情对别人意味着什么；⑮我有权要求死后的遗体能够得到尊重；⑯我有权要求受到细心、敏锐、有知识的人的照顾，因为他能充分了解并尽力满足我的需要，而且在照顾我死亡的过程中使我也得到满足。

（七）临终患者的需求

临终患者的需求包括生理、心理和社会三方面。

1. 临终患者的生理需求

（1）环境　患者所处环境应有利于患者的活动、治疗和护理的实施，保持居室的整洁、安静、阳光充足、空气流通。

（2）体位　协助患者翻身并安置舒适、安全的体位。

（3）饮食和睡眠　鼓励患者多进食高蛋白、高热量食品；保证患者的睡眠质量，必要时，按医嘱服用镇静剂或安眠药。

（4）口腔和皮肤的护理　包括：①保持口腔清洁，避免感染，增加舒适度；②保持床单、被褥、衣服的干燥、舒适；③用热毛巾擦浴，及时消除临终前散发的气味，维护其尊严。

（5）排泄护理 保持患者大、小便通畅及导尿管的清洁卫生。

2. 临终患者的心理需求

（1）接触和关爱 随着疾病给临终患者身体带来的变化日益增大，容易引起他们的不安、恐惧、压抑和痛苦。此时，需要我们与患者多接触，给予更多的关爱，尽量满足他们的心理需求，帮助他们度过人生最困难的时刻。

（2）身体接触 身体接触是一种基本需要，是传递爱意和安全感的最好方式，对于处于恐惧中的临终患者尤为重要。

3. 临终患者的社会需求

（1）尊重患者的人格尊严，维护其社会权利。

（2）提供人性化环境，提高临终患者生活质量 ①营造温馨的家庭式临终病房；②组织丰富多彩的文化娱乐活动；③尽力满足临终患者的最后遗愿。

三、社区临终关怀

（一）社区临终关怀机构

广义的临终关怀机构是指各种以临终关怀学术研究、教育培训和临床服务为主要任务的组织和团体；狭义的临终关怀机构是指直接向晚期患者及其家属提供各种临终关怀服务的组织和团体。一般有独立的临终关怀院、附设的临终关怀机构及家庭临终关怀机构三种类型。

1. 日间照护中心 又称"日间照护部"或"日间临终关怀部"，不隶属于任何医疗、护理或其他医疗保健服务机构，属于独立的临终关怀院的一种。包括"周末型"日间临终关怀服务和"平日型"日间临终关怀服务两种服务方式。

（1）"周末型"日间临终关怀服务 是家庭临终关怀的补充。临终患者每周有 5 天时间是在自己家中接受家庭临终关怀服务，主要由家属对其进行照顾。为了缓解家属每日照顾的辛苦与压力，临终患者周末 2 天时间在此度过。

（2）"平日型"日间临终关怀服务 主要针对那些白天由于工作等原因无暇照顾临终者的家属，且临终者的身体条件允许其每日回家。临终患者在日间关怀部一般是上午接受医护人员的照护，下午在活动室活动，晚上回到家中。与 24 小时独立临终关怀部的照护相比，接受该服务方式的患者和其家属相处时间较长，白天得到了照护，特别是躯体疼痛得到了有效控制，晚上回到家中会感到舒适，能更加体会到家的温暖。

2. 居家照护 又称"家庭临终关怀"，是临终关怀基本服务方式之一，指临终患者住在家中，由家属提供日常照护，家庭临终关怀机构常规地提供临终患者和其家属所需的各种服务。家庭临终关怀服务应能提供每周 7 天，每天 24 小时的昼夜服务。

（二）社区临终关怀的工作内容

1. 缓解疼痛 疼痛是临终患者最恐惧的症状，疼痛如果得不到缓解，将极大地影响到他们的生活质量。因此，缓解疼痛是临终关怀服务的重要任务。临终患者镇痛治疗应遵循"三阶梯止痛原则"。世界卫生组织"三阶梯止痛原则"内容：

☞ 考点：
癌症三阶
梯止痛原
则

181

知识链接

面部表情疼痛评估法

面容1：表示面带笑容全无疼痛，0分。

面容2：极轻微疼痛，2分。

面容3：疼痛稍微明显，4分。

面容4：疼痛显著，6分。

面容5：重度疼痛，8分。

面容6：最剧烈的疼痛，10分。

Wong-Baker 面部表情量表

（1）实行口服给药和贴剂给药（无创给药）等原则，方便患者家庭用药和使用安全。

（2）按阶梯给药　根据患者疼痛的程度按阶梯给药。轻度疼痛使用非甾体抗炎药；中度疼痛使用弱阿片类药物；重度疼痛使用强阿片类药物。

（3）按时给药　即按药物的半衰期定时给药，保证有效平稳的血药浓度。

（4）个体化用药　根据患者的疼痛程度及性质、药物的副作用、年龄、用药习惯等实行个体化给药，以获得最佳的镇痛效果和最小的不良反应。

2. 控制症状　世界卫生组织提出居家患者应控制的主要症状有：体重减轻、恶心和呕吐、口腔溃疡、吞咽困难、便秘、大小便失禁、腹泻、忧虑和焦虑、睡眠障碍、神智混乱、抑郁症、皮肤瘙痒、压疮、咳嗽、呼吸困难、发烧、呃逆等。

3. 心理抚慰　临终患者除躯体疼痛等不适外，还伴有极大的精神压力，沉重的精神负担会严重影响患者的生活质量，因此，要注重对临终患者的心理抚慰。

（1）疾病的不确定性使临终患者感到恐惧及抑郁，此时家属的陪伴和在场就等于发出了信息："我在这儿，我不会放弃你。"

（2）患者自尊心较强，情绪易高涨，当痛苦呻吟时，应体谅和包容，更加细心地照顾患者。

（3）临终者常因自己成为家人的负担与累赘而觉得内疚和自责，此时，应想办法解决患者的后顾之忧。

（4）临终者易感到孤独，照顾者可陪患者读报、听音乐、进行户外活动，以改善其心境。

4. 遗体护理　指在患者去世后对其身体的照顾，保持遗体清洁，使逝者干净、整齐、安详。既能维护逝者尊严，又能使家属心里得到抚慰。

5. 哀伤辅导　是一门独立的学科，哀伤的解除牵涉到社会的各个方面，需要政府有关部门、专业的心理咨询师、医护人员、社会工作者及其他人士（如牧灵人员）共同合作，以形成支持系统向丧亲家庭提供帮助。哀伤辅导有个体辅导、家庭哀悼、自助团体哀悼几种形式，随着互联网的普及，丧亲家属也可选择网上哀悼的方式。

（三）社区临终关怀护士应具备的素质

1. 医护人员的道德责任

（1）让患者减少对死亡的恐惧　医务人员应鼓励患者表露内心的感受，满足患者的心理需求，以恰当的方式让临终患者理智、冷静地认识和接受自身面临死亡的事实。

（2）努力控制患者症状，减轻痛苦　以控制症状、减轻痛苦为原则，结合适当治疗、安慰、援助、照护，增加临终患者的舒适。

（3）关怀安抚患者，让其安然逝去　①医务人员应该表情亲切，语言恳切；②在医护操作上，动作应轻巧、敏捷、稳当、有序，尽量减少噪声；③患者濒死时，医务人员应守护在患者身边，避免产生孤独感，精心照料。使患者在生命最后时刻，感受到关怀、体贴和慰藉，安然逝去。

2. 临终关怀护士的沟通技巧　美国纽约东北部的撒拉纳克湖畔，镌刻着西方特鲁多医生的名言："有时去治愈；常常去帮助；总是去安慰。"对于任何治疗技术都显得苍白无力的临终患者，真正需要的是摆脱死亡带来的内心痛苦与恐惧，获得心理的平静。因此，有效的沟通显得尤为重要。

（1）临终关怀护士沟通的基本要求

1）真正关心患者　从临终患者角度考虑问题，观察患者的动作和表情，捕捉他们的心理变化信息，及时与其沟通，尽量满足患者的需求，解除心理上的痛苦。

2）避免伤害患者　临终患者心理脆弱，在沟通中要尽量避免在语言和情感上的伤害。

3）心灵的沟通　与临终患者建立彼此信任的关系，鼓励其表达内心真实的想法，如有的患者想与某位朋友或亲人见面，有的患者想重返故居，有的患者想老伴陪伴等，在条件允许的情况下，应尽量满足。

（2）临终关怀护士的沟通方式

1）目光接触　通过目光接触，临终关怀护士要能发现患者的心理和情感需求。另外，患者可从护士的目光中感受到关心、同情、支持、鼓励和希望。

2）触摸　当临终患者感觉功能已经衰退，听觉和视觉变得迟钝，意识处于半清醒状态时，温暖的触摸可以传递我们的关心。触摸方式有：①双手握住患者的手，做一些轻柔的按摩，或是抚摸患者的身体；②单手与患者的手轻轻相握，做一些缓慢的手指运动；③抚触患者的手臂。

3）关注　通过目光、神态等非语言行为表达关切，告诉患者你与他同在，且正在仔细倾听其忧虑、痛苦。

4）倾听　即积极、主动、全神贯注地聆听临终患者的诉说，做出相应的反应。倾听时应有耐心，做出会心的呼应，让患者乐意向你敞开内心世界。

（3）告知技巧

1）告知时机　在患者情绪平稳时告知，容易被接受。患者情绪不稳定时对医护人员缺乏信任，若此时告知，患者不易接受。另外，还应根据患者性格选择合适的告知时机，性格开朗者应尽早告知；多愁善感、性格内向者要选择恰当的时机，讲究告知方法。

2）告知环境　选择安静、保密、舒适的环境进行告知，有利于患者在得知病情后心理反应保持平稳，不至于波动过大。

3）告知方式 选择面对面告知方式可随时观察患者的情绪变化，在交流过程中除巧妙运用鼓励性、安慰性和保护性语言沟通外，还可运用眼神交流和肢体语言。

（四）丧亲者的护理

1. 丧亲者的心理历程 在深爱的人死去后，随之而来的是一段痛苦的适应期，其中涉及丧亲和悲痛。丧亲是指对某个人死亡这一客观事实的承认和接受，而悲痛则是指对他人去世的一种情感反应。

（1）悲痛第一阶段 常伴随着震惊、麻木、质疑或完全否定。尽管痛苦时有发生，并相继引发悲痛、恐惧、深度悲伤和忧虑等情绪，但人们经常会回避客观事实，甚至按照以往的方式生活。

（2）悲痛第二阶段 在此阶段，人们开始面对死亡，评估丧亲对他们生活的影响程度，开始承认将与死者永久分离的事实，哀悼者可能会陷入极度的悲伤甚至抑郁中。

（3）适应阶段 在适应阶段，丧亲者开始重拾信心，重新建立新的同一性身份。例如，失去丈夫的女性把自己身份定位成单身而不是寡妇，尽管他们有些时候可能会感到强烈的悲痛。

（4）新"生"阶段 绝大多数丧亲者都能从悲痛中走出来，开始新的独立的生活，他们会与旁人建立新的关系，有些人甚至会发现应对死亡的经历有助于他们更好地成长，更加自立，更加懂得感激生活。

2. 帮助家属正确应对丧亲事件 丧亲是一个重大的生活事件，也是最强的应激事件，如果应对不当，长期的抑郁和痛苦，必将影响到丧亲者的身体健康和生活质量。作为临终关怀护士，应给予丧亲者情感上的支持和心理的疏导，帮助他们正确应对丧亲事件。

（1）正确评估丧亲者的心理应激反应程度，分析应激水平、适应能力及影响因素。

（2）认真倾听丧亲者的诉说，鼓励他们宣泄悲伤情绪，运用非语言方式如鼓励的眼神，强有力的握手等表达理解和支持。

（3）帮助丧亲者以积极的方式面对现实，接受现实，疏导悲痛，重建生活的信心，让他们深切感受到情谊就在身边。

（4）加强支持系统，让丧亲者信任的朋友经常陪伴，使他们感觉自己并不孤单；鼓励丧亲者与有相同经历的个人或相关团体建立联系，使他们获得慰藉，淡化个人丧失；对丧亲者进行不定期的随访工作，了解他们的心理状况，便于及时进行心理疏导。

目标检测

A1 型题

1. 下列哪项<u>不是</u>脑死亡的判断标准

    A. 没有感受性的反应性　B. 没有运动和呼吸　　　C. 没有反射

    D. 脑电图平直　　　　　E. 心跳呼吸停止

2. 下列对待死亡的心理类型描述正确的是

    A. 积极应对型能从容地面对死亡，并在临终前安排好后事

    B. 理智型能用顽强的意志与病魔作斗争

    C. 解脱型认为死亡是到天国去，是到另一个世界去

    D. 接受型对生活已毫无兴趣，觉得活着是一种痛苦

    E. 恐惧型极端害怕死亡，十分留恋人生

3. 缓和医疗的首要服务目标是

    A. 疼痛和症状控制　　　　B. 提高生存质量　　　　C. 做好临终者死亡教育

    D. 让临终者有尊严的死去 E. 采取积极的抢救措施

A2 型题

4. 某丧亲者沉浸在巨大的悲痛之中，并开始承认将与死者永久分离的现实，请问，他属于丧亲后悲痛哪一阶段

    A. 第一阶段　　　　　　　B. 第二阶段　　　　　　　C. 适应阶段

    D. 第四阶段　　　　　　　E. 第五阶段

5. 张某，65 岁，罹患结肠癌并肝脏转移，他考虑孩子尚未成家，自己亡故后妻子无人照料，遂忍受极大的治疗痛苦与病魔作斗争，请问老张属于哪种死亡心理类型

    A. 理智型　　　　　　　　B. 积极型　　　　　　　　C. 解脱型

    D. 接受型　　　　　　　　E. 恐惧型

6. 张护士，在临终病房工作，她每天的重要工作内容之一就是无论患者当时是否有疼痛的主诉，都给予止痛药，请问，该护士遵循的是哪一原则

    A. 无创给药　　　　　　　B. 按时给药　　　　　　　C. 按阶梯给药

    D. 个体化给药　　　　　　E. 按需给药

（郑翠红）

附录一 | 个人基本信息表

姓名：　　　　　　　　　　　　　　　　　　　　　编号□□□－□□□□□

性　别	0. 未知的性别　1. 男　2. 女　9. 未说明的性别　□	出生日期	□□□□ □□ □□
身份证号		工作单位	
本人电话		联系人姓名		联系人电话	

本人电话		联系人姓名		联系人电话	

常住类型	1. 户籍　2. 非户籍　　　　　　　　　　□	民　族	1 汉族 2 少数民族_____□

血　型	1. A 型　2. B 型　3. O 型　4. AB 型　5. 不详／RH 阴性：1. 否　2. 是　3. 不详　　　□／□
文化程度	1. 文盲及半文盲　2. 小学　3. 初中　4. 高中/技校/中专　5. 大学专科及以上　6. 不详　　□
职　业	1. 国家机关、党群组织、企业、事业单位负责人　2. 专业技术人员　3. 办事人员和有关人员 4. 商业、服务业人员　5. 农、林、牧、渔、水利业生产人员　6. 生产、运输设备操作人员及有关人员　7. 军人　8. 不便分类的其他从业人员　　　　　　　　　　　　　　　　□
婚姻状况	1. 未婚　2. 已婚　3. 丧偶　4. 离婚　5. 未说明的婚姻状况　　　　　　　　　　　　□
医疗费用 支付方式	1. 城镇职工基本医疗保险　2. 城镇居民基本医疗保险　3. 新型农村合作医疗 4. 贫困救助　5. 商业医疗保险　6. 全公费　7. 全自费　8. 其他_____□／□／□
药物过敏史	1. 无　有：2. 青霉素　3. 磺胺　4. 链霉素　5. 其他　　　　　　　　　□／□／□／□
暴露史	1. 无　有：2. 化学品　3. 毒物　4. 射线　　　　　　　　　　　　　　　□／□／□

既 往 史	疾病	1. 无　2. 高血压　3. 糖尿病　4. 冠心病　5. 慢性阻塞性肺疾病　6. 恶性肿瘤_____ 7. 脑卒中　8. 重性精神疾病　9. 结核病　10. 肝炎　11. 其他法定传染病　12. 职业病_____ 13. 其他_____ □ 确诊时间　年　月／□ 确诊时间　年　月／□ 确诊时间　年　月 □ 确诊时间　年　月／□ 确诊时间　年　月／□ 确诊时间　年　月
	手术	1. 无　2. 有：名称 1 _____时间_____／名称 2 _____时间_____　□
	外伤	1. 无　2. 有：名称 1 _____时间_____／名称 2 _____时间_____　□
	输血	1. 无　2. 有：原因 1 _____时间_____／原因 2 _____时间_____　□

家族史	父　亲	□／□／□／□／□／□_____	母　亲	□／□／□／□／□／□_____
	兄弟姐妹	□／□／□／□／□／□_____	子　女	□／□／□／□／□／□_____
	1. 无　2. 高血压　3. 糖尿病　4. 冠心病　5. 慢性阻塞性肺疾病　6. 恶性肿瘤　7. 脑卒中 8. 重性精神疾病　9. 结核病　10. 肝炎　11. 先天畸形　12. 其他			

遗传病史	1 无 2 有：疾病名称_____　□
残疾情况	1. 无残疾　2. 视力残疾　3. 听力残疾　4. 言语残疾　5. 肢体残疾 6. 智力残疾　7. 精神残疾　8. 其他残疾_____　　　　□／□／□／□／□／□

生活环境*	厨房排风设施	1. 无　　　　　2. 油烟机　3. 换气扇　　4. 烟囱　　　　　　　　　□
	燃料类型	1. 液化气　2. 煤　　3. 天然气　　4. 沼气　　5. 柴火　　6. 其他　□
	饮水	1. 自来水　2. 经净化过滤的水　3. 井水　4. 河湖水　5. 塘水　6. 其他　□
	厕所	1. 卫生厕所　2. 一格或二格粪池式　3. 马桶　4. 露天粪坑　5. 简易棚厕　□
	禽畜栏	1. 单设　　　2. 室内　　3. 室外　　　　　　　　　　　　　　　　□

来源：《国家基本公共卫生服务规范（2011 年版）》原卫生部 2011 年 5 月

填表说明

1. 本表用于居民首次建立健康档案时填写。如果居民的个人信息有所变动，可在原条目处修改，并注明修改时间。

2. 性别：按照国标分为未知的性别、男、女及未说明的性别。

3. 出生日期：根据居民身份证的出生日期，按照年（4 位）、月（2 位）、日（2 位）顺序填写，如 19490101。

4. 工作单位：应填写目前所在工作单位的全称。离退休者填写最后工作单位的全称；下岗待业或无工作经历者须具体注明。

5. 联系人姓名：填写与建档对象关系紧密的亲友姓名。

6. 民族：少数民族应填写全称，如彝族、回族等。

7. 血型：在前一个"□"内填写与 ABO 血型对应编号的数字；在后一个"□"内填写是否为"RH 阴性"对应编号的数字。

8. 文化程度：指截至建档时间，本人接受国内外教育所取得的最高学历或现有水平所相当的学历。

9. 药物过敏史：表中药物过敏主要列出青霉素、磺胺或者链霉素过敏，如有其他药物过敏，请在其他栏中写明名称，可以多选。

10. 既往史：包括疾病史、手术史、外伤史和输血史。

（1）疾病　填写现在和过去曾经患过的某种疾病，包括建档时还未治愈的慢性病或某些反复发作的疾病，并写明确诊时间，如有恶性肿瘤，请写明具体的部位或疾病名称，如有职业病，请填写具体名称。对于经医疗单位明确诊断的疾病都应以一级及以上医院的正式诊断为依据，有病史卡的以卡上的疾病名称为准，没有病史卡的应有证据证明是经过医院明确诊断的。可以多选。

（2）手术　填写曾经接受过的手术治疗。如有，应填写具体手术名称和手术时间。

（3）外伤　填写曾经发生的后果比较严重的外伤经历。如有，应填写具体外伤名称和发生时间。

（4）输血　填写曾经接受过的输血情况。如有，应填写具体输血原因和发生时间。

11. 家族史：指直系亲属（父亲、母亲、兄弟姐妹、子女）中是否患过所列出的具有遗传性或遗传倾向的疾病或症状。有则选择具体疾病名称对应编号的数字，没有列出的请在"　　　　"上写明。可以多选。

12. 生活环境：农村地区在建立居民健康档案时需根据实际情况选择填写此项。

姓名：　　　　　　　　　　　　　　　　　　　　　　　编号□□□-□□□□□

体检日期	年　月　日		责任医生		
内　容			检 查 项 目		
症状	1. 无症状　2. 头痛　3. 头晕　4. 心悸　5. 胸闷　6. 胸痛　7. 慢性咳嗽　8. 咳痰　9. 呼吸困难 10. 多饮　11. 多尿　12. 体重下降　13. 乏力　14. 关节肿痛　15. 视力模糊　16. 手脚麻木 17. 尿急　18. 尿痛　19. 便秘　20. 腹泻　21. 恶心呕吐　22. 眼花　23. 耳鸣　24. 乳房胀痛　25. 其他　　　　　　　　　　　　　　　　　　　□/□/□/□/□/□/□/□/□				
一般状况	体　温		℃　　脉　率			次/分钟
一般状况	呼吸频率		次/分钟　血　压		左侧	/　　mmHg
一般状况	呼吸频率		次/分钟　血　压		右侧	/　　mmHg
一般状况	身　高		cm　体　重			kg
一般状况	腰　围		cm　体质指数（BMI）			kg/m²
一般状况	老年人健康状态自我评估*	1. 满意　2. 基本满意　3. 说不清楚　4. 不太满意　5. 不满意				□
一般状况	老年人生活自理能力自我评估*	1. 可自理（0~3分）　　2. 轻度依赖（4~8分）　3. 中度依赖（9~18分）　4. 不能自理（≥19分）				□
一般状况	老年人认知功能*	1. 粗筛阴性　2. 粗筛阳性，简易智力状态检查，总分				□
一般状况	老年人情感状态*	1. 粗筛阴性　2. 粗筛阳性，老年人抑郁评分检查，总分				□
生活方式	体育锻炼	锻炼频率	1. 每天　2. 每周一次以上　3. 偶尔　4. 不锻炼			□
生活方式	体育锻炼	每次锻炼时间	分钟　坚持锻炼时间			年
生活方式	体育锻炼	锻炼方式				
生活方式	饮食习惯	1. 荤素均衡　2. 荤食为主　3. 素食为主　4. 嗜盐　5. 嗜油　6. 嗜糖				□/□/□
生活方式	吸烟情况	吸烟状况	1. 从不吸烟　　2. 已戒烟　　3. 吸烟			□
生活方式	吸烟情况	日吸烟量	平均　　　　支			
生活方式	吸烟情况	开始吸烟年龄	岁　戒烟年龄			岁
生活方式	饮酒情况	饮酒频率	1. 从不　2. 偶尔　3. 经常　4. 每天			□
生活方式	饮酒情况	日饮酒量	平均　　　　两			
生活方式	饮酒情况	是否戒酒	1. 未戒酒　2. 已戒酒，戒酒年龄：　　　岁			□
生活方式	饮酒情况	开始饮酒年龄	岁　近一年内是否曾醉酒　1. 是　2. 否			□
生活方式	饮酒情况	饮酒种类	1. 白酒　2. 啤酒　3. 红酒　4. 黄酒　5. 其他			□/□/□/□
生活方式	职业病危害因素接触史	1. 无　2. 有（工种　　　　从业时间　　　年）毒物种类　粉尘　　　　　　　防护措施1. 无　2. 有				□ □
生活方式	职业病危害因素接触史	放射物质　　　　　防护措施1. 无　2. 有				□
生活方式	职业病危害因素接触史	物理因素　　　　　防护措施1. 无　2. 有				□
生活方式	职业病危害因素接触史	化学物质　　　　　防护措施1. 无　2. 有				□
生活方式	职业病危害因素接触史	其他　　　　　　　防护措施1. 无　2. 有				□

续表

姓名：　　　　　　　　　　　　　　　　　　　　　编号□□□－□□□□□

体检日期	年　　月　　日		责任医生	
内　容	检　查　项　目			

内容		项目	检查项目	
脏器功能		口　腔	口唇　1. 红润　2. 苍白　3. 发绀　4. 皲裂　5. 疱疹	□
			齿列　1. 正常　2. 缺齿　3. 龋齿　4. 义齿（假牙）	□
			咽部　1. 无充血　2. 充血　3. 淋巴滤泡增生	□
		视　力	左眼_____右眼_____（矫正视力：左眼_____右眼_____）	
		听　力	1. 听见　2. 听不清或无法听见	□
		运动功能	1. 可顺利完成　2. 无法独立完成其中任何一个动作	□
查体		眼　底*	1. 正常　2. 异常_____	□
		皮　肤	1. 正常　2. 潮红　3. 苍白　4. 发绀　5. 黄染　6. 色素沉着　7. 其他	□
		巩　膜	1. 正常　2. 黄染　3. 充血　4. 其他_____	□
		淋巴结	1. 未触及　2. 锁骨上　3. 腋窝　4. 其他	□
		肺	桶状胸：1. 否　　2. 是	□
			呼吸音：1. 正常　2. 异常	□
			啰　音：1. 无　2. 干啰音　3. 湿啰音　4. 其他_____	□
		心　脏	心率_____次/分钟　　心律：1. 齐　2. 不齐　3. 绝对不齐	□
			杂音：1. 无　　2. 有_____	□
		腹　部	压痛：1. 无　2. 有_____	□
			包块：1. 无　2. 有_____	□
			肝大：1. 无　2. 有_____	□
			脾大：1. 无　2. 有_____	□
			移动性浊音：1. 无　2. 有_____	□
		下肢水肿	1. 无　2. 单侧　3. 双侧不对称　4. 双侧对称	□
		足背动脉搏动	1. 未触及　2. 触及双侧对称　3. 触及左侧弱或消失　4. 触及右侧弱或消失	□
		肛门指诊*	1. 未及异常　2. 触痛　3. 包块　4. 前列腺异常　5. 其他_____	□
		乳　腺*	1. 未见异常　2. 乳房切除　3. 异常泌乳　4. 乳腺包块　5. 其他_____	□/□/□/□
	妇科*	外阴	1. 未见异常　2. 异常_____	□
		阴道	1. 未见异常　2. 异常_____	□
		宫颈	1. 未见异常　2. 异常_____	□
		宫体	1. 未见异常　2. 异常_____	□
		附件	1. 未见异常　2. 异常_____	□
		其　他*		

续表

姓名： 　　　　　　　　　　　　　　　　　　　　　　　编号□□□ - □□□□□

体检日期	年　　月　　日		责任医生	
内　容		检　查　项　目		
辅助检查	血常规*	血红蛋白_____ g/L 白细胞_____ ×10⁹/L 血小板_____ ×10⁹/L 其他_____		
	尿常规*	尿蛋白_____ 尿糖_____ 尿酮体_____ 尿潜血_____ 其他_____		
	空腹血糖*	_____ mmol/L 或_____ mg/dl		
	心电图*	1. 正常　2. 异常		□
	尿微量白蛋白*	_____ mg/dl		
	大便潜血*	1. 阴性　2. 阳性		□
	糖化血红蛋白*	_____%		
	乙型肝炎表面抗原*	1. 阴性　2. 阳性		□
	肝功能*	血清谷丙转氨酶_____ U/L　　血清谷草转氨酶_____ U/L 白蛋白_____ g/L　　总胆红素_____ μmol/L 结合胆红素_____ μmol/L		
	肾功能*	血清肌酐_____ μmol/L　　血尿素氮_____ mmol/L 血钾浓度_____ mmol/L　　血钠浓度_____ mmol/L		
	血　脂*	总胆固醇_____ mmol/L　　甘油三酯_____ mmol/L 血清低密度脂蛋白胆固醇_____ mmol/L 血清高密度脂蛋白胆固醇_____ mmol/L		
	胸部 X 线片*	1. 正常　2. 异常		□
	B 超*	1. 正常　2. 异常		□
	宫颈涂片*	1. 正常　2. 异常		□
	其　他*			
中医体质辨识*	平和质	1. 是　　2. 基本是		□
	气虚质	1. 是　　2. 倾向是		□
	阳虚质	1. 是　　2. 倾向是		□
	阴虚质	1. 是　　2. 倾向是		□
	痰湿质	1. 是　　2. 倾向是		□
	湿热质	1. 是　　2. 倾向是		□
	血瘀质	1. 是　　2. 倾向是		□
	气郁质	1. 是　　2. 倾向是		□
	特秉质	1. 是　　2. 倾向是		□

姓名：　　　　　　　　　　　　　　　　　　　　　　　编号□□□－□□□□□

体检日期	年　月　日		责任医生	
内　容	检　查　项　目			

	脑血管疾病	1. 未发现　2. 缺血性卒中　3. 脑出血　4. 蛛网膜下腔出血　5. 短暂性脑缺血发作 6. 其他　　　　　　　　　　　　　　　　　　　□/□/□/□/□
现存主要健康问题	肾脏疾病	1. 未发现　2. 糖尿病肾病　3. 肾功能衰竭　4. 急性肾炎　5. 慢性肾炎 6. 其他　　　　　　　　　　　　　　　　　　　□/□/□/□/□
	心脏疾病	1. 未发现　2. 心肌梗死　3. 心绞痛　4. 冠状动脉血运重建　5. 充血性心力衰竭 6. 心前区疼痛　7. 其他　　　　　　　　　　　□/□/□/□/□
	血管疾病	1. 未发现　2. 夹层动脉瘤　3. 动脉闭塞性疾病　4. 其他　　　□/□/□
	眼部疾病	1. 未发现　2. 视网膜出血或渗出　3. 视乳头水肿　4. 白内障　5. 其他　□/□/□
	神经系统疾病	1. 未发现 2. 有　　　　　　　　　　　　　　　　　　　　　　□
	其他系统疾病	1. 未发现 2. 有　　　　　　　　　　　　　　　　　　　　　　□

		入/出院日期	原　因	医疗机构名称	病案号
住院治疗情况	住院史	/			
		/			
	家庭床病号	建/撤床日期	原　因	医疗机构名称	病案号
		/			
		/			

	药物名称	用法	用量	用药时间	服药依从性 1. 规律　2. 间断　3. 不服药
主要用药情况	1				
	2				
	3				
	4				
	5				
	6				

	名称	接种日期	接种机构
非免疫规划预防接种史	1		
	2		
	3		

健康评价	1. 体检无异常　　　　　　　　　　　　　　　　　　　　□ 2. 有异常 　异常1＿＿＿＿＿＿＿＿＿＿＿＿ 　异常2＿＿＿＿＿＿＿＿＿＿＿＿ 　异常3＿＿＿＿＿＿＿＿＿＿＿＿ 　异常4＿＿＿＿＿＿＿＿＿＿＿＿

续表

姓名：　　　　　　　　　　　　　　　　　　　　　　编号□□□－□□□□□

体检日期	年　　月　　日		责任医生	
内　容		检　查　项　目		
健康指导	1. 纳入慢性病患者健康管理 2. 建议复查 3. 建议转诊 　□/□/□/□	危险因素控制：　　　　　　　　□/□/□/□/□/□ 1. 戒烟　　2. 健康饮酒　3. 饮食　4. 锻炼 5. 减体重（目标_____） 6. 建议接种疫苗_____ 7. 其他_____		

来源：《国家基本公共卫生服务规范（2011年版）》原卫生部2011年5月

填表说明

1. 本表用于居民首次建立健康档案以及老年人、高血压、2型糖尿病和重性精神疾病患者等的年度健康检查

2. 表中带有 * 号的项目，在为一般居民建立健康档案时不作为免费检查项目，不同重点人群的免费检查项目按照各专项服务规范的要求执行。

3. 一般状况

体质指数＝体重（kg）/身高的平方（m²）。

老年人生活自理能力评估：65岁及以上老年人需填写此项，详见老年人健康管理服务规范附表。

老年人认知功能粗筛方法：告诉被检查者"我将要说三件物品的名称（如铅笔、卡车、书），请您立刻重复"。过1分钟后请其再次重复。如被检查者无法立即重复或1分钟后无法完整回忆三件物品名称为粗筛阳性，需进一步行"简易智力状态检查量表"检查。

老年人情感状态粗筛方法：询问被检查者"你经常感到伤心或抑郁吗"或"你的情绪怎么样"。如回答"是"或"我想不是十分好"，为粗筛阳性，需进一步行"老年抑郁量表"检查。

4. 生活方式

体育锻炼：指主动锻炼，即有意识地为强体健身而进行的活动。不包括因工作或其他需要而必须进行的活动，如为上班骑自行车、做强体力工作等。锻炼方式填写最常采用的具体锻炼方式。

吸烟情况："从不吸烟者"不必填写"日吸烟量"、"开始吸烟年龄"、"戒烟年龄"等。

饮酒情况："从不饮酒者"不必填写其他有关饮酒情况项目。"日饮酒量"应折合相当于白酒"××两"。白酒1两折合葡萄酒4两、黄酒半斤、啤酒1瓶、果酒4两。

职业暴露情况：指因患者职业原因造成的化学品、毒物或射线接触情况。如有，需填写具体化学品、毒物、射线名或填不详。

职业病危险因素接触史：指因患者职业原因造成的粉尘、放射物质、物理因素、化学物质的接触情况。如有，需填写具体粉尘、放射物质、物理因素、化学物质的名称或填不详

5. 脏器功能

视力：填写采用对数视力表测量后的具体数值，对佩戴眼镜者，可戴其平时所用眼镜测量矫正视力。

听力：在被检查者耳旁轻声耳语"你叫什么姓名"（注意检查时检查者的脸应在被检查者视线之外），判断被检查者听力状况。

运动功能：请被检查者完成以下动作："两手触枕后部"、"捡起这支笔"、"从椅子上站起，行走几步，转身，坐下。"判断被检查者运动功能。

6. 查体

如有异常请在横线上具体说明，如可触及的淋巴结部位、个数；心脏杂音描述；肝脾肋下触诊大小等。建议有条件的地区开展眼底检查，特别是针对高血压或糖尿病患者。

眼底：如果有异常，具体描述异常结果。

足背动脉搏动：糖尿病患者必须进行此项检查。

乳腺：检查外观有无异常，有无异常泌乳及包块。

妇科：外阴 记录发育情况及婚产式（未婚、已婚未产或经产式），如有异常情况请具体描述。

阴道 记录是否通畅，黏膜情况，分泌物量、色、性状以及有无异味等。

宫颈 记录大小、质地、有无糜烂、撕裂、息肉、腺囊肿；有无接触性出血、举痛等。

宫体 记录位置、大小、质地、活动度；有无压痛等。

附件 记录有无块物、增厚或压痛；若扪及块物，记录其位置、大小、质地；表面光滑与否、活动度、有无压痛以及与子宫及盆壁关系。左右两侧分别记录。

7. 辅助检查

该项目根据各地实际情况及不同人群情况，有选择地开展。老年人，高血压、2 型糖尿病和重性精神疾病患者的免费辅助检查项目按照各专项规范要求执行。

尿常规中的"尿蛋白、尿糖、尿酮体、尿潜血"可以填写定性检查结果，阴性填"－"，阳性根据检查结果填写"＋"、"＋＋"、"＋＋＋"或"＋＋＋＋"，也可以填写定量检查结果，定量结果需写明计量单位。

大便潜血、肝功能、肾功能、胸部 X 线片、B 超检查结果若有异常，请具体描述异常结果。其中 B 超写明检查的部位。

其他：表中列出的检查项目以外的辅助检查结果填写在"其他"一栏。

8. 中医体质辨识

该项由有条件的地区基层医疗卫生机构中医医务人员或经过培训的其他医务人员填写。根据不同的体质辨识，提供相应的健康指导。

体质辨识方法：采用量表的方法，依据中华中医药学会颁布的《中医体质分类与判定标准》进行测评。

9. 现存主要健康问题：指曾经出现或一直存在，并影响目前身体健康状况的疾病。可以多选。（本栏内容老年人健康管理年度体检时不需填写）

10. 住院治疗情况：指最近 1 年内的住院治疗情况。应逐项填写。日期填写年月，年份必须写 4 位。如因慢性病急性发作或加重而住院/家庭病床，请特别说明。医疗机构名称应写全称。

11. 主要用药情况（老年人健康管理年度体检时不需填写"服药依从性"一栏）：对长期服药的慢性病患者了解其最近 1 年内的主要用药情况，西药填写化学名（通用名）而非商品名，中药填写药品名称或中药汤剂，用法、用量按医生医嘱填写。用药时间指在此时间段内一共服用此药的时间，单位为年、月或天。服药依从性是指对此药的依从情况，"规律"为按医嘱服药，"间断"为未按医嘱服药，频次或数量不足，"不服药"即为医生开了处方，但患者未使用此药。

12. 非免疫规划预防接种史：填写最近 1 年内接种的疫苗的名称、接种日期和接种机构。疫苗名称填写应完整准确。

附录三 | 中国公民健康素养——基本知识与技能

一、基本知识和理念（1－25）

1. 健康不仅仅是没有疾病或虚弱，而是身体、心理和社会适应的完好状态。

身体健康表现为体格健壮，人体各器官功能良好。

心理健康指能正确评价自己，应对处理生活中的压力，能正常工作，对个人或社会做出自己的贡献。

社会适应的完好状态，是指通过自我调节保持个人与环境、社会及在人际交往中的均衡与协调。

2. 每个人都有维护自身和他人健康的责任，健康的生活方式能够维护和促进自身健康。

每个人都有获取自身健康的权利，也有不损害和/或维护自身及他人健康的责任。

每个人都可以通过采取并坚持健康生活方式，获取健康，提高生活质量。预防为主越早越好，选择健康的生活方式是最好的人生投资。

提高每个公民健康水平，需要国家和社会全体成员共同努力，营造一个有利于健康的支持性环境。

3. 健康生活方式主要包括合理膳食、适量运动、戒烟限酒、心理平衡四个方面。

合理膳食指能提供全面、均衡营养的膳食。食物多样，才能满足人体各种营养需求，达到合理营养，促进健康的目的。卫生部发布的《中国居民膳食指南》可合理膳食提供权威的指导。

适宜运动指运动方式和运动量适合个人的身体状况，动则有益，贵在坚持。运动应适度量力，选择适合自己的运动方式、强度和运动量。健康人可以根据运动时的心率来控制运动强度，一般应达到每分钟 150～170 减去年龄为宜，每周至少运动 3 次。

戒烟的人，不论吸烟多久，都应该戒烟。戒烟越早越好，任何时候戒烟对身体都有好处，都能够改善生活质量。

过量饮酒，会增加患某些疾病的风险，并可导致交通事故及暴力事件的增加。建议成年男性一天饮用的酒精量不超过 25 克，女性不超过 15 克。

心理平衡，是指一种良好的心理状态，即能够恰当地评价自己、应对日常生活中的压力、有效率地工作和学习、对家庭和社会有所贡献的良好状态。乐观、开朗、豁达的生活态度，将目标定在自己能力所及的范围内，建立良好的人际关系，积极参加社会活动等均有助于个体保持自身的心理平衡状态。

4. 劳逸结合，每天保证 7～8 小时睡眠。

生活有规律，对健康十分重要。工作、学习、娱乐、休息、睡眠都要按作息规律进行。一般，成人每天要保证 7～8 小时睡眠，睡眠时间不足不利于健康。

5. 吸烟和被动吸烟会导致癌症、心血管疾病、呼吸系统疾病等多种疾病。

烟草烟雾含有 4000 余种化学物质，包括几十种致癌物以及一氧化碳等有害物质。吸烟损害体内几乎所有器官，可引发癌症、冠心病、慢性阻塞性肺病、白内障、性功能勃起障碍、骨质疏松等多种疾病。烟草烟雾不仅损害吸烟者的健康，也威胁着暴露于二手烟的非吸烟者。据统计，我国每年死于吸烟相关疾病的人数超过 100 万，占死亡总人数的 12%。

6. 戒烟越早越好，什么时候戒烟都为时不晚。

吸烟者戒烟越好越早，任何时候戒烟都不晚，只要有戒烟的动机并掌握一定的技巧，都能做到彻底戒烟。35 岁以前戒烟，因吸烟引起心脏病的机会降低 90%，59 岁以前戒烟，在 15 年内死亡的可能性仅为继续吸烟者的一半，即使年过 60 岁戒烟，其肺癌死亡率仍大大低于继续吸烟者。

7. 保健食品不能代替药品。

保健食品指具有特定保健功能，适宜于特定人群食用，具有调节机体功能，不以治疗疾病为目的的食品。

卫生行政部门对审查合格的保健食品发给《保健食品批准证书》，获得《保健食品批准证书》的食品准许使用保健食品标志。保健食品标签和说明书必须符合国家有关标准和要求。

8. 环境与健康息息相关，保护环境促进健康。

人类所患的许多疾病都与环境污染有很大的关系。无节制地消耗资源和污染环境是造成环境恶化的根源。每个人都有爱护环境卫生，保护环境不受污染的责任。

9. 献血助人利己，提倡无偿献血。

适量献血是安全、无害的。健康的成年人，每次采集的血液量一般为 200～400 毫升，两次采集间隔期不少于 6 个月。

《中华人民共和国献血法》规定，"国家提倡十八周岁至五十五周岁的健康公民自愿献血"，"对献血者，发给国务院卫生行政部门制作的无偿献血证书，有关单位可以给予适当补贴。"

血站是采集、提供临床用血的机构，一定要到国家批准采血的血站献血。

10. 成人的正常血压为收缩压低于 140 毫米汞柱，舒张压低于 90 毫米汞柱；腋下体温 36～37℃；平静呼吸 16～20 次/分；脉搏 60～100 次/分。

《中国高血压防治指南》（2005 年修订版）提出：高血压诊断标准为收缩压≥140 毫米汞柱或舒张压≥90 毫米汞柱。收缩压达到 120～139 毫米汞柱或舒张压达到 80～89 毫米汞柱时，称血压正常高值，应当向请医生咨询。

成人的正常腋下体温为 36～37℃，早晨略低，下午略高，24 小时内波动不超过 1℃；老年人体温略低，月经期前或妊娠期妇女体温略高；运动或进食后体温略高。体温高于正常范围称为发热，见于感染、创伤、恶性肿瘤、脑血管意外及各种体腔内出血等。体温低于正常范围称为体温过低，见于休克、严重营养不良、甲状腺功能低下及过久暴露于低温条件下等。

正常成人安静状态下，呼吸频率为 16～20 次/分，随着年龄的增长逐渐减慢。

成人正常脉搏为 60 ~ 100 次/分，女性稍快；儿童平均为 90 次/分，婴幼儿可达 130 次/分；老年人较慢，为 55 ~ 60 次/分。脉搏的快慢受年龄、性别、运动和情绪等因素的影响。

11. 避免不必要的注射和输液，注射时必须做到一人一针一管。

注射和输液等医疗操作都有一定传播疾病的风险，因此在治疗疾病时应做到：遵从医嘱，能吃药就不打针，能打针就不输液。

与他人共用注射器可传播乙型肝炎、丙型肝炎、艾滋病等疾病。必须注射或者输液时，应做到"一人一针一管"，即每一个人注射都必须单独使用一次性注射器或经过消毒的注射针管、针头，不能只换针头不换针管。

12. 从事有毒有害工种的劳动者享有职业保护的权利。

《中华人民共和国职业病防治法》明确规定，劳动者依法享有职业卫生保护的权利。保护劳动者免受不良工作环境对健康的危害，是用人单位的责任。用人单位应当为劳动者创造符合国家职业卫生标准和卫生要求的工作环境和条件，并采取措施保障劳动者获得职业卫生保护。劳动者要知晓用法律手段保护自己应有的健康权益。

13. 接种疫苗是预防一些传染病最有效、最经济的措施。

疫苗指为预防、控制传染病的发生、流行，用于人体预防接种的预防性生物制品。相对于患病后的治疗和护理，接种疫苗所花费的钱是很少的。接种疫苗是预防传染病最有效、最经济的手段。

疫苗分为两类。一类疫苗，指政府免费向公民提供，公民应当依照规定受种的疫苗；二类疫苗，指由公民自费并且自愿受种的疫苗。

预防接种效果与接种起始时间、接种间隔、接种途径、接种剂量等均有密切关系，需要按照一定的免疫程序进行，因故错过接种的要尽快补种。

14. 肺结核主要通过病人咳嗽、打喷嚏、大声说话等产生的飞沫传播。

肺结核病是由结核杆菌（结核菌）引起的呼吸道传染病。痰中有结核菌的患者有传染性。为预防结核病，儿童出生后应及时接种卡介苗。平时要经常锻炼身体，增强体质。工作、生活场所要注意通风。具有传染性的肺结核患者应当积极治疗，尽量少去公共场所，必须外出时应佩戴口罩。在咳嗽、打喷嚏时要用纸或手绢捂住口鼻。

15. 出现咳嗽、咳痰 2 周以上，或痰中带血，应及时检查是否得了肺结核。

早期诊断肺结核病可以提高治愈率，减少传播他人的可能性。连续 2 周以上咳嗽、咳痰，通常是肺结核的一个首要症状；如果经过抗感冒治疗 2 周以上无效，或同时痰中带有血丝，就有可能是得了肺结核病。其他常见的症状还有低热、盗汗、乏力、体重减轻等。

16. 坚持正规治疗，绝大部分肺结核患者能够治愈。

目前，我国对肺结核病人实行免费检查和免费抗结核药物治疗。患者可到所在地的结核病防治机构接受免费检查和治疗。

按照医生要求，坚持全程、按时、按量服药是治愈的最重要条件，否则会转化为难以治疗的耐药结核病。

17. 艾滋病、乙肝和丙肝通过性接触、血液和母婴三种途径传播，日常生活和工作接触不会传播。

艾滋病、乙肝和丙肝病毒主要通过血液、性接触和母婴途径传播，不会借助空气、水或食物传播。日常工作和生活中与艾滋病、乙肝、丙肝病人或感染者的一般接触不会被感染。艾滋病和乙肝、丙肝一般不会经马桶圈、电话机、餐饮具、卧具、游泳池或公共浴池等公共设施传播，不会通过一般社交上的接吻、拥抱传播，也不会通过咳嗽、蚊虫叮咬等方式传播。

18. 蚊子、苍蝇、老鼠、蟑螂等会传播疾病。

蚊子可以传播疟疾、乙脑、登革热等疾病。要搞好环境卫生，消除蚊子孳生地。根据情况选用纱门、纱窗、蚊帐、蚊香、杀虫剂等防蚊灭蚊用品，防止蚊子叮咬。

苍蝇可以传播霍乱、痢疾、伤寒等疾病。要使用卫生厕所，管理好垃圾、粪便、污物，使苍蝇无处孳生。要注意保管好食物，防止苍蝇叮爬。杀灭苍蝇可以使用苍蝇拍、灭蝇灯等。

老鼠可以传播鼠疫、流行性出血热、钩端螺旋体病等多种疾病。要搞好环境卫生，减少老鼠的藏身之地；收藏好食品，减少老鼠对食物的污染。捕捉、杀灭老鼠可以用鼠夹、鼠笼等灭鼠工具，也可以利用蛇、猫、猫头鹰等老鼠的天敌灭鼠，还可以使用安全、高效的药物灭鼠。要注意灭鼠药的保管和使用方法，防止人畜中毒。

蟑螂可以传播痢疾、伤寒等多种疾病。要搞好室内外卫生，减少蟑螂藏身的场所。还可以使用药物杀灭蟑螂。

19. 异常肿块、腔肠出血、体重减轻是癌症重要的早期报警信号。

重视癌症早期危险信号有利于及早发现、及时治疗。癌症早期危险信号有：乳腺、颈部、皮肤和舌等身体浅表部位出现经久不消或逐渐增大的肿块；体表黑痣和疣等在短期内色泽加深或变浅、迅速增大，脱毛、瘙痒、渗液、溃烂等；吞咽食物有哽咽感、胸骨后闷胀不适、疼痛、食管内异物感；皮肤或黏膜经久不愈的溃疡，有鳞屑、脓苔覆盖、出血和结痂等；持续性消化不良和食欲减退；便秘、腹泻交替出现，大便变形、带血或黏液；持久性声音嘶哑，干咳，痰中带血；耳鸣，听力减退，鼻血、鼻咽分泌物带血和头痛；月经期外或绝经后阴道不规则出血，特别是接触性出血；无痛性血尿，排尿不畅；不明原因的发热、乏力、进行性体重减轻等。

20. 遇到呼吸、心跳骤停的伤病员，可通过人工呼吸和胸外心脏按压急救。

心肺复苏（CPR）可以在第一时间恢复病人呼吸、心跳，挽救伤病员生命，主要用于心脏性猝死等危重急症以及触电、淹溺、急性中毒、创伤等意外事件造成的心跳、呼吸骤停。方法是：以心前区叩击、自动体外心脏除颤器及胸外心脏按压等方法来恢复心跳；以开放气道、口对口吹气人工呼吸等来恢复呼吸。

21. 应该重视和维护心理健康，遇到心理问题时应主动寻求帮助。

每个人一生中都会遇到各种心理卫生问题，重视和维护心理健康非常必要。采取乐观、开朗、豁达的生活态度，把目标定在自己能力所及的范围内，调适对社会和他人的期望值，建立良好的人际关系，培养健康的生活习惯和兴趣爱好，积极参加社会活动等，均有助于保持和促进心理健康。

如果怀疑有明显心理行为问题或精神疾病，要及早去精神专科医院或综合医院的心理科或精神科进行咨询、检查和诊治。

22. 每个人都应当关爱、帮助、不歧视病残人员。

艾滋病、乙肝等传染病病原携带者和病人、精神疾病患者、残疾人都应得到人们的理解、关爱和帮助，这不仅是预防、控制疾病流行的重要措施，也是人类文明的表现，更是经济、社会发展的需要。

23. 在流感流行季节前接种流感疫苗可减少患流感的机会或减轻流感的症状。

流行性感冒（流感）不同于普通感冒，是一种严重的呼吸道传染病，在我国多发生在冬春季节。在流感流行季节前接种和流感病毒匹配的流感疫苗可预防流感。儿童、老人、体弱者等容易感染流感的人群，应当在医生的指导下接种流感疫苗。

24. 妥善存放农药和药品等有毒物品，谨防儿童接触。

家中存放的农药、杀虫剂和医用药品，应当分别妥善存放于橱柜或容器中，并在外面加锁。有毒物品不能与粮油、蔬菜等同室存放；特别要防止小孩接触，以免发生误服中毒事故。已失效的农药和药品不可乱丢乱放，防止误服或污染食物、水源。

25. 发生创伤性出血，尤其是大出血时，应立即包扎止血；对骨折的伤员不应轻易搬动。

受伤出血时，应立即止血，以免出血过多损害健康甚至危及生命。小的伤口只要简单包扎即可止血。对较大、较深的伤口，可以压迫出血处上方（在四肢靠近近心脏一侧）血管止血，例如指压止血、加压包扎止血、止血带止血等。

在对骨折伤员进行急救时，在搬移前应当先固定骨折部位，以免刺伤血管、神经，不要在现场进行复位。

如果伤势严重，应当在进行现场急救的同时，拨打120急救电话。

二、健康生活方式与行为（26-59）

26. 勤洗手、常洗澡，不共用毛巾和洗漱用具。

每个人都应养成勤洗手的习惯：特别是制备食物前要洗手、饭前便后要洗手、外出回家后先洗手。用清洁的流动水和肥皂洗手。洗头、洗澡和擦手的毛巾，必须干净，并且做到一人一盆一巾，防止感染沙眼、急性流行性结膜炎、皮肤病和性传播疾病。

27. 每天刷牙，饭后漱口。

提倡每天早、晚刷牙，吃东西后要漱口。牙刷要保持清洁，最好每三个月更换一次牙刷。

28. 咳嗽、打喷嚏时遮掩口鼻，不随地吐痰。

不随地吐痰，咳嗽、打喷嚏时要注意遮掩口鼻，这是文明素养的表现。

29. 不在公共场所吸烟，尊重不吸烟者免于被动吸烟的权利。

世界卫生组织《烟草控制框架公约》指出，接触二手烟雾（被动吸烟）会造成疾病、功能丧失或死亡。被动吸烟不存在所谓的"安全暴露"水平。室内公共场所和工作场所完全禁止吸烟是保护人们免受被动吸烟危害的最有效措施。

30. 少饮酒，不酗酒。

经常过量饮酒，会使食欲下降，食物摄入量减少，从而导致多种营养素缺乏，急慢性酒精中毒，酒精性脂肪肝等，严重时还会造成酒精性肝硬化。过量饮酒还会增加患高血压、脑卒中（中风）等疾病的风险，并可导致交通等事故及暴力事件的增加。建议成年男性一天饮用酒的酒精量不超过 25 克，成年女性不超过 15 克。

31. 不滥用镇静催眠药和镇痛剂等成瘾性药物。

长时间或者不当服用镇静催眠和镇痛等药物可以上瘾。服用镇静催眠药和镇痛药等成瘾性药物一定要在医生的指导下进行。

32. 拒绝毒品。

《中华人民共和国刑法》所称的毒品，包括鸦片、海洛因、甲基苯丙胺（冰毒）、吗啡、大麻、可卡因以及国家规定管制的其他能够使人形成瘾癖的麻醉药品和精神药品。

吸毒非常容易成瘾，有的人只吸一支含有毒品的香烟就会上瘾。成瘾者应尽快戒毒。

33. 使用卫生厕所，管理好人畜粪便。

卫生厕所是指有墙、有顶，厕坑及贮粪池，无渗漏，环境卫生，无蝇蛆，基本无臭味，粪便经无害化处理并及时清除的厕所。要推广使用卫生厕所。家禽、家畜应当圈养，禽畜粪便要妥善处理。

34. 讲究饮水卫生，注意饮水安全。

生活饮用水受污染可以传播肠道传染病等疾病，还可能引起中毒。保护健康，要注意生活饮用水安全。

保障生活饮用水安全卫生，首先要保护好饮用水源。提倡使用自来水。受污染水源必须净化或消毒处理后，才能用做生活饮用水。

35. 经常开窗通风。

阳光和新鲜的空气是维护健康不可缺少的。

阳光中的紫外线，能杀死多种致病微生物。让阳光经常照进屋内，可以保持室内空气清洁，减少细菌、霉菌繁殖的机会。

36. 膳食应以谷类为主，多吃蔬菜水果和薯类，注意荤素搭配。

37. 经常食用奶类、豆类及其制品。

38. 膳食要清淡少盐。

39. 保持正常体重，避免超重与肥胖。

40. 生病后要及时就诊，配合医生治疗，按照医嘱用药。

生病后要及时就诊，早诊断、早治疗。在疾病治疗、康复的过程中，要遵从医嘱按时按量用药，按照医生的要求调配饮食、确定活动量、改善自己的行为。不要乱求医使用几个方案同时治疗，更不能凭一知半解、道听途说自行买药治疗。

41. 不滥用抗生素。

滥用抗生素指不规范地使用、不必要的情况下使用、超时超量使用或用量不足或疗程不足等。滥用抗生素容易引发致病微生物的耐药性，导致抗生素逐渐失去原有的功效，起不到治疗疾病的作用。滥用某些抗生素还可能导致耳聋（特别是儿童）和人体内菌群失调等，严重时还可能威胁生命。

抗生素是处方药，只能在医生的指导下合理使用。

42. 饭菜要做熟；生吃蔬菜水果要洗净。

饭菜要烧熟煮透再吃。吃冰箱里的剩饭菜，应重新彻底加热再吃。碗筷等餐具应经常煮沸消毒。

生的蔬菜、水果可能沾染致病菌、寄生虫卵、有毒有害化学物质。生吃前，应浸泡 10 分钟，再用干净的水彻底洗净。

43. 生、熟食品要分开存放和加工。

在食品加工、贮存过程中，如果不注意把生、熟食品分开，例如用切过生食品的刀再切熟食品，用盛过生食品的容器再盛放熟食品，熟食品就可能被生食品上的细菌、寄生虫卵等污染，危害人体健康。因此，生熟食品要分开放置和加工，避免生熟食品直接或间接接触。

44. 不吃变质、超过保质期的食品。

食品保质期，指在食品标签上标注的条件下，保持食品质量（品质）的期限。在此期限内，食品质量符合标签上或产品标准中的规定。食物在冰箱里放久了，也会变质；用冰箱保存食物时，要注意生熟分开，熟食品要加盖储存。不要吃过期食物。不要吃标识上没有确切生产厂家名称、地址、生产日期和保质期的食品。

45. 妇女怀孕后及时去医院体检，孕期体检至少 5 次，住院分娩。

妇女在确定妊娠后应当及时去医院检查，建立"母子保健手册"。在孕期至少进行 5 次产前检查，孕早期 1 次，孕中期 1 次，孕晚期 3 次（其中 1 次在第 36 周进行）。孕妇要到有助产技术服务资格的医疗保健机构住院分娩，特别是高危孕妇必须提前住院。

46. 孩子出生后应尽早开始母乳喂养，6 个月合理添加辅食。

孩子出生后 1 小时内就应开始母乳喂养。母乳是婴儿最理想的天然食品，含有婴儿所需的全部营养，有助于婴儿发育，含有大量的抗体，增强婴儿的免疫能力，预防感染。同时母乳喂养能增进母子间的情感，促进母亲的健康恢复。

婴儿 6 个月以后，母乳不能完全满足孩子营养需要，坚持母乳喂养的同时应适时、适量添加辅食。

47. 儿童青少年应培养良好的用眼习惯，预防近视的发生和发展。

读书写字姿势要端正，眼与书本距离不小于 30 厘米；连续读写或者看电视、使用电脑一小时要休息片刻，休息时尽可能向远处眺望；不在光线太强或太暗的环境中看书，不躺在床上看书，不边走路边看书，不在行进的车厢里看书。已经近视或有其他屈光缺陷者，应该坚持佩带屈光度准确的眼镜。

48. 劳动者要了解工作岗位存在的危害因素，遵守操作规程，注意个人防护，养成良好习惯。

劳动者过量暴露于工作场所中的有害因素下会对健康造成损害，严重时会引起职业病，如矽肺、煤工尘肺、铅中毒、苯中毒等。工作中过量接触放射性物质则会引起放射病。因此劳动者必须严格遵守各项劳动操作规程，掌握个人防护用品的正确使用方法，例如防护帽或者防护服、防护手套、防护眼镜、防护口（面）罩、防护耳罩（塞）、呼吸防护器和皮肤防护用品等，并且养成习惯。

49. 孩子出生后要按照计划免疫程序进行预防接种。

我国制订了国家免疫规划和国家免疫规划疫苗的免疫程序，对计划接种疫苗的种类、接种起始时间、接种间隔、接种途径、接种剂量等作了明确规定。孩子出生后必须严格按照国家免疫规划疫苗的免疫程序进行预防接种。每个家长都应该按照国家免疫规划疫苗的免疫程序按时带孩子接种疫苗。

50. 正确使用安全套，可以减少感染艾滋病、性病的危险。

在性接触中正确使用安全套，可以减少艾滋病、乙肝和大多数性传播疾病的危险。

不要重复使用安全套，每次使用后应打结后丢弃。

51. 发现病死禽畜要报告，不加工、不食用病死禽畜。

许多疾病可以通过动物传播。例如鼠疫、狂犬病、非典、高致病性禽流感等等。预防动物把疾病传播给人，要做到：尽量不与病畜、病禽等患病的动物接触；不加工、不食用病死禽畜；不加工、不食用不明原因死亡的禽畜；不吃生的或未煮熟煮透的猪、牛、羊、鸡、鸭、兔及其他肉类食品；不吃生的或者未煮熟煮透的淡水鱼、虾、螺、蟹、蛙等食物；接触禽、畜后要洗手；发现病死禽、畜要及时向畜牧部门报告；病死禽畜按照畜牧部门的要求妥善处理。

52. 家养犬应接种狂犬病疫苗；人被犬、猫抓伤、咬伤后，应立即冲洗伤口，并尽快注射抗血清和狂犬病疫苗。

人一旦被犬、猫抓伤、咬伤（或破损伤口被舔），要立刻用肥皂水和流动清水及时彻底地冲洗伤口，然后用酒精消毒；并尽快到医院或疾病预防控制中心就医，对伤口作进一步处理，并且接种狂犬病疫苗；如果伤口出血，还要注射抗狂犬病血清或免疫球蛋白。

53. 在血吸虫病疫区，应尽量避免接触疫水；接触疫水后，应及时预防性服药。

血吸虫病是严重危害健康的寄生虫病，人和家畜接触了含有血吸虫尾蚴的水（简称"疫水"），就可能感染得病。血吸虫病感染主要发生在每年的 4 ~ 10 月。因生产、生活和防汛需要接触疫水时，要采取涂抹防护油膏，穿戴防护用品等措施。接触疫水后要及时到当地医院或血吸虫病防治机构检查或接受预防性治疗。

54. 食用合格碘盐，预防碘缺乏病。

碘缺乏病是自然环境缺碘导致人体碘摄入量不足引起的。缺碘对人的最大的危害是影响智力发育。严重缺碘会造成生长发育不良、身材矮小、痴呆等。孕妇缺碘会影响胎儿大脑的发育，还会引起早产、流产、胎儿畸形。

坚持食用碘盐能有效预防碘缺乏病。孕妇、哺乳妇女、学龄前儿童还应多吃海带等含碘多的食物。

自然环境碘含量高的地区的居民、甲状腺功能亢进病人、甲状腺炎病人等少数人群不宜食用碘盐。

55. 每年做 1 次健康体检。

定期进行健康体检，可以了解身体健康状况，及早发现健康问题和疾病，以便有针对性地改变不良的行为习惯，减少健康危险因素；对检查中发现的健康问题和疾病，要抓住最佳时机及时采取措施。

56. 系安全带（或戴头盔）、不超速、不酒后驾车能有效减少道路交通伤害。

在道路交通碰撞中，安全带可以降低 40% ~ 50% 的伤害危险以及 40% ~ 60% 的致命伤害危险，佩戴摩托车头盔可将头部伤害及其严重程度降低约 70%。一定要按照交通法规系安全带（或戴头盔）、不超速、不疲劳驾驶、不酒后驾车。

57. 避免儿童接近危险水域，预防溺水。

溺水是我国 1 ~ 14 岁儿童意外伤害死亡的第一位原因。要加强对儿童游泳的监管。

58. 安全存放农药，依照说明书使用农药。

保管敌敌畏、乐果等易挥发失效的农药时，一定要把瓶盖拧紧。施用农药时，要严格按照说明书并且遵守操作规程，注意个人防护。严禁对收获期的粮食、蔬菜、水果施用农药。严防农药污染水源。

对误服农药中毒者，如果患者清醒，要立即设法催吐。经皮肤中毒者要立即冲洗污染处皮肤。经呼吸道中毒者，要尽快脱离引起中毒的环境。中毒较重者要立即送医院抢救。

59. 冬季取暖注意通风，谨防煤气中毒。

预防煤气中毒要做到：尽量避免在室内使用炭火盆取暖，使用炉灶时要注意通风，保证充足的氧气供应；要安装风斗和烟筒，出风口不能朝向风口，定期清理烟筒，保持通畅；在使用液化气时也要注意通风换气，经常查看煤气、液化气管道、阀门，如有泄漏应及时维修；在煤气、液化气灶上烧水、烧饭时，要注意看管，防止水溢火灭导致煤气泄漏。如发生泄漏，要立即关闭阀门、打开门窗，使室内空气流通。煤气中毒后，轻者感到头晕、头痛、四肢无力、恶心、呕吐；重者可出现昏迷、体温降低、呼吸短促、皮肤青紫、唇色樱红、大小便失禁。抢救不及时，会危及生命。有人中毒，应当立即把中毒者移到室外通风处，解开衣领，保持呼吸顺畅。中毒较重者应立即呼叫救护车送医院抢救。

三、基本技能（60 - 66）

60. 需要紧急医疗救助时拨打 120 急救电话。

拨打 120 急救电话求助时要简要说明需要救护者的病情，人数，所在地址以及伤病者姓名、性别、年龄、联系电话以及报告人的电话号码与姓名。

61. 能看懂食品、药品、化妆品、保健品的标签和说明书。

定型包装食品和食品添加剂，必须在包装标识或者产品说明书上标出品名、产地、厂名、生产日期、批号或者代号、规格、配方或者主要成分、保质期限、食用或者使用方法等。不得有夸大或者虚假的宣传内容。在国内市场销售的食品，必须有中文标识。

药品标签或者说明书上必须注明药品的通用名称、成分、规格、生产企业、批准文号、产品批号、生产日期、有效期、适应证、禁忌证或者功能主治、用法、用量、不良反应和注意事项。麻醉药品、精神药品、医疗用毒性药品、放射性药品、外用药品和非处方药的标签，必须印有规定的标志。非处方药标签印有红色或绿色"OTC"字样，可以按照说明书使用；其他药物必须在医生指导下使用。

化妆品标签上应当注明产品名称、厂名、生产企业卫生许可证编号；小包装或者说明书上应当注明生产日期和有效使用期限。特殊用途的化妆品，还应当注明批准文号。对可能引起不良反应的化妆品，说明书上应当注明使用方法、注意事项。进口化妆品必须有中文标签。化妆品标签、小包装或者说明书上不得注有适应证，不得宣传疗效，不得使用医疗术语。

保健食品标签和说明书不得有明示或者暗示治疗作用以及夸大功能作用的文字，不得宣传疗效作用。必须标明主要原（辅）料，功效成分/标志性成分及含量，保健作用和适宜人群、不适宜人群，食用方法和适宜的食用量，规格，保质期，贮藏方法和注意事项，保健食品批准文号，卫生许可证文号，保健食品标志等。

62. 会测量腋下体温。

腋下体温测量方法：先将体温计度数甩到 35℃ 以下，再将体温计水银端放在腋下最顶端后夹紧，10 分钟后取出读数。

63. 会测量脉搏。

脉搏测量方法：将食指、中指和无名指指腹平放于手腕桡动脉搏动处，计一分钟搏动次数。

64. 会识别常见的危险标识，如高压、易燃、易爆、剧毒、放射性、生物安全等，远离危险物。

为了减少伤害，应该远离高压、易燃、易爆、剧毒、放射性、具有生物危害等危险物。识别常见的危险标识是保护自身安全的关键。危险标识是由安全色，几何图形和图形符号构成，用以表达特定的危险信息。

65. 抢救触电者时，不直接接触触电者身体，会首先切断电源。

发现有人触电，要立即关闭电源，也可以用不导电的物体将触电者与电源分开。千万不要直接接触触电者的身体，防止救助者发生触电。

66. 发生火灾时，会隔离烟雾、用湿毛巾捂住口鼻、低姿逃生；会拨打火警电话 119。

突遇火灾时，如果无力灭火，应当不顾及财产，迅速逃生。由于火灾会引发有毒烟雾产生，所以在逃生时，应当用潮湿的毛巾或者衣襟等捂住口鼻，用尽可能低的姿势，有秩序地撤离灾害现场。

到陌生场所应先熟悉安全通道。发现火灾，应立即拨打 119 火警电话报警。

国务院令第 9 号

第一条 为维护女职工的合法权益，减少和解决女职工在劳动和工作（以下统称劳动）中因生理特点造成的特殊困难，保护其健康，以利于社会主义现代化建设，制定本规定。

第二条 本规定适用于中华人民共和国境内一切国家机关、人民团体、企业、事业单位（以下统称单位）的女职工。

第三条 凡适合妇女从事劳动的单位，不得拒绝招收女职工。

第四条 不得在女职工怀孕期、产期、哺乳期降低其基本工资，或者解除劳动合同。

第五条 禁止安排女职工从事矿山井下、国家规定的第四级体力劳动强度的劳动和其他女职工禁忌从事的劳动。

第六条 女职工在月经期间，所在单位不得安排其从事高空、低温、冷水和国家规定的第三级体力劳动强度的劳动。

第七条 女职工在怀孕期间，所在单位不得安排其从事国家规定的第三级体力劳动强度的劳动和孕期禁忌从事的劳动，不得在正常劳动日以外延长劳动时间；对不能胜任原劳动的，应当根据医务部门的证明，予以减轻劳动量或者安排其他劳动。怀孕七个月以上（含七个月）的女职工，一般不得安排其从事夜班劳动；在劳动时间内应当安排一定的休息时间。怀孕的女职工，在劳动时间内进行产前检查，应当算作劳动时间。

第八条 女职工产假为九十天，其中产前休假十五天。难产的，增加产假十五天。多胞胎生育的，每多生育一个婴儿，增加产假十五天。女职工怀孕流产的，其所在单位应当根据医务部门的证明，给予一定时间的产假。

第九条 有不满一周岁婴儿的女职工，其所在单位应当在每班劳动时间内给予其两次哺乳（含人工喂养）时间，每次三十分钟。多胞胎生育的，每多哺乳一个婴儿，每次哺乳时间增加三十分钟。女职工每班劳动时间内的两次哺乳时间，可以合并使用。哺乳时间和在本单位内哺乳往返途中的时间，算作劳动时间。

第十条 女职工在哺乳期内，所在单位不得安排其从事国家规定的第三级体力劳动强度的劳动和哺乳期禁忌从事的劳动，不得延长其劳动时间，一般不得安排其从事夜班劳动。

第十一条 女职工比较多的单位应当按照国家有关规定，以自办或者联办的形式，逐步建立女职工卫生室、孕妇休息室、哺乳室、托儿所、幼儿园等设施，并妥善解决女职工在生理卫生、哺乳、照料婴儿方面的困难。

　　第十二条　女职工劳动保护的权益受到侵害时，有权向所在单位的主管部门或者当地劳动部门提出申诉。受理申诉的部门应当自收到申诉书之日起三十日内作出处理决定；女职工对处理决定不服的，可以在收到处理决定之日起十五日内向人民法院起诉。

　　第十三条　对违反本规定侵害女职工劳动保护权益的单位负责人及其直接责任人员，其所在单位的主管部门，应当根据情节轻重，给予行政处分，并责令该单位给予被侵害女职工合理的经济补偿；构成犯罪的，由司法机关依法追究刑事责任。

　　第十四条　各级劳动部门负责对本规定的执行进行检查。

　　各级卫生部门和工会、妇联组织有权对本规定的执行进行监督。

　　第十五条　女职工违反国家有关计划生育规定的，其劳动保护应当按照国家有关计划生育规定办理，不适用本规定。

　　第十六条　女职工因生理特点禁忌从事劳动的范围由劳动部规定。

　　第十七条　省、自治区、直辖市人民政府可以根据本规定，制定具体办法。

　　第十八条　本规定由劳动部负责解释。

　　第十九条　本规定自 1988 年 9 月 1 日起施行。1953 年 1 月 2 日政务院修正发布的《中华人民共和国劳动保险条例》中有关女工人、女职员生育待遇的规定和 1955 年 4 月 26 日《国务院关于女工作人员生产假期的通知》同时废止。

附录五 ▎社区紧急救护图

急救通则（First Aid）

紧急评估

抢救措施

评估和判断

一般性处理

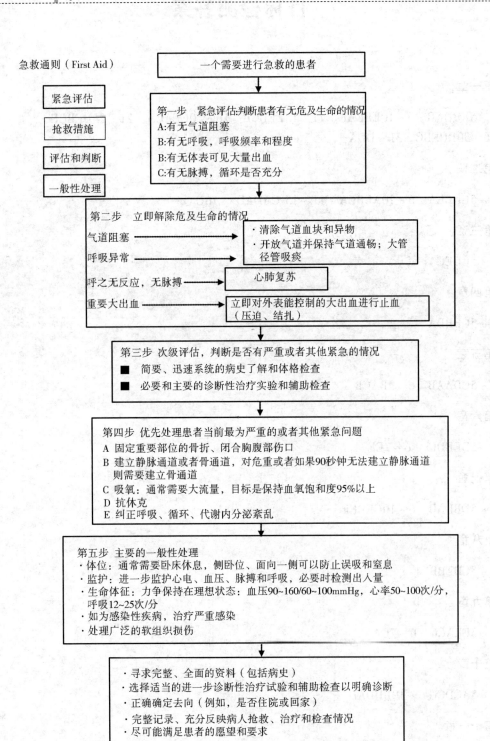

一个需要进行急救的患者

第一步　紧急评估:判断患者有无危及生命的情况
A:有无气道阻塞
B:有无呼吸，呼吸频率和程度
B:有无体表可见大量出血
C:有无脉搏，循环是否充分

第二步　立即解除危及生命的情况

气道阻塞 ⟶
呼吸异常 ⟶
　　　　　　·清除气道血块和异物
　　　　　　·开放气道并保持气道通畅；大管径管吸痰

呼之无反应，无脉搏 ⟶ 心肺复苏

重要大出血 ⟶ 立即对外表能控制的大出血进行止血（压迫、结扎）

第三步　次级评估，判断是否有严重或者其他紧急的情况
■　简要、迅速系统的病史了解和体格检查
■　必要和主要的诊断性治疗实验和辅助检查

第四步　优先处理患者当前最为严重的或者其他紧急问题
A　固定重要部位的骨折、闭合胸腹部伤口
B　建立静脉通道或者骨通道，对危重或者如果90秒钟无法建立静脉通道则需要建立骨通道
C　吸氧：通常需要大流量，目标是保持血氧饱和度95%以上
D　抗休克
E　纠正呼吸、循环、代谢内分泌紊乱

第五步　主要的一般性处理
·体位：通常需要卧床休息，侧卧位、面向一侧可以防止误吸和窒息
·监护：进一步监护心电、血压、脉搏和呼吸，必要时检测出入量
·生命体征：力争保持在理想状态：血压90~160/60~100mmHg，心率50~100次/分，呼吸12~25次/分
·如为感染性疾病，治疗严重感染
·处理广泛的软组织损伤

·寻求完整、全面的资料（包括病史）
·选择适当的进一步诊断性治疗试验和辅助检查以明确诊断
·正确确定去向（例如，是否住院或回家）
·完整记录、充分反映病人抢救、治疗和检查情况
·尽可能满足患者的愿望和要求

目标检测答案

第一章

1～5ABDAB　6～10EEEAE　11～15EEBCB　16～20CEACA　21～25DEBCE
26～30DCEBC　31～DDA

第二章

1～5CDBEA　6～10ABBEA　11～15 CADAD　16C

第三章

1～5CDECA

第四章

1～5CDBDA

第五章

1～5CDAAB　6～9BACB

第六章

1～5DEBDC　6～7EE

第七章

1～5DBBAB　6～10CEBEE

第八章

1～5CDEBB

第九章

1～5EEACC　6～7CA

第十章

1～5ACDCC 6～10BDDAD

第十一章

1～5BEABB　6～B

参考文献

[1] 张先庚. 社区护理 [M]. 北京: 人民卫生出版社, 2010

[2] 涂英. 社区护理学 [M]. 北京: 人民卫生出版社, 2013

[3] 李春玉. 社区护理学 [M]. 北京: 人民卫生出版社, 2013

[4] 陆春桃, 徐锟. 社区护理学 [M]. 北京: 中国医药科技出版社, 2013

[5] 赵晓华, 左凤林. 社区护理 [M]. 北京: 高等教育出版社, 2013

[6] 乌建平, 王万荣, 杨柳清. 预防医学 [M]. 北京: 科学出版社, 2013

[7] 李鲁. 社会医学 [M]. 北京: 人民卫生出版社, 2014

[8] 黄子杰. 预防医学 [M]. 北京: 人民卫生出版社, 2008

[9] 左月燃, 邵昌美. 预防医学 [M]. 北京: 人民卫生出版社, 2000

[10] 卫生部. 国家基本公共卫生服务规范 (2011 年版) [EB/OL]. 2011 - 04 - 25
    [2015 - 02 - 01]. http, //www. gov. cn/zwgk/2011 - 05/24/content_ 1870181. htm

[11] 周亚林. 社区护理学 [M]. 北京: 人民卫生出版社, 2011

[12] 梁万年, 郭爱民. 全科医学基础 [M]. 北京: 人民卫生出版社, 2008

[13] 石晶, 符青远, 师伟, 等. 我国电子健康档案的应用研究进展 [J]. 河北医科大
    学学报, 2012, 33 (11): 1360 - 1364.

[14] 李新伟, 黄薇, 郭珉江. 我国电子健康档案发展现状及对策研究 [J]. 中国医院
    管理, 2011, 31 (10): 26 - 27.

[15] 武文娣, 吴静, 李敏, 等. 我国社区居民健康档案的发展与研究趋势 [J]. 中国
    卫生统计, 2007, 24 (4): 444 - 446.

[16] 窦伟洁, 甄天民, 赵芳, 等. 基于电子健康档案的慢病防控区域信息平台探索 [J].
    医学信息学杂志, 2014, 35 (7): 12 - 16.

[17] 王培玉. 健康管理学 [M]. 北京: 北京大学医学出版社, 2012

[18] 曹春香. 环境健康遥感诊断 [M]. 北京: 科学出版社, 2013

[19] 郑延芳. 社区护理 [M]. 郑州: 河南科学技术出版社, 2010

[20] 李想. 芬兰健康管理模式的启示 [J]. 国际频道, 2008, 85: 50 - 51.

[21] 黄敬亨. 健康教育学 [M]. 上海: 复旦大学出版社, 2002

[22] 易巍陆, 宾映初. 社区护理 [M]. 北京: 科学出版社, 2011

[23] 赵秋利. 社区护理学. 第 2 版 [M]. 北京: 人民卫生出版社, 2010

[24] 刘素珍. 社区护理. [M]. 北京: 人民卫生出版社, 2011

[25] 魏睿宏. 社区护理学. 北京: 中国协和医科大学出版社, 2013

[26] 蔺惠芳, 姜新峰. 社区护理. 第 3 版 [M]. 北京: 科学出版社, 2013

[27] 陈锦治. 社区护理 [M]. 北京: 人民卫生出版社, 2010

[28] 崔焱. 儿科护理学 [M]. 北京: 人民卫生出版社, 2012

[29] 薛辛东. 儿科学 [M]. 北京: 人民卫生出版社, 2010

[30] 李映兰. 社区护理学. 长沙: 中南大学出版社, 2008

［31］李小妹．社区护理学．北京：高等教育出版社，2010

［32］徐国辉，周卓轸．社区护理．北京：科学出版社，2013

［33］化前珍．老年护理学［M］．北京：人民卫生出版社，2013

［34］国家卫生和计划生育委员会．中国慢性病防治工作规划（2012－2015 年）［EB/OL］．［2012－05－21］http：//www. nhfpc. gov. cn/zhuzhan/wsbmgz/201304/b8de7b7415ca4996b3567e5a09e43300. shtml

［35］WHO. Global health risks mortality and burden of disease attributable to selected major risks［R］. 2009：16－21.

［36］WHO. Risk factor estimates for 2004［EB/OL］.［2011－2－21］. www. who. int/healthinfo/global_ burden_ disease/risk_ factors/en/index. html.

［37］中国营养学会．中国居民膳食指南［M］．拉萨：西藏人民出社，2008

［38］He FJ, MacGregor GA. A comprehensive review on salt and health and current experience of worldwide salt reduction programmes［J］. J Hum Hypertens, 2009, 23（6）：363－384.

［39］Food and agriculture organization of the United Nations［R］. The state of food and agriculture, 2013：3－5.

［40］Oberg M, Jaakkola M, Woodward A, et al. World wide burden of disease from exposure to second－hand smoke：a retrospective analysis of data from 192 countries［J］. Lancet, 2011, 377（9760）：139－146.

［41］Jha P, Peto R, Zatonski W, et al. Social inequalities in male mortality, and in male mortality from smoking：indirect estimation from national death rates in England and Wales, Poland, and North America［J］. Lancet, 2006, 368（9533）：367－370.

［42］L Rychetnik, M Frommer, P Hawe, A Shiell. Criteria for evaluation evidence on public health interventions. J Epidemiol Community Health. 2002, 56：119－127.

［43］薛小静．构建社区护理干预模式的探索研究［D］，昆明医科学，2012. 13－17.

［44］刘纯艳．社区康复护理［M］．北京：北京大学医学出版社，2007

［45］廖淑梅．康复护理学［M］．长沙：湖南科学技术出版社，2005

［46］赵悌尊．残疾人康复咨询教材［M］．北京：华夏出版社，2008

［47］吕国香．医学心理学［M］．北京：中国科学技术出版社，2002

［48］廖善祥，倪斌，王若平．智力低下的诊治与康复［M］．长沙：湖南科学技术出版社，2010

［49］胡鸿雁，黄明勇．康复护理技术［M］．南京：东南大学出版社，2011

［50］赵悌尊主编．社区康复学．北京：华夏出版社，2005

［51］燕铁斌编著．现代康复治疗技术．合肥：安徽科学技术出版社，1994

［52］程凯．社区康复工作上岗培训教材．北京：华夏出版社，2006

［53］姜丽萍．社区护理学［M］北京：人民卫生出版社，2014

［54］李兰娟，任红．传染病学［M］．北京：人民卫生出版社，2014

［55］董宣．社区护理［M］．北京：高等教育出版社，2008

［56］金水高，姜韬，马加奇．中国传染病监测报告信息系统简介［J］．中国数字医学，2006

［57］马光辉．突发公共卫生事件的特性及处置［J］．灾害学，2008，23

［58］中华人民共和国卫生部．WS/T311－2009．医院隔离技术规范［S］．2009.04.01发布

［59］王惠珍．急危重症护理学［M］．北京：人民卫生出版社，2014

［60］李义庭，刘芳．生命关怀的理论与实践［M］．北京：首都师范大学出版社，2012

［61］邹宇华．死亡教育［M］．广州：广东人民出版社，2008

［62］马文元，郑立娟，佟春元．生命伦理学［M］．大连：辽宁师范大学出版社，2006

［63］肖新丽，谢玉琳．老年护理学［M］．北京：中国医药科技出版社，2009

［64］夏晓萍．社区护理［M］．长沙：东南大学出版社，2006

［65］赵玲，陈海英．临终关怀［M］．北京：中国社会出版社，2006

［66］吕康．社区护理［M］．北京：科学出版社，2011

［67］周意丹．护理学基础［M］．北京：中国科学技术出版社，2008

［68］姜学林，赵世鸿．医患沟通艺术［M］．上海：第二军医大学出版社，2002

［69］谢幸，苟文丽．妇产科学［M］．北京：人民卫生出版社，2014